Meine Mutter gab mir den Namen Erik. Sie war gerade an die Küste gezogen, wo sie einem Wikinger das Leben geben wollte. Mein Großvater besuchte sie am Wochenbett. Er bekam einen Winzling zu sehen. Da ich sein einziger Nachfahre war, auf den er Stammhalterhoffnungen setzen konnte, nannte er mich Epi.

Dieses Buch ist ein Epilog auf »Epi in der Krise«.

Erik Deutsch
EPIKRISE
Krankengeschichte
eines Arztes

WeymannBauerVerlag

ISBN 3-929395-26-6

1. Auflage 1997
© WeymannBauerVerlag GmbH, Rostock
Umschlaggestaltung Matthes/Grüttner
Druck und Binden Clausen & Bosse, Leck
Printed in Germany

Mit besonderem Dank an
Frank Weymann,
der mich ermutigte und bestärkte,
dieses Buch zu schreiben.

Brief des leitenden Oberarztes der Klinik für Psychosomatik Schwerin vom 10. Oktober 1996 an die weiterbehandelnde Ärztin über ihren Patienten, Herrn Dipl.-Med. Erik Deutsch aus Rostock.

Diagnose: Schwere Depression nach Bekanntwerden seiner HIV-Infektion. Zustand nach Suizidversuch durch Tablettenintoxikation.

Sie baten mich um einen ärztlichen Bericht für Ihre Patientenakte. Dieser Bitte konnte ich zunächst nicht nachkommen, da der Patient nach einer Nacht auf eigenen Wunsch entlassen wurde. Ich händigte ihm ein Patiententagebuch aus und stellte ihm frei, dieses mit den Erinnerungen seines Lebens zu füllen. Der ihm dringend angeratenen Psychotherapie in der offenen Gruppe unterzog er sich ein halbes Jahr später in der Lübstorfer Klinik für Psychosomatik. Dort begann er auch mit den Aufzeichnungen seiner Krankengeschichte in dem oben erwähnten Tagebuch. Vor einigen Wochen suchte mich Herr Deutsch erneut auf und übergab es mir. Er verweilte nur wenige Minuten. Braungebrannt, in aufrechter Haltung und fröhlich lächelnd erkannte ich ihn beinahe nicht wieder. Kein Vergleich zu dem Häufchen Unglück, das mir von damals noch gegenwärtig war. Auf meine Frage, wie es ihm heute gehe, sagte er: »Ich bin noch immer verzweifelt, aber ich kann bereits darüber lachen.«

Ich habe inzwischen seine Aufzeichnungen gelesen und mich mit den behandelnden Kollegen aus Lübstorf zu seinem Fall beraten. Im Ergebnis unseres Konsiliums haben wir die meisten unserer Aufzeichnungen zu Herrn Deutsch verworfen. Wir waren der Meinung, auch Ihnen diese Zeilen anstelle des üblichen Abschlußberichtes zukommen zu lassen.

1. TEIL – VORGESCHICHTE

Wie ich versuchte, mich selbst zu überholen
und mich nicht einholte.

31. 12. 1960

Möglich, daß meine Mutter in der Neujahrsnacht mal wieder den unbändigen Drang nach einer Veränderung in ihrem Leben verspürt. Diesmal räumt sie jedoch nicht die ganze Wohnung um, legt sich keine neue Frisur zu und probiert nicht irgendein neues Kochrezept aus. Heute will sie sich mit solchen Kleinigkeiten nicht zufriedengeben. Vielleicht aber geht die Initiative auch gar nicht von ihr aus. Vielleicht hat mein Vater wieder mal eines seiner wohldurchdachten Konzepte ausgearbeitet und nun einen Plan im Kopf, der zielstrebig und in der exakten Abfolge der festgelegten Schritte in die Tat umgesetzt werden muß. Vielleicht hat er aber auch beim Zurechtmachen für die Silvesterfeier nur ein wenig länger als sonst in den Spiegel geschaut. Obwohl erst 26 Jahre, geht ihm schon mächtig das Kopfhaar aus. Höchste Zeit, für den Stammhalter zu sorgen. Kann aber auch sein, daß meine inzwischen schon drei Jahre alte Schwester Ulla erste Ansprüche an das Leben äußert und ein Brüderchen zum Spielen einfordert.

Die Silvesterparty jedenfalls findet im engsten Familienkreis statt. Vater, Mutter, Ulla und zwei Flaschen russischer Sekt. Reichlich viel Neujahrswasser, wenn man bedenkt, daß Ulla noch nicht mittrinkt.

Wie in unserer Familie üblich, werden auch zur heutigen Jahreswende ein paar gute Vorsätze für die nächsten zwölf Monate gefaßt. Oder besser, für die nächsten neun.

Ulla schläft schon, als sich das neue Jahr ankündigt, und Mutter und Vater machen sich an die Umsetzung ihrer Vorsätze. Erst knallt ein Sektkorken, das Startsignal. Später noch eine Explosion. Es beginnt ein Wettrennen einiger Millionen Samenzellen um die wartende Eizelle in meiner für eine Veränderung empfänglichen Mutter. Sieger ist ein ganz besonders flinkes Spermium mit einem Y-Chromosom. Zwei winzige halbe Welten verschmelzen zu einer ebenso winzigen neuen. Das bin ich.

Als Sektlaune oder Silvesterscherz sehe ich mich nicht. Ich bin eindeutig ein Wunschkind, wie mir meine Mutter später immer wieder versichert. Trotzdem hat Sekt durchaus Risiken und Nebenwirkungen. Vor allem russischer.

Wie dem auch sei, die milliardenfach ablaufenden Zellteilungsstadien beginnen nach Plan. Ganz exakt und konzeptionsgemäß, als habe auch die mein Vater höchstpersönlich ausgeknobelt. Und zu unerwünschten Nebenwirkungen kann meine Mutter bei Notwendigkeit ihren Mann befragen. Der ist schließlich Arzt und kein Apotheker.

3. 10. 1961
Entgegen den Berechnungen meines Vaters erscheine ich zwei Tage zu früh. Eigentlich soll ich das Geschenk zum vierten Hochzeitstag meiner Eltern sein. Selbstgebastelt, sozusagen.

Ich weiß, ich sollte es begrüßen, als Geschenk auf die Welt zu kommen. Aber Geduld zählt nicht gerade zu meinen Stärken auf der nach oben offenen Charakterskala. Ich kann einfach nicht die Zeit abwarten. Außerdem hat mein Vater noch zu wenig Erfahrung in der Geburtshilfe. Die neun Monate sind längst herum, ich bin mehr als überfällig. Ich will endlich raus! Ich strample mit den Füßen, benutze die Ellenbogen und versuche, laut zu schreien. Das bringt meine Mutter noch vor dem ersten Hahnenschrei aus dem Bett und in den Kreißsaal des Kreiskrankenhauses Wolgast, wo mich eine Hebamme abnabelt und damit vom eintönigen Speiseplan der letzten Monate befreit.

Wie alle Menschenkinder, die auf die Welt kommen, werde auch ich nicht gefragt, ob ich das will. Das setzt man in diesem grün gekachelten Saal einfach voraus, worüber ich zunächst ein bißchen sprachlos bin. Erst als die Hebamme mir diesen kräftigen Schlag auf den Hintern gibt, fange ich an zu schreien. In meinem späteren Leben werde ich noch oft in den Hintern getreten, dann jedoch meist zu dem Zwecke, daß ich mein vorlautes Maul halte.

»Es ist ein Junge«, sagt die Hebamme. »Kommt ganz nach der Mama«, fügt sie hinzu und legt mich auf die Brust meiner Mutter, damit ich Gelegenheit bekomme, sie nun von ihrer äußeren Seite kennenzulernen.

Laut Wiegekarte beträgt mein Geburtsgewicht 3 400 Gramm. Über die Länge meines männlichen Gliedes steht dort nichts geschrieben, obwohl es im Leben gerade darauf ankommt, wie ich später erfahren muß.

Immer noch 1961
Mein Zuhause befindet sich auf der Insel Usedom in einem Reihenhaus der Volksmarine, bei der mein Vater junger Militärarzt ist. Hinter dem rot geklinkerten Gebäude schließt sich eine grüne Wiese an. Von dort ist es nicht weit bis zu den Dünen und dem

Meer. Einen Zaun um das Haus herum gibt es nicht. Ist auch nicht nötig. Vater hat mit seinen Jungs von der Marine gerade vor ein paar Wochen den großen Zaun um unser Land gezogen und somit dafür gesorgt, daß ich in Ruhe und Frieden aufwachsen kann.

Die Waage und der Sozialismus sind die Sterne, unter welchen ich geboren werde. Mir gefällt mein Zuhause ganz gut. Die Bilder in Vaters Fotoalben, die mich als kleinen Wonneproppen zeigen, können diesen Eindruck nur bestätigen.

Ich bin den ganzen Tag über nur von Weibern umgeben, die es aus Sachsen oder Thüringen an die Küste verschlagen hat und die mich verhätscheln und betätscheln: meine Mutter, meine Schwester, die Nachbarinnen. Überall Hausfrauen, deren Männer durch Abwesenheit glänzen, weil sie ihren militärischen Auftrag zu erfüllen haben. Diese Abwesenheit dauert gerade in diesem Jahr wegen Mauerbau und Kubakrise wochenlang. Immer wieder neue Dauerwellen und Zopfhalter, die über meinem Babykorb hängen und Münder, die »Ganz die Mama!« rufen.

Nicht, daß ich prinzipiell etwas gegen Frauen hätte. Aber irgendwas scheint mit mir diesbezüglich nicht zu stimmen. Das führt dazu, daß ich die mir angebotene Nahrung aus der Brust meiner Mutter ablehne, beziehungsweise so sehr in sie hineinbeiße, daß die Folge eine schlimme Mastitis ist und weitere Ernährung auf diesem Wege unmöglich wird. Ich weiß nicht, wie meine Mutter das empfindet. Ich vermute aber, sie spürt vom ersten Tage an, daß unsere Mutter-Sohn-Beziehung einen Knacks hat. Doch meine Mutter ist eine Frau mit großem Harmoniebedürfnis und recht resolut. Wenn sie »So!« sagt, dann bedeutet das »So«. Störungen der Familie werden nicht zugelassen. Und so versucht sie, den Knacks mit besonders großer Liebe und Zuwendung zu kitten, mich zu binden, wie sie es selbst mit der Nabelschnur nicht geschafft hat. Ich bin ihr äußerlich wirklich fast wie aus dem Gesicht geschnitten. Mit der Zeit gleichen wir uns immer mehr. Auch in unserer direkten Art, uns zu äußern, sowie in unserem Wunsch, geliebt und von anderen anerkannt zu werden. Ferner in unserer Gier nach Sauberkeit außen und innen, nach perfekter Ordnung und Harmonie.

Mein Vater ist viel zu oft von uns getrennt, als daß er den noch öden Acker meiner Seele pflügen könnte. Das einzige, was er mir zunächst mitgibt, ist die ständige Sehnsucht nach ihm.

1962
Nach einem Jahr wiege ich bereits ganze zehn Kilogramm. Traut man den Angaben im Mutter-Kind-Paß, entwickle ich mich anscheinend prächtig. Auch wenn meine Mutter manchmal schier verzweifelt, weil

ich beim Füttern mit Möhren- oder Spinatbrei vor lauter Staunen über Farben und Töne oft das Schlucken vergesse. Da ist diese blubbernde Kaffeemaschine aus durchsichtigem Glas, die kochendes Wasser nach oben in den Filter saugt, um gut riechenden Kaffee in die Kanne abzugeben. Da sind verchromte Haushaltsgeräte an der Leiste unter den Hängeschränken in der Küche, die blitzen und funkeln. Da ist ein Kofferradio, das ständig spielt, und manchmal singt Mutter laut dazu und tanzt mit mir im Kreise herum, um mir dann wieder ein Löffelchen Kindernahrung aufzunötigen. Meine arme Mutter benötigt Stunden und eine Menge Geduld, um mich satt zu kriegen.

Ich bin mit mir und der Welt zufrieden. Wir wohnen in einem schönen Haus direkt am Meer. Die Luft riecht nach Wiesenkräutern, Salz und Algen. Durch das offene Fenster kann ich die See rauschen hören. Wellen und Wind singen ihre Lieder für mich.

Aus dem benachbarten Peenemünde starten keine Wunderwaffen mehr. Die belgischen, französischen oder polnischen Zwangsarbeiter sind in ihre Heimat zurückgekehrt. Auch die durch russische Offiziere verwohnten Häuser sind längst wieder mit deutschen Spitzendeckchen, Gardinen und Rauchverzehrern, geblümten Tapeten, Nierentischchen und Federkernmatratzen ausgestattet und nach deutscher Vorstellung wieder bewohnbar.

Könnte ich meine Empfindungen beschreiben, dann damit: »Das Wetter ist schön, das Essen schmeckt, es geht mir gut.«

1963
Alles über mein Dasein wird protokolliert. Das zweite Dokument über meine Wenigkeit: der Impfausweis. Ich bin gegen Pocken und Tuberkulose geimpft. Der Staat sorgt sich um die Gesundheit seiner Kinder. Eins davon bin ich, Epi.

1964
Wenn ich zum Mittagsschlaf hingelegt werde, bin ich meist nicht müde. Irgendwann schlafe ich dann doch tief und fest, und will, wenn Mutter mich schließlich weckt, nicht aufstehen. Es gibt immer wieder Szenen mit einem sehr wütenden, jähzornigen kleinen Jungen mit Igelhaarschnitt, der meist in von Mutter gestrickten grüngelben oder rot-weißen Ringelpullovern mit dazu passenden Höschen und Söckchen steckt.

Der Konflikt zwischen dem, was ich soll und dem, was ich will, läßt mich ahnen, daß ich nicht immer mit der Welt zufrieden sein werde. Ich habe auch späterhin mächtig an der Frage zu knabbern, bei wem nun etwas nicht stimmt. Liegt es an der Welt oder an mir?

Da sich die Welt nicht ändert, versuche ich mich anzupassen. Das funktioniert zunächst ganz gut, nur merke ich, daß ich dabei zwar mit der Welt zufrieden, mit mir selbst aber immer unzufriedener werde.

1965
Ich spiele mit Vorliebe Haushalt führen. Der einzige »Beruf«, den ich jeden Tag aus nächster Nähe mitverfolgen kann. Ich würde viel lieber Doktor spielen. Mein Vater bringt abends immer einen geheimnisvollen Geruch mit nach Hause, der seinen Sachen, seinen Haaren, seinen Händen anhaftet. Er riecht wie eine Mischung aus Mutters Nagellackentferner, dem Badewannenreiniger und Hustensaft. Gerne würde ich ihn zur Arbeit begleiten, um herauszubekommen, woher dieser Duft stammt. Doch Kinder dürfen nicht mit auf den Flottillenstützpunkt, und so kann ich kaum etwas über seine Arbeit erfahren.

Also wasche ich Wäsche, putze die Stube, koche, backe und brate. Wo ich auch bin, schleppe ich einen kleinen, knuddeligen, gelben Teddy und ein rotes Köfferchen mit mir herum. Teddy ist mein Sohn, Töchter will ich keine. Beim Kochen habe ich als Kochmütze einen gehäkelten Topflappen über den Kopf gestülpt. Das Ding dient mir als Einkaufstasche, Kochmütze oder Tragekorb für den Teddy, je nach Notwendigkeit. Ich bin eine sehr praktisch denkende Hausfrau und eine perfekte dazu. Diese Rolle soll mir auch in meinem späteren Leben niemals mehr schwerfallen. Schließlich habe ich alles »von der Pieke auf« gelernt.

1966
Zum ersten Male nach meiner Geburt bin ich wieder Gast im Wolgaster Kreiskrankenhaus.

Laut ärztlicher Bescheinigung leide ich an einer Entzündung im rechten Mittelfeld der Lunge. Ich weiß nicht, wie ich zu so einer Krankheit komme. So schlimm jedoch kann es nicht sein, denn nach nicht mal einer Woche werde ich schon wieder als geheilt nach Hause entlassen.

Ich habe keine schlechten Erinnerungen an diese Zeit mit den Weißkitteln, keine Alpträume, weil mich bösartige Krankenschwestern mit Spritzen gequält hätten, keinen Nachgeschmack von bitterer Medizin. Im Gegenteil: In meinem Krankenzimmer liegt noch ein Junge, der tolle Spiele kennt, die er mir alle zeigt und beibringt. Wenn er von seinen Eltern etwas zum Naschen bekommt, gibt er mir immer davon ab und freut sich, wenn es mir genauso schmeckt wie ihm. Vielleicht ist er mein allererster Kumpel.

Wir haben viel Spaß, trotz Fieber und quälendem Husten. Vielleicht auch wegen der Tatsache, mal von zu Hause weg zu sein, eine neue Umgebung zu erleben. Aber der wichtigste Grund ist: Mein Vater praktiziert gerade in diesem Krankenhaus und besucht mich jeden Tag, bringt kleine Überraschungen mit, spielt mit mir. Da ist ein Fieberthermometer, das ich auch bei ihm ausprobieren darf, ein Stethoskop, mit dem ich sein Herz klopfen hören kann. Er horcht meine Lunge ab und sagt, daß ich bald wieder nach Hause darf. Der Abschied vom Krankenhaus fällt mir schwer. Vater imponiert mir in seinem weißen Kittel. Sogar mein quirliger Bettnachbar wird ganz still, wenn er ins Zimmer tritt. Kerzengerade und brav sitzt dieser Junge dann in seinem Bett und kriegt keinen Ton heraus. Daß er bei Vaters Anblick so erstarrt, macht mich unheimlich stolz.

Es ist Sommer. Auf der Wiese hinter dem Haus passe ich meinem Teddy neue Klamotten an. Ich spiele gern allein, andere stören mich meist in meiner eigenen kleinen Welt. Völlig vertieft in ein Gespräch mit dem Bären wird mir dieser plötzlich von einem Nachbarjungen aus der Hand gerissen. Kindesentführung! Darauf steht schwere Strafe. Ich verfolge den Übeltäter, erwische ihn, kratze und beiße ihn in die Wange. Wie ein Mädchen benehme ich mich bei der Rückeroberung meines Spielkameraden. »Peinlich«, sagt meine Mutter und schickt mich auf der Stelle zu den Nachbarn. Ich muß mich fürs Kratzen und Beißen in aller Form entschuldigen.

Welche Schmach, welche Schande. Wieder zurück, droht Mutter: »Epi, merke dir: Mutti sieht alles, hört alles, weiß alles!« Meine Mutter wirkt immer sehr überzeugend. Es gelingt ihr jedesmal, mich glauben zu machen, wirklich alles sehen, hören und wissen zu können. Wenn ich noch lange Zeit wirklich an etwas glaube, dann ist es das.

1967
Ich weiß nicht, welche Gründe Vater veranlassen, die Uniform an den Nagel zu hängen und als Arzt auf ein Schiff der jungen DDR-Hochseefischereiflotte mit Heimathafen Rostock-Marienehe aufzusteigen.

Vielleicht ist er ein viel zu liberaler Mann, als daß er sein Leben lang Befehlsempfänger bleiben könnte. Oder Mutter hat es satt, andauernd weiße Hemdkragen zu stärken und zu bügeln, die ihm so die Luft abschnüren, daß er ständig hüstelt oder sich räuspern muß.

Vor allem morgens braucht Vater eine Weile, bis er seinen Reizhusten loswird. Dieses ständige kurze Räuspern und Hüsteln zwischen den Worten geben seiner Person und seinem Reden noch mehr Respekt, als er ohnehin schon ausstrahlt. Außerdem fällt mir auf, daß immer, wenn Mutter im Befehlston zu ihm spricht, das Hüsteln schlimmer ist als sonst. Was eine chronische Bronchitis ist, ahne ich mit sechs Jahren noch nicht.

Nicht einmal die Sonne Afrikas bräunt ihn, er ist ein rothaariger, hellhäutiger Typ. Jeder Sonnenstrahl fügt ihm Verbrennungen ersten Grades zu. Was aber zählt: Wieder ist er häufig und lange von zu Hause weg. Meine Mutter muß sich wie eine Alleinerziehende vorkommen. Auf eigene Faust besorgt sie in Rostock eine Neubauwohnung und zieht mit Sack und Pack von der Insel in die Großstadt.

Die Neubausiedlung, zusammengefügt aus Betonplatten vom Fließband, steht mitten auf einem Acker zwischen Rostock und dem Seebad Warnemünde. Graue Fassaden aus Ostseekies. Kaum noch rote Klinker am Haus. Keine Düne hinter der Wiese. Kein Rauschen des Meeres, das mich nachts bei offenem Fenster in den Schlaf wiegt. Dafür Fernheizung, gute Einkaufsmöglichkeiten und viele Kinder zum gemeinsamen Spielen.

Eines Tages herrscht Aufregung in unserer Familie. Vater soll heimkommen. Rasch klebt Mutter auf Hausklingel und Wohnungstür Pflaster, auf die sie den Namen einer mit uns befreundeten Familie schreibt.

Das Fischereischiff läuft sehr spät am Abend ein. Mutter holt ihren Mann ab und überredet ihn, wegen der vorgerückten Stunde die Nacht in Rostock zu verbringen. Vater liest den Namen der Bekannten und klingelt. Und siehe da, wer öffnet die Tür und schmeißt sich an Vaters breite Brust? Tochter Ulla und Sohn Epi. Er kann es lange nicht fassen, als er seine Kinder und dann auch noch die eigenen Möbel vor sich stehen sieht.

In Rostock komme ich in den Kindergarten. Mutter geht wieder arbeiten. Nicht mehr als Friseuse, was sie mal gelernt hat. Sie wird Sekretärin in einem Meliorationskombinat. Morgens fahre ich mit ihr zusammen zur Arbeit. Ihr Bürohaus und der Kindergarten stehen direkt nebeneinander, fünf Stationen mit dem gelben Doppelstockbus. Ich liebe diese Busse. Beim Einsteigen kann ich es kaum erwarten, nach oben zu klettern und einen Platz in der ersten Sitzreihe zu erwischen. Von hier hat man einen tollen Panoramablick über die Stadtautobahn. Ich beschließe, nach meiner Zeit im Kindergarten Busfahrer zu werden. Nachmittags nach dem Schlafen darf ich allein nach Hause fahren. Mutter arbeitet nur bis Mittag. Ich finde diese Abenteuerfahrten riesig.

Nur an einem Wintertag wird es mir zu abenteuerlich. Schon am frühen Nachmittag ist es stockfinster. Stürmischer Wind wirbelt die Schneeflocken durch die Straßen. Diesmal habe ich Angst, allein nach Hause fahren zu müssen und stehe nachdenklich am Fenster. Doch plötzlich kommt mein Vater zur Tür herein. Er holt mich mit dem Auto ab. Die Scheibenwischer des Wartburgs schaffen es kaum, für freie Sicht zu sorgen. Wir kommen nur im Schritttempo voran. Draußen ist Weltuntergang. An der Seite meines Vaters aber fühle ich mich sicher und gut beschützt. Mir kann überhaupt nichts passieren.

1968
Nach meiner Zeit im Kindergarten werde ich natürlich kein Busfahrer, sondern komme in die 34. Oberschule »Max Reichpietsch«, die ebenfalls aus den gleichen Platten wie unser Wohnhaus zusammengesetzt und nach einem revolutionären Matrosen aus der Zeit der deutschen Novemberrevolution benannt ist.

Die große Zuckertüte kann ich kaum tragen. Mit meinen fast sieben Jahren bin ich ein ziemlich kleiner Junge. In der Tüte befindet sich wenig Naschwerk, dafür entdecke ich umso mehr kleine bunte Kartons mit allem nur denkbaren Zubehör für eine elektrische Eisenbahnanlage.

Seit meinen Besuchen bei den Großeltern in einem Dorf im Kohlerevier zwischen Halle und Leipzig, wo Großvater Herbert mit mir zum Bahnwärterhäuschen spazierengeht und ich ab und zu mit ihm die Bahnschranken hoch- oder runterleiern darf, habe ich mir so eine kleine Spielzeugeisenbahn gewünscht. Zusammen mit meinem Vater bauen wir eine ganze Anlage auf, und mir glühn vor Freude darüber die Ohren. Die Eisenbahn kommt auf eine Platte. Man kann sie wegrollen, aber sie verschwindet so gut wie nie. Über ihre Fläche hinaus baue ich riesige Spielzeugstädte aus Bausteinen, Bücherstapeln, Spielkarten und Pappkartons. Die Eisenbahn fährt durch die Landschaft meiner Phantasie. Niemand darf mich in dieser Welt stören, in der alles nach meinen Regeln geschieht.

Im Juni fährt meine Mutter in die Klinik und bringt von dort ein kleines brüllendes Bündel mit, das auf den Namen Anne hört, beziehungsweise erst einmal nicht darauf hört.

Dieses schreiende weibliche Wesen zieht zu allem Unglück auch noch in mein Kinderzimmer ein. Es knabbert meine Spielsachen an, schmeißt meinen Tagesablauf über den Haufen, bestimmt plötzlich mein ganzes Leben. Die Eisenbahn darf nicht mehr so oft und abends nicht mehr so lange fahren. Ich bin sauer. Immer öfter habe ich Spaß daran, mit Flugzeugen meine Spielzeugstadt aus der Luft zu bombardieren. Murmeln aus Stahl und Glas machen alles dem Erdboden gleich. Es herrscht Krieg im Kinderzimmer. Diese Zerstörungswut und ihre Ursachen nimmt die Familie jedoch nicht zur Kenntnis. Für sie bin ich ein gut erzogenes Kind, das tut, was man ihm sagt. Sind Mutter oder Vater dabei, behandele ich mein Schwesterchen besonders liebevoll, wickle es, füttere es. Meine Mutter ist richtiggehend stolz darauf, wie zuvorkommend ich mich Anne gegenüber verhalte. Aber bin ich allein mit ihr, dieser Spielverderberin, versuche ich, sie so oft wie nur möglich zu ignorieren. Aber lieb zu sein und gleichzeitig zu grollen, das schaffe ich auf Dauer nicht. Außerdem wird es zunehmend interessanter, so ein kleines Lebewesen zu beobachten. Anne lacht viel, ist ein quietschvergnügtes Kind, und irgendwie stimmt sie mich fröhlich, selbst wenn sie mir gerade mal wieder etwas kaputtgemacht hat. Wirklich böse sein kann ich ihr eigentlich nie. Außerdem funktioniert das mit dem Ablassen der Wut an meinen Spielsachen doch prima. Warum also soll ich sie an Anne abreagieren? Mit der Zeit beginne ich, meine kleine Schwester richtig gern zu haben. Als wir im selben Neubauviertel aus einer Drei- in eine Vierzimmerwohnung umziehen, bleibe ich mit meiner kleinen Schwester auch weiterhin zusammen in einem Zimmer.

Mit sieben Jahren darf ich das erste Mal allein von Rostock zu meinen Großeltern fahren. Mutter setzt mich in den Zug nach Leipzig und bittet einen Mitreisenden, nach mir zu schauen und mir zu sagen, wann ich nach Altenburg umsteigen muß. Das klappt ohne Probleme, und so reise ich später in den Ferien immer auf diese Weise. Meine Eltern trauen mir anscheinend schon sehr früh eine Menge zu. Das tut meinem Selbstbewußtsein gut und fördert Selbstvertrauen. Ich nehme mir vor, sie nicht zu enttäuschen.

An einem Nachmittag im Herbst muß ich dringend auf die Toilette, schaffe es jedoch nicht mehr vom Spielplatz bis in den zweiten Stock. Vor dem Hauseingang piesele ich deshalb hinter einem Gebüsch gegen die Betonwand. Dabei bekommt eine Freundin vom Spielplatz mein bestes Stück zu sehen. Es interessiert sie, und sie kommt näher. Ich habe keine Scham, ihr zu zeigen, was sie sehen will. Sie staunt mächtig, denn so etwas hat sie nicht vorzuweisen. Meine Mutter beobachtet diese Szene durchs Küchenfenster und spricht, nachdem ich oben angekommen bin, ein ernstes Wort mit mir. Wieder einmal mehr bin ich der festen Überzeugung, daß sie alles sieht, alles hört, alles weiß. Ich verstehe nur nicht, warum ich meinen »Schniedel« niemandem zeigen darf, wo wir doch sonst oft zum FKK-Strand baden gehen. Mein nagelneues Selbstvertrauen bekommt erste feine Risse.

1969
Zeugnis am Ende des ersten Schuljahres:
Werken, Turnen und Zeichnen: Gut. Gesamtverhalten, Betragen, Fleiß, Ordnung und Mitarbeit sowie Heimatkunde, Lesen, Rechtschreibung, Schreiben, Mündlicher und Schriftlicher Ausdruck, Rechnen und Singen: Sehr gut. Beurteilung: Von Beginn des Schuljahres an führte Erik die Klassenspitze. Innerhalb und außerhalb des Unterrichts zeigte er sich stets nett, kameradschaftlich und hilfsbereit. So war Erik auch in der Lage, positiv auf seine Mitschüler zu wirken. Pünktlich und gewissenhaft erledigte er gestellte Aufgaben. Sehr groß ist sein Drang nach Wissen. So begann er auch recht früh, sich mit Kinderbüchern zu beschäftigen. Arbeite weiter so gewissenhaft! Versetzt nach Klasse 2.

Die Ferien verbringe ich wieder bei meinen Großeltern in der Nähe von Altenburg, wo der Braunkohletagebau die Landschaft prägt. Beide Großeltern wohnen im selben Dorf, in derselben Straße. Helene und Kurt am Bahnübergang der Werkbahn zur Brikettfabrik, Hanna und Herbert an der Schranke, wo die D-Züge vorbeibrausen. Kein Wunder, daß ich die Eisenbahn liebe.

Wie immer holt mich Hanna vom Bahnhof ab. Mir fällt auf, daß wegen all der Chemiebetriebe, Kraftwerke und Brikettfabriken die Luft hier viel schlechter als bei uns zu Hause ist, daß die Wäsche auf der Leine nach dem Trocknen schon wieder schmutzig scheint, daß die Versorgung mit den Dingen für das tägliche Leben auf dem Lande viel schwieriger ist als in meiner Großstadt, die sich »Tor zur Welt« nennt. Dennoch bin ich selig, hier zu sein.

Großmutter Hanna läßt mich Westfernsehen schauen, und wenn sie zum Saubermachen in die katholische Kirche geht, ihr kleiner Nebenjob, nimmt sie mich mit und erklärt mir die Bilder mit der biblischen Geschichte. Der aus allen Wunden blutende, ans Kreuz geschlagene Jesus läßt mich weinend aus der Kirche rennen, jedenfalls beim ersten Mal. Später macht mich dieser Anblick jedesmal wütend auf die, die diesem Mann so etwas antun konnten.

Meine Großeltern sind grundverschieden. Die kleine, kugelrunde und immer gemütliche Hanna von der einen Straßenseite gewährt, was die großgewachsene, immer etwas strenge und äußerst korrekte Großmutter Helene von der anderen Straßenseite eher mißbilligt. Helene symbolisiert als Gemeindeschwester das Rote Kreuz und hält von dem, an das man Leute einst nagelte, herzlich wenig, dafür sehr viel von Ordnung und Sauberkeit. Sie schafft es als einzige, jeden Fleck aus meinen Sachen zu entfernen und stopft selbst die größten Löcher in meinen Socken. Hanna steht zu ihrem weißen Haar, Helene färbt sich das ihrige noch immer rot.

Da beide Großmütter in ständiger Konkurrenz um den Titel »Beste Oma« stehen, höre ich zu allem, was ich im Dorf erlebe, zwei gegensätzliche Interpretationen. Eigentlich sind es meine Großmütter, die die Fundamente für mein dialektisches Denken begründen. Ob es nun die Art und Weise betrifft, wie man Thüringer Klöße mit Gänsebraten zuzubereiten hat, Helene schwört auf geschwefelte Klöße und helle Soße. Hanna meint, Soße muß dunkel sein und grüne Klöße müssen grün, also ungeschwefelt auf den Teller, denn sonst werden sie gelb. Oder ob es um den Glauben geht. Hanna meint, ein Mensch ohne Religion ist unvorstellbar. Helene würde am liebsten aus der Kirche ein Kreiskulturhaus machen. Ihrer Meinung nach haben Kinder in der Schule zu lernen, was man lernen muß. Was geschrieben steht, ist bindend. Hanna sagt, man lernt am besten aus seinen Fehlern. Von meinen Eltern bekommt Großmutter Hanna öfter einen Rüffel ab. Sie befürchten, daß ich durch sie zu sehr verwirrt werden könnte. Zu Hause die sozialistische Schule und in den Ferien Feindsender, Gebete und Groschenromane, die Hanna immer mit ihren Nachbarinnen tauscht. Diese kleine, runde und gemütliche Frau schmust und kuschelt im Gegensatz zu meiner Mutter viel mit mir. Bei ihr spüre ich auch körperlich, daß sie mich liebt. Dieses Gefühl ist der wichtigste Grund, Hanna für alle Zeit dankbar zu sein. Sie zeigt mir auch, daß man fähig sein muß, ab und zu über sich selbst und seine Fehler lachen zu können. Jeden Morgen zieht sie sich eine frische Kittelschürze an, und spätestens bis Mittag hat sie es geschafft, sich mit irgendwelcher Soße zu bekleckern. Wir warten schon immer darauf, daß es wieder passiert. Und wenn es dann geschieht, lacht sie über sich und ihr Ungeschick, und ihr Lachen ist so ansteckend, daß ich mitlachen muß.

Nur einmal erlebe ich sie wirklich zornig. »Junge, Politik ist ein schmutziges Geschäft«, sagt sie, nachdem sie nicht zum 90. Geburtstag ihrer Mutter nach Bayern fahren darf. Hanna läuft zur Parteileitung ihres Betriebes, einer HO-Verkaufsstelle, wirft dort dem Parteisekretär ihr SED-Mitgliedsbuch vor die Füße und meint: »Könnt Ihr behalten. Wenn Ihr kein Vertrauen in die Menschen habt, verdient auch Ihr mein Vertrauen nicht!« Ich bewundere sie. Bei ihr verbinden sich Gefühl und Verstand auf so wunderbare Weise. Nicht wie bei uns daheim. Dort rennt kaum einmal jemand nackig durch die Wohnung, dort gibt es selten Knuddeln und Umarmungen. Erst bei Hanna merke ich, daß mir etwas fehlt. Wie gut, daß es immer Orte gibt, wo man Sehnsucht stillt.

1970
Beurteilung nach dem zweiten Schuljahr:
Erik ist ein strebsamer und fleißiger Schüler. Er zeigt eine sehr schnelle und gute Auffassungsgabe. Er versucht immer, tief in alle Wissensgebiete hineinzudringen, holt sich ständig weitere Informationen aus Büchern, Zeitschriften und den Gesprächen mit seinen Eltern. Vom Elternhaus wird Erik positiv beeinflußt. Kritisch setzt er sich mit allen aktuellen Problemen auseinander und teilt diese seinen Mitschülern mit. Er ist dazu befähigt, den zu bildenden Jungpionierrat anzuleiten.

Lob nach Hause tragen zu dürfen, tut mir gut. Gelobt werde ich daheim nicht allzu häufig. Meine Eltern haben sich längst daran gewöhnt, daß bei mir in der Schule alles ohne größere Schwierigkeiten über die Bühne geht. Gute Noten sind selbstverständlich, komme ich mal mit einer nicht so guten, wird nicht geschimpft. Vater oder Mutter runzeln dann nur ein wenig sorgenvoll die Stirn, und ich bekomme ein »Na ja, beim nächsten Mal gibst du dir aber wieder mehr Mühe!« zu hören. Sie setzen immer voraus, daß es bei mir nur eine Frage des Wollens ist, ob gelingt, was ich anpacke. An meinem Können zweifeln sie nie. Sie sagen: »Wer etwas kann, für den ist es ja keine Kunst mehr.« Vermutlich meinen sie deshalb, daß ihr Lob überflüssig ist. Auch in dieser Beziehung gibt es ausgleichende Gerechtigkeit. Ein Zeugnis. Da steht es Schwarz auf Weiß, wie toll ich bin. Und wie ich mir Mühe gebe, sogar beim Spielen.

»Peng ratta plü! Nichts geht mehr!« Meine Französischkenntnisse sind noch reichlich mangelhaft. Klingt aber wenigstens schon ein bißchen nach »Rien ne vas plus!« Ich bin Croupier im Strandcasino. Bestes Haus am Platze. An einem Abend Anfang Dezember. »Machen Sie Ihre Einsätze!«, rufe ich und sehe dabei sehr wichtig aus. Der Croupier schickt die Kugel auf die Reise. Das Roulette dreht sich, bis die Kugel in das Fach fällt. Zero. Alles an die Bank. Die Bank freut sich. Sie hat auch allen Grund zur Freude. Ihr Haufen aus Geld und Jetons ist der größte an diesem Spieltisch. Wie es sich gehört.

Die »Spielhölle« ist eine mit Korbmöbeln ausgestattete Sitzecke im Obergeschoß des Kurhauses in Ahrenshoop. Von dort aus hat man am Tage einen wunderschönen Blick über die Dünen auf den weißen Sandstrand. Doch jetzt ist Abend. Später Abend. Die Spieler gehören eigentlich längst ins Bett. Die Spieler sind Kinder im Alter von acht und neun Jahren. So etwa zehn an der Zahl. Damen und Herren, sehr fein angezogen, von ihren Müttern und Vätern für diesen besonderen Abend besonders hübsch und vornehm zurechtgemacht.

Wärend Caroline, Jette, Holger, Sascha oder Robert auf Rot oder Schwarz, Gerade oder Ungerade, auf ihre Glückszahl oder ein gerade noch freies Feld setzen, um möglichst hohen Gewinn zu machen, sind ihre ebenfalls in Abendgarderobe anwesenden Eltern zwei Etagen tiefer aus ganz anderen Gründen in feierlicher Stimmung. Zum Tag des Gesundheitswesens findet im Hotelrestaurant ein Betriebsfest für Ärzte, Krankenschwestern und mittleres medizinisches Personal statt. Reden werden gehalten. Der Rechenschaftsbericht des vergangenen Planjahres und der Arbeitsplan für das kommende werden verlesen. Kollektive der sozialistischen Arbeit bekommen Prämien, ehrenvolle Einzelkämpfer werden »Aktivist der sozialistischen Arbeit«. Mit Urkunde, Orden, Buchprämie oder Ferienscheck für den nächsten Sommer.

Es gibt ein großes kaltes Buffet – Räucheraal und Lachs satt – schließlich haben es die hier versammelten Gesundheitsapostel vorwiegend mit Seefahrt und Fischfangbetrieben zu tun. Eine Band spielt flotte Musik. Schlager aus Ost und West, das von der Partei vorgeschriebene Verhältnis 60 % Osttitel zu maximal möglichen 40 % Westhits wird eingehalten. Man tanzt zu Frank Schöbel und den Beatles. Die Sprößlinge amüsieren sich zwei Etagen höher. Dort regiert zur selben Zeit das Kapital.

Alles auf die Sieben. Alles gewinnen oder alles verlieren. Wer nichts mehr an blauen, roten und grünen Spielgeldscheinen einzusetzen hat, ist draußen. Hier zählt nur, wer Knete hat. Die Bank macht immer noch den größten Reibach. Die Bank, das bin ich: Der Herr über die Kugel, den Geldschiebestock und die Kasse. Der kleine Epi mit dem kurzen Stoppelhaar, im dunklen Anzug, mit weißem Hemd und Samtfliege, versteht sein Geschäft. In der Schule hat er das nicht gelernt. Kein Wort über diese Fähigkeiten in seinem Zeugnis. Allwissend ist die kluge Lehrerin nun auch wieder nicht.

Am Rosenmontag ist Schulfasching angesagt. Meine Klassenkameraden erscheinen als Zauberer, Matrjoschka, Prinzessin oder Pinocchio. Ich habe Mutter gebeten, mich in einen kleinen Teufel zu verwandeln. An einen schwarzen Badeanzug, in den meine große Schwester Ulla nicht mehr hineinpaßt, näht sie mir einen langen Teufelsschwanz, färbt mein Gesicht mit schwarzer Schuhcreme und setzt mir eine rote Badekappe auf den Kopf. Aus der ragen zwei mächtige Hörner an den Stellen meiner Stirn hervor, die meine Großmutter Helene immer sorgenvoll betastet hatte, wenn ich beim »Mensch ärgere dich nicht«-Spiel verlor und wütend mit den Spielfiguren umherwarf. »Wenn du bockig bist, werden dir auch bald Hörner wachsen«, drohte sie mir immer.

Auf der Faschingsfeier gibt es leckere Kekse, von den Müttern der kostümierten Kinder gebacken. Ich mache es wie das kleine Teufelchen aus dem von mir so geliebten Zeichentrickfilm. Ich greife mir eine Schüssel mit Gebäck und verziehe mich, damit keiner etwas davon abbekommt. Ganz allein futtere ich die Schüssel leer. Im Film bekommt der Teufel von den gestohlenen Pfannkuchen gräßliches Bauchweh. Um Mitleid zu erregen, jammert er. Das wirkt so ulkig, daß die anderen Märchenfiguren ihn bedauern müssen und niemand ihm böse sein kann. Ich bekomme nicht nur Bauchschmerzen, sondern muß eine ganze Nacht lang kotzen. Mein Bett stinkt so säuerlich, daß mir davon noch schlechter wird als mir ohnehin schon ist. Und dazu werde ich noch gehörig ausgemeckert.

1971
Die ganze Familie sitzt wie fast jeden Abend zusammen am Tisch. Die Ereignisse des Tages werden erzählt. Jeder berichtet, was er erlebt hat, und wir lachen viel, laut und herzlich. Wir haben gut gegessen und sind fröhlich. Solche Abende zu Hause sind wunderschön und durch nichts zu ersetzen.

Plötzlich klingelt das Telefon. Nach dem Gespräch weinen meine Eltern und umarmen sich. Zum ersten Mal erlebe ich Mutter und Vater hilflos, traurig, verzweifelt, und sie zeigen das ohne jede Scham. Großvater Herbert, der Vater meiner Mutter, ist tot. Herzinfarkt mit Sekundenherztod. Er hat gerade erst seinen 61. Geburtstag gefeiert und begonnen, seine Rente als Bergmann zu genießen. Herbert, der immer mit mir die Bahnschranken hoch- und runtergeleiert hat und von dem im Schlafzimmer meiner Eltern ein Foto hängt, auf dem er Mitte Zwanzig ist. In diesem Alter werde ich, aber das weiß ich erst viel später, ihm wie ein Ei dem anderen gleichen. Ich werde sein perfektes Abbild sein. So wird er auf geheimnisvolle Weise weiterleben. Das könnte die frohe Botschaft in der traurigen Nachricht von seinem Tod sein.

Nach diesem Verlust, der uns alle getroffen hat, verändern sich auch meine Eltern. Vor allem Mutter streicht mir öfter übers Haar oder läßt mich auf ihrem Schoß sitzen.

In der Schule läuft alles wie gewohnt. Ich schließe die Klasse 3 wieder mit guten bis sehr guten Noten ab. Allerdings mit einer Ausnahme. Im Sport fange ich die erste Drei.

Es zeichnet sich ab, daß ich zwar ein pfiffiges Kerlchen bin, aber im Umgang mit meinem Körper Probleme habe. Schule macht Spaß, aber ich hasse Umdiewettelaufen, Mannschaftsspiele mit Gewinnern und Verlierern, Stangenklettern, Schlagballweitwurf, Kastenspringen und all diese Grausamkeiten. Ich bin körperlich völlig normal gebaut, schlank, mittelgroß, weise keinerlei Behinderungen auf. Die Sperre muß im Kopf sitzen. Ich fürchte mich vor Verletzungen und Schmerzen. Sonderbar. Obwohl ich noch nie Erfahrungen damit gemacht habe. Wie kann ich mich vor etwas fürchten, was ich gar nicht kenne?

Mir fehlt völlig der Sinn dafür, was es bedeuten kann, drei Zentimeter weiter zu springen, fünf Sekunden schneller zu laufen, zehn Punkte mehr zu erkämpfen als ein anderer. Für manchen mag das die Triebkraft allen Seins bedeuten. In mir solcherlei Ehrgeiz zu entwickeln, das schafft die Schule nicht. Wenn es darum geht, mehr zu wissen als andere, habe ich merkwürdigerweise eine ganz andere Einstellung. Dabei geht es mir nicht darum, mehr zu wissen als mein Banknachbar, ich will einfach alles wissen, meine Neugier ist unersättlich. Konkurrenz ist mir fremd. Die wird mir weder durch mein Elternhaus, noch durch die Schule anerzogen. Im Gegenteil. Wir gründen Lernpatenschaften. Ich helfe anderen Mitschülern, ihre Lese- oder Rechtschreibschwäche zu mindern, und andere versuchen, aus mir den Bewegungsidioten zu vertreiben.

Meist gelingt beides nicht, und ich lerne, daß Menschen über ganz unterschiedliche Schwächen und Stärken verfügen, daß dies einfach zu akzeptieren ist. Es schmerzt, wenn Mitschüler lachen, weil ich wie ein Schlaffi an der Kletterstange hänge. Amüsiere ich mich etwa, wenn sie typisch mit einem »ü« schreiben?

1972

Nach dem ersten Jahr Schwimmunterricht steht im Zeugnis nicht nur die Drei im Sport, sondern auch noch der Vermerk: Nichtschwimmer.

Ich habe panische Angst im tiefen Wasser. Meine Schwimmbewegungen entziehen sich jeder Koordination. Wenn die anderen Jungs mit großem Vergnügen vom Brett springen, stehe ich zitternd und mit blauen Lippen am Beckenrand. Der Schwimmlehrer hat alles versucht. Die sanfte wie die harte Tour. Letztere besteht darin, mich einfach ins Becken zu schmeißen. Es nützt alles nichts, er gibt mich als hoffnungslosen Fall auf. Wenn die anderen schwimmen, sitze ich daneben und schaue zu.

Dafür singe ich im Chor wie eine Lerche. Das macht mir wirklich Spaß. Das einzige, was mich in der Chorgruppe stört, ist die Tatsache, daß nur fünf Jungen unserem Chor angehören. Und das sind die unsportlichen, fetten und häßlichen.

Im Sommer ziehen wir aus dem Neubaugebiet ins Stadtzentrum. Ich komme in eine neue Schule, wo auch Anne eingeschult wird. Jeden Tag habe ich sie nun am Jackenzipfel hängen. Das finden meine Freunde, mit denen ich immer gemeinsam unterwegs bin und zu deren Clique ich dazugehören möchte, ausgesprochen blöd.

Ich bin schließlich sieben Jahre älter. Manchmal hasse ich die Anhänglichkeit meiner kleinen Schwester so sehr, daß ich sie einfach stehenlasse und den Weg über den alten Friedhof zur Schule nehme. »Dort dürfen kleine Mädchen nicht lang, damit sie nicht von den bösen Geistern aus den Gräbern und Grüften geholt werden.« Damit mache ich ihr Angst.

Als ob es nicht schon reicht, daß sie mich jeden Sonntagmorgen, wenn ich mal länger schlafen möchte, schon um sechs Uhr aus dem Bett zerrt, weil sie mit mir spielen will. Oder daß sie es oft beim Spielen auf dem Hof nicht mehr die drei Etagen bis nach oben schafft und auf die Treppe pinkelt, wo ich dann wieder alles wegwischen muß. Ist es nicht mehr als genug, daß ich schon zu Hause den ganzen Tag lang der große Bruder bin, der alles, was die kleine Schwester verbockt, wieder geradebiegen muß? Wenigstens in der Schule will ich mit meinen Freunden zusammensein dürfen, ohne daß so eine kleine blondzöpfige Jule dauernd meine Kreise stört.

Und Ulla? Meine große Schwester? Der geht es wohl mit mir ähnlich. Für sie bin ich der unreife und lästige Bengel, den es abzuschütteln gilt, wenn sie sich im Hausflur mit ihrem ersten Freund zum Knutschen trifft, der mir übrigens auch ganz gut gefällt.

Manchmal brauche ich einen Ort, wo ich all meine Gedanken ordnen kann. Dann fahre ich nach der Schule einfach mit der S-Bahn nach Warnemünde und gehe ans Meer, laufe den breiten Strand entlang oder gehe auf die Mole und schaue den weißen Fährschiffen hinterher, die nach Dänemark auslaufen. Wie es wohl dort sein mag? Eine Zeit der Fragen beginnt.

Meine Schulfreunde erzählen jeden Morgen von Micky Maus und Schweinchen Dick, die ich nur bei Großmutter Hanna zu sehen bekomme und die nach Meinung vieler Erwachsener schädlich für meine Erziehung sind. Oder wenn ich Ulla und ihren Freund beim Küssen beobachte, frage ich mich: Warum interessiert mich der Typ? Ich bin doch ein Junge. Meine Klassenkameraden interessieren sich fast alle schon für Mädchen, aber mein Herz klopft, wenn mir ein Junge gefällt. Zwischen dem Leben, das ich führe und dem, was ich führen möchte, tut sich eine tiefe Kluft auf. Da ist zum Beispiel das Chorlager, aus dem ich abhaue. Nicht, weil mir das Singen keinen Spaß mehr machen würde, oder weil der Stoff der blauen Chorkleidung immer so auf der Haut juckt. Das ist zwar unangenehm, aber kein Problem. Das Problem ist, daß ich inzwischen der einzige Junge in einem Weiberchor bin, der im Juli nach Tarnewitz ins Chorlager fährt. Wir wollen uns auf einen Wettbewerb vorbereiten, eine Art Wettsingen, um »Bester Schulchor des Bezirkes Rostock« zu werden.

Nicht, daß ich Heimweh bekommen habe, dies ist nicht mein erstes Kinderferienlager. Vor zwei Jahren in Fuhlendorf oder letztes Jahr auf Rügen war es wunderschön. Gemeinsam mit Gleichaltrigen spielen zu können, hat mir toll gefallen. Das Essen hat geschmeckt. Mir hat dort nichts gefehlt. Aber was hier abgeht ... Im Gleichschritt zum Essen marschieren, Pionierhalstuch tragen ist Pflicht, Chorprobe den ganzen Vormittag über und meist auch noch am Nachmittag. Irgendwie fehlt völlig der Spaß.

Als einziger Junge kann ich nicht mit den Mädchen zusammen untergebracht werden, und die Chorleiterin steckt mich als Elfjährigen zu einer Gruppe mit Fünfzehnjährigen. Die nehmen mich natürlich nicht für voll. Wenn sie nachts heimlich unter den Bettdecken vergleichen, wer den Längsten hat, darf ich nicht mitmachen, und ich habe sowieso den Kleinsten. Ich fühle mich einsam und allein. Die Chorleiterin und der Lagerleier haben taube Ohren für meine Unzufriedenheit. Also packe ich Rucksack und Köfferchen, lege alle Sachen fein ordentlich auf Falte, greife mir mein Taschengeld und marschiere zum Lagertor hinaus auf die Straße. Ich steige in den nächsten Bus und fahre nach Wismar zum Bahnhof. Von dort ist es eine Stunde bis nach Hause. Wer allein nach Sachsen kommt, wird wohl eine so kleine Strecke schaffen. Womit ich überhaupt nicht rechne, zu Hause erwartet mich eine satte Standpauke meiner besorgten Eltern. Sie erfuhren am Telefon, daß ich spurlos verschwunden sei. Nun fragen sie mich, ob mir klar wäre, was ich falsch gemacht habe. Ich erzähle ihnen, was sie von mir hören wollen. »Man darf als Kind nicht einfach tun, was man will.« Warum eigentlich nicht, denke ich. Allerdings fühle ich deutlich die Sorge meiner Eltern um mich. Daß ich Menschen, die mich lieben, nicht unnötig quälen darf, das verstehe ich wohl. Diese Botschaft erreicht mich. Deshalb kann ich akzeptieren, daß ich mich entschuldigen muß. Doch an einem lasse ich keinen Zweifel: Zurück fahre ich um keinen Preis. Nicht heute und niemals nicht!

1973
Auch meine neue Klassenlehrerin an der Allgemeinbildenden Polytechnischen Oberschule »Karl Liebknecht« stellt mir ein gutes Zeugnis aus:

Erik hat sich schnell in das neue Klassenkollektiv eingefügt. Vor allem suchte er selbst den Kontakt und wurde schnell beliebt. Er übt einen positiven Einfluß auf seine Mitschüler aus und gehörte vom ersten Tage an zum führenden Teil der Klasse. Epi ist selbstbewußt und kritisch. Interessiert sich für alles Neue und erfüllte seine Aufgaben als Brigadeleiter gewissenhaft. Selbständig organisierte er Brigadenachmittage. Sein Einsatz im Chor verdient Anerkennung. Beim Ausscheid »Junger Talente« auf dem Gebiet Gesang (Duett) erhält er das Prädikat »Sehr gut«.

1974
Der erste Skandal des Jahres ist die Note Vier auf dem Zeugnis. Natürlich im Sport, wo sonst. Meine Eltern sind enttäuscht, hatte ich mir doch vorgenommen, es niemals so weit kommen zu lassen. Andererseits bekennt meine Mutter, in ihrem Leben auch nie das Schwimmen gelernt zu haben. Auch in dieser Beziehung käme ich wohl ganz nach ihr. Wenn sie wüßte, wie wütend mich das macht.

Bücher verschlinge ich immer noch zentnerweise. Die Regale im Zimmer meines Vaters sind mehr als voll davon, und ich bekomme zu jedem Anlaß kindgerechte Literatur aller Art geschenkt: die üblichen Abenteuerromane von Robinson Crusoe über Old Shatterhand bis hin zur »Schatzinsel«, sämtliche Kinderbücher aus der Reihe »Der kleine Trompeter«, sozialistisch-realistische DDR-Jugendwerke, Sowjetliteratur. »Mohr und die Raben von London« gehören ebenso zu meinem Leben wie »Timur und sein Trupp«, Petka und Waska aus Gaidars »Ferne Länder« genauso wie »Der kleine Kuno«. ›Wenn ich groß bin, werd ich Neger‹, war seine Antwort auf die Frage, was er mal werden will, liebte er doch den Sänger Paul Robeson über alles. Dieser Satz begeistert mich so, daß ich ihn immer verwende, wenn man mir diese Frage stellt. Doch die alten Lexika aus den zwanziger Jahren, Bildbände über andere Kontinente, Biographien über Robert Koch und Marie Curie aus dem Bücherregal meiner Eltern reizen mich viel mehr.
Der zweite Skandal in diesem Jahr ist eine ziemlich abgegriffene Schwarte, die ich aus einer Ecke hervorziehe, wo sie wohl dem Zugriff durch Kinderhand verborgen bleiben soll. Ein Dr. Magnus Hirschfeld schreibt über »Sexualpathologie«. Da lese ich von Lustmördern und ihren Opfern, von Dirnen und ihren Zuhältern, von Männern, die sich als Frauen verkleiden und auf besondere Weise ihren Spaß daran haben, von einer Welt, die ich nie erahnt hätte und die mich nach langer Zeit wieder einmal daran erinnert, daß am unteren Ende meines Körpers so ein Ding baumelt, inzwischen von etlichen Haaren umgeben, das sich bei bestimmten Gedanken und Vorstellungen durch Vergrößerung und Hartwerden bemerkbar macht. Seit mich niemand mehr auf dem Wickeltisch befummelt, seit ich beim Spielen niemandem mehr meine Besonderheiten zeigen darf, ist dieses Ding von mir beinahe in Vergessenheit geraten.
Ein Kapitel interessiert mich in diesem Buch ganz besonders. Da

schreiben zwei Männer vor ihrem gemeinsam geplanten Selbstmord an diesen Dr. Hirschfeld einen Abschiedsbrief und erzählen darin über ihre unglückliche Liebe zueinander, in einer Welt, die es weder versteht noch erlaubt, daß ein Mann einen Mann lieben darf. Beim Lesen dieser Zeilen zittere ich am ganzen Körper. Es durchfährt mich wie Blitz und Donner. Zunächst bin ich wie gelähmt, dann weine ich fast die ganze Nacht lang in mein Kopfkissen. Ich glaube mit einem Male zu wissen, warum ich am Strand nie den Mädchen in ihren Bikinis hinterherschaue, sondern mich immer nur für die knapp sitzenden Badehosen an jungen, braungebrannten Männerkörpern interessiere, oder es noch toller finde, wenn wir am FKK-Strand sind und die Jungs gar nichts anhaben. Dann muß ich mich neuerdings immer auf den Bauch legen, damit niemand sehen kann, wie erregt ich bin. Ich beginne zu begreifen, welche Zusammenhänge zwischen der Geschichte in diesem Buch und mir bestehen.

Frage ich auch sonst meine Eltern Löcher in den Bauch, über diese Dinge vereinbare ich mit mir selbst Stillschweigen. Ich bin sehr hart zu mir. Ich verurteile mich an diesem Tag zu acht Jahren Schweigegelübde. Der Nährboden ist meine Angst. Noch ahne ich nicht, daß darauf die Dummheit keimen und wachsen kann.

1975
Auch in die achte Klassenstufe werde ich mit Bravour versetzt, die Beurteilung unterscheidet sich nicht wesentlich von den vorangegangenen. Meine Lehrerin muß so viele »Spitzenleistungen« wie möglich an ihren Schulrat melden. Deshalb hat sie wenig Interesse daran, die Wahrheit zu schreiben. Würde sie das tun, käme mehr über mich ans Tageslicht als das von ihr gezeichnete Bild eines vorbildlichen Schülers, der lediglich fleißiger Sport treiben sollte, um sich auch in diesem Fach von seiner besten Seite zeigen zu können. Kein Wort darüber, daß mich der Sportlehrer mit einem Jungen aus der zehnten Klasse unter der Dusche in der Turnhalle beim Fummeln erwischte und ich ihr deswegen Rede und Antwort stehen mußte.

Im Laufe des Schuljahres darf ich als »Bestschüler« für sechs Wochen in die »Pionierrepublik Wilhelm Pieck« an den Werbellinsee fahren. Alle dort sind wißbegierig wie ich. Es ist nicht wie zu Hause, wo die Lehrer Rücksicht auf die Schwächeren nehmen müssen.

Im Lehrkabinett für »Junge Kosmonauten« staunen wir über Modelle aus der sowjetischen Raumfahrt. Wir stellen Verteilerdosen in einer Lehrwerkstatt her und arbeiten dabei in Brigaden nach Regeln des sozialistischen Wettbewerbs. Mir gefällt, etwas mit den eigenen Händen zu erschaffen, mit Werkzeugen und Maschinen umzugehen.

Wir dürfen Gitarrenunterricht nehmen, und man zeigt uns, wie Filme gedreht werden. Ich nehme an Exkursionen nach Berlin und Potsdam teil, lerne neue Städte und Gegenden kennen. Meine Mitschüler kommen aus allen Bezirken der Republik, jeder hat viel zu erzählen. Es ist wie in einem Internat der Studenten, man behandelt uns nicht mehr wie Kinder.

Das Niveau einer solchen Bildungseinrichtung imponiert mir. Es spornt mich in meinem Ehrgeiz, noch mehr zu lernen, an. Wir bekommen rote Mappen ausgehändigt. Darin ein Extrazeugnis für zu Hause: *Erik ist den meisten Pionieren seines Alters wissensmäßig weit voraus. Sein gesamtes Verhalten in der Pionierrepublik zeugt davon. Er ist ein ausgezeichneter Pionierfunktionär. Wir empfehlen, Erik größere Aufgaben im Rahmen der Pionierarbeit anzuvertrauen. Erik wurde siebenmal für seine Arbeit belobigt. Er ist in das Ehrenbuch der Freundschaft eingetragen.*

Als ich nach Rostock zurückkomme, fällt es mir schwer, mich mit dem Durchschnittsdenken meiner Umwelt abzufinden. Ich langweile mich im Unterricht, werde immer unzufriedener und störe die Lehrer durch vorlaute Zwischenrufe. Die notorischen Störenfriede unserer Klasse glauben, ich wäre am Werbellinsee einer von ihnen geworden. Auf einmal habe ich Freunde unter denen, die sonst zu den Rabauken zählen, die mich vor kurzem wegen meiner Unsportlichkeit hänselten und ständig provozierten.

Meine Lehrerin ermahnt mich häufig. Einmal knalle ich ihr an den Kopf: »Machen Sie erst mal interessanten Unterricht, dann bin ich auch ruhig und höre zu!« Am nächsten Nachmittag sitzt sie in unserem Wohnzimmer auf dem Sofa. Sie beschwert sich bei meinen Eltern. Ich muß mich wieder einmal in aller Form entschuldigen und Besserung geloben. Überheblich sei ich und undankbar. Es ist dieses »Stell dich in die Ecke und schäme dich!«, auch wenn es nur im übertragenen Sinne so abläuft, es tut genauso weh. Als die Lehrerin weg ist, meint mein Vater, eigentlich könne er mich verstehen, nur verhalten müsse ich mich trotzdem anders. »Suche die Schuld immer zuerst bei dir, Epi«, meint er. Seitdem suche ich die Schuld immer zuerst bei mir.

Meine Eltern haben für die Familie einen kleinen Ferienbungalow gebaut, mitten im Mecklenburgischen gelegen, an einem See mit viel Wald drumherum. Zwei Schlafräume für die Eltern und für uns Kinder und eine winzige Küche mit Waschgelegenheit. Chlorfreies Wasser aus der Pumpe, gemütliches Kerzen- oder Petroleumlicht. Jedoch mit Gemeinschaftsplumsklo für alle Hütten am Ende der kleinen Siedlung. Natur pur, DDR-Öko sozusagen. Ich plansche hier den Sommer über mit anderen Kindern im See herum. Niemand verlangt von mir, daß ich ins Wasser muß, niemand steht mit der Stoppuhr und fordert die 25 Meter in soundsoviel Minuten. Am Ufer ist der See flach, ich kann mich an ihn mit dem Tempo gewöhnen, das ich mir selbst vorgebe. Auf einmal werde ich mit dem nassen Element vertraut. Ich lerne Schwimmen ohne Lehrer und ohne Druck oder Zwang. Ich überquere den See von einem Ufer zum anderen. Ich rudere mit einem Boot zum Angeln hinaus und springe mitten auf dem See ins tiefe Wasser. An manchen Tagen komme ich kaum weg von diesem Gewässer. Im folgenden Schuljahr hole ich alle Schwimmstufen nach und die Sportnote verwandelt sich in ein Gut. Mir selbst etwas beizubringen, motiviert mich auch später im Leben. Ich bin durch und durch Autodidakt. Auch beim Sex.

Ich darf ein Wochenende zusammen mit einem Schulfreund allein in der Hütte am See verbringen. Peter ist ein ruhiger, blonder Junge. Anhänglich und lustig. Wir haben viel Spaß. Beim Baden, beim Angeln, beim Würstchengrillen, beim Fahrradfahren durch die Dörfer ... Ich fühle mich wohl an seiner Seite, wir genießen die Stunden zu zweit.
Wir schlafen im kleinen Zimmer auf der Doppelbettcouch. Endlich allein mit einem Jungen in einem Bett. Wie lange träume ich schon von diesem Moment. Ich bin aufgewühlt, nervös und neugierig. Ich bin durcheinander und trotzdem glücklich. Peter spielt, was Jungen mit einem Mädchen machen, wenn diese nackt zusammen in einem Bett liegen. Ich spiele, wie zwei Jungen miteinander spielen, wenn sie nackt in einem Bett liegen. Und ich lege mich auf diesen Jungen, meinen Freund. Ich werde mir immer sicherer dabei, daß er schließlich nicht mehr an ein Mädchen denkt, als wir es tun. Als wir alles tun, was ich schon immer tun wollte. Hundertprozentig. Und niemals mit einem Mädchen!
Am nächsten Morgen sind wir etwas unsicher, ob wir uns nicht auf verbotene Wege begeben haben. Alle Jungs interessieren sich doch für Mädchen. In allen Familien gibt es Väter und Mütter, niemals aber zwei Väter. Wir kennen keinen Film, in dem sich Männer geküßt hätten. Doch da ist immer noch dieses Buch. War das alles erlogen, pure Phantasie? Und meine Gefühle? Lügen die am Ende etwa auch?
Halt. Da ist dieser Mann aus dem Nachbarhaus. Den ich nie mit einer Frau, aber dafür öfters mit einem Mann nach Hause gehen sehe. Über den so dies und jenes geredet wird. Niemals Klartext. Ich frage nicht und die anderen reden in Andeutungen. Fakt ist, normale

Menschen lieben normal. Und ich will normal sein. Geistig rege wie die anderen, körperlich fit wie die anderen und nicht schwul. Der jahrelange Spott, weil ich nicht schwimmen konnte, reicht mir als Erfahrung, wie es ist, anders zu sein. Davon habe ich die Nase voll. Ich bin ein vorzüglicher Schwimmer. Warum sollte ich nicht ein Weiberheld werden können?

Im Haus am See schließe ich kurz darauf noch eine wichtige Freundschaft.

Tobias ist ein körperlich und geistig behinderter Junge aus Brandenburg. Nach einer Maserninfektion ist sein Gehirn schwer gestört. So erklärt es mir mein Vater. Tobias leidet an Muskellähmungen, so daß er nur sehr schlecht laufen kann. Größere Strecken legt er im Rollstuhl zurück. Er ist viel älter als ich. Achtzehn, eigentlich schon volljährig. Doch von seinem geistigen Entwicklungsstand eher ein Zehnjähriger.

Seine Eltern haben hauptsächlich seinetwegen hier im Wald einen kleinen Bungalow gebaut. Nur wegen der Gesundheit ihres Sohnes fahren sie an den Wochenenden und in den Ferien den weiten Weg hierher. Denn seit sie hier ein paarmal bei Verwandten eine längere Urlaubszeit verbringen durften, mit Tobias am See spielten und ihn in seinem Rollstuhl durch die Wälder spazierenfuhren, merkten sie, daß es ihm gut tat und er sich besser entwickelte. Bis er eines Tages hier am See laufen lernte, zu lesen begann und mit dem Malen anfing. Tobias malt wunderschöne Bilder. Nicht nur für mich scheint dieser Ort im Grünen Dinge geschehen zu lassen, die niemand für möglich hält.

Durch Tobias weiß ich zu schätzen, wie wunderbar es ist, laufen zu können, wie ich will. Lernen zu können, wie ich will. Lieben zu können, wie ich will. Doch es gibt auch etwas, worum ich ihn sehr beneide: sagen zu können, was er will. Wenn er beim Furzen zum Beispiel fröhlich und laut, daß es alle hören können, ausruft: »Verzeihung! Aber das mußte mal gesagt werden!« Oder wenn er mit dem Finger auf die dicke Frau des Nachbarn zeigt und über Hecken und Büsche hinweg für alle hörbar verkündet: »Mann, oh Mann, ist die aber über Winter wieder fett geworden!« Tobi kann solche Sachen sagen. Ihm nimmt das keiner übel. Er ist behindert. Ich gelte für meine Umgebung als ein normaler Junge von fünfzehn Jahren. Ich muß die Regeln einhalten, muß tun, was man tut oder nicht tut, sagen, was man sagt oder nicht sagt. Es scheint auch eine dieser Regeln zu sein, daß alle Welt ständig die Frage an mich richtet: »Hast du schon eine Freundin, Epi?« Ich hasse diese Frage. Sie nervt mich und ich ahne, warum. Ich muß nur an Peter denken. Bin ich etwa auch behindert? Diese Frage macht mir zu schaffen, erzeugt Unsicherheit, Angst und Trauer.

Im Deutschunterricht bespricht die Lehrerin mit uns den Komparativ. Ich notiere in mein Grammatikheft: Steigerung: Ich bin artig. Ich bin ab und zu artig. Ich bin ab und zu zu artig. Ich bin ab und zu abartig artig. Ich bin ab und zu abartig. Ich bin abartig.

1976
Ich bin Mitglied der »Freien Deutschen Jugend« geworden. Das Foto im Mitgliedsbuch zeigt einen dünnen, langhaarigen Burschen mit T-Shirt. Die Haare wirken etwas fettig. Die Jeanshosen mit »Schlag« zeigt das Paßbild nicht. Sie gehören aber genauso zu diesem Burschen wie der Brustbeutel und der Freundschaftsring am Ringfinger der linken Hand.

Im Mai erhalten wir Schüler der Klasse 8B die Jugendweihe, bis auf zwei Mädchen. Die lassen sich konfirmieren. Am Ende des Schuljahres entscheidet sich, wer von uns die Erweiterte Oberschule besuchen und das Abitur machen darf. Die Regeln sind klar. Topleistungen und pro Klasse drei Schüler. Es müssen mehr Mädchen die Universitäten besuchen, im Programm des laufenden Fünfjahrplanes ist die Gleichberechtigung von Frau und Mann Schwerpunkt der Sozialpolitik. Zudem geht es der SED um ein gewisses Verhältnis zwischen dem Anteil an Kindern von Arbeitern und sogenannten Intelligenzlern. Soll heißen, in einem Arbeiter- und Bauernstaat sollen Doktorensöhnchen keine Privilegien genießen dürfen. Die Machtfrage. In Wirklichkeit entscheiden Beziehungen oder man hat einfach Glück.

Ich habe Glück. Die Lehrer mögen mich, ich bin mit Abstand Klassenbester, da fallen die Kriterien, männlich und Arztsohn zu sein, nicht sonderlich ins Gewicht. Vater ist Genosse. Die beiden ebenfalls sehr guten, aber konfirmierten Mädchen aus meiner Klasse haben Pech. Obwohl ich selbst keinen Grund zum Jammern habe, empfinde ich das Unrecht wie eine Backpfeife.

Den nächsten Schlag ins Gesicht verspüre ich bei einer der Jugendstunden, die im Rahmen der Jugendweihe durchgeführt werden. Wir fahren mit der Klasse auf Exkursion in die KZ-Gedenkstätte Ravensbrück und kurz danach auch nach Buchenwald bei Weimar. Dort mache ich die grausige Bekanntschaft mit dem »Rosa Winkel« und erfahre, was man mit Homosexuellen im Dritten Reich gemacht hat. Ich sehe die Genickschußanlagen, die Verbrennungsöfen, die Behausungen, in denen man Wesen wie mich schlimmer behandelte, als ich mir je hätte vorstellen können. In einer Baracke versagen mir die Beine ihren Dienst. Mein Lehrer ist besorgt und will wissen, was mir fehlt. Ich rede mich mit der Schwüle und großem Durst heraus. Wie soll ich ihm erklären, was mir durch den Kopf geht? Mein Denken wird von purer Angst gelähmt. Ich habe keine Ahnung, wie in unserem Land mit den Schwulen verfahren wird. Ich könnte doch endlich den Mund aufmachen und fragen. Doch vor den Antworten fürchte ich mich genausosehr. Chaotische Gefühle gewinnen in mir die Oberhand. Ich schaue mich um. Gibt es jemanden, der mir irgendein Leid antun will? Ich kenne niemanden, der über Nacht verschwunden wäre, auf Nimmerwiedersehen, außer den Zahnarzt und seine Familie, die bei Nacht und Nebel im Kofferraum eines Autos in den Westen flüchteten und denen wir ihre freigewordene Altbauwohnung mit den vier großen schönen Zimmern zu verdanken haben. Aber vergast, erschossen, erhängt und irgendwo verscharrt? Ich muß ein Idiot sein, solche Panik zu bekommen. Wo leben wir denn schließlich?

An den Wochenenden fahren wir mit der Familie immer noch regelmäßig aufs Land. Den kleinen Bungalow am See haben wir gegen ein völlig heruntergekommenes Neubauernhaus, Baujahr 1942, eingetauscht. Das sanieren wir in mühevoller Kleinarbeit. Ich lerne, Zaun, Fenster, Türen und alte Möbel aufzupeppen, schleifen, vorstreichen, lackieren, Schlösser einbauen, Griffe anmontieren und mich mit Vater zu streiten, wenn ich dabei von seinen Konzepten abweichend eigene Ideen einbringen und verwirklichen will. Als er mir auch noch vorschreibt, in welcher Reihenfolge ich im Juli die Kirschen vom Baum pflücken soll, raste ich aus. »Pflück dir deinen Scheiß alleine!« schreie ich. Es dauert eine Weile, bis wir uns wieder vertragen.

Wenn die Familie aufs Land fährt, würde ich oftmals viel lieber ganz anderen Dingen nachgehen. Mit Freunden eine Disko besuchen, mich mit meinem Kumpel Mike auf Schnappschußjagd begeben und in der Dunkelkammer Fotos entwickeln. Dazu hätte ich Lust, anstatt ein ganzes Wochenende lang den Rasen auf deutsches Vorzeigemaß zu kürzen, Unkraut zu zupfen, die Gartenwege zu harken und alles herzurichten, um nach zwei anstrengenden Tagen völlig erschöpft wieder nach Hause zu fahren, um dann die ganze Woche über nichts von all der Pracht sehen oder genießen zu können. Am nächsten Wochenende sind Gras und Unkraut wieder so schön gewachsen, daß alles von vorne beginnt.

Das Haus steht ganz allein am Waldrand. Keine Freunde zum Spielen, nur unsere Familie mit einer vier Jahre älteren und einer sieben Jahre jüngeren Schwester, deren Interessen weit von den meinigen entfernt liegen. Ich verschwinde, so oft ich kann, mit meinem Fahrrad zum See und zu meinen alten Spielgefährten. Doch so richtig gehöre ich gehöre ich dort auch nicht dazu. Gut, daß ich das Alleinsein schon gelernt habe. So fällt es mir wenigstens nicht ganz so schwer.

Auf meinen Fahrradtouren quer durch Mecklenburg lerne ich viele Leute kennen. Ich beobachte sie bei ihrer Arbeit im Stall und auf dem Feld, beim Rübenverziehen, Raps dreschen, Heu einbringen, Schweine mästen. Bei jedem Wind und Wetter. Ich freue mich über bunte Wiesen mit knallrotem Mohn und blauen Kornblumentupfern. In aller Herrgottsfrühe sammele ich auf taunassen Pferdekoppeln Wiesenchampignons und sitze bis in die Nacht mit russischen Soldaten am Lagerfeuer auf der anderen Seite von unserem See, wo sich ganz in der Nähe eine Dienststelle der Roten Armee befindet. Dort trinke ich meinen ersten Wodka, rauche meine erste Zigarette. Überall erlebe ich Menschen, die mich freundlich behandeln. In diesem Land fühle ich mich geborgen und zu Hause. Hier will ich leben.

Während des Unterrichts besuchen wir regelmäßig Betriebe, um uns mit den verschiedensten Berufen vertraut zu machen. In den Winterferien gehe ich drei Wochen in eine Fischräucherei arbeiten. Jeden Tag fädele ich acht Stunden lang Sprotten auf Stahlstäbe, die auf einen Rahmen und dann in den Rauch gehängt werden. Goldgelbe, wunderbar duftende Räuchersprotten. An manchen Tagen landen bis zu 60 Stück in meinem Magen. Nach diesen drei Wochen will ich nie wieder Räucherfisch essen. Aber ich mache mir Gedanken, was ich im Leben mal werden will.

Unsterblich verliebt bin ich in meine Chemielehrerin. Eine mollige Frau, manchmal recht robust und poltrig in ihrem Wesen. Aber eigentlich doch sehr lieb und herzlich. Sie reißt uns Schüler in ihrem Unterricht mit, selbst die, die sonst wenig Lust auf Lernen verspüren. Sie kann interessant erzählen und gut erklären. Bei ihr lernt es sich wie von selbst. Ich könnte Chemielehrer werden. Frau »Wasserstoff«, wie wir sie liebevoll nennen, hält nichts von meiner Idee, obwohl ich merke, daß sie sich schon darüber freut: »Epi«, sagt sie lachend, »du mußt unbedingt ein guter Herzchirurg werden.« Dabei drückt sie eine der vielen Zigaretten, die sie täglich raucht, im Aschenbecher aus. »Bei dem Streß hier in der Schule und bei meinem Zigarettenkonsum werde ich wohl bald verkalken und ein neues Herz nötig haben. Bis dahin mußt du einsatzbereit sein. Hohen Blutdruck habe ich jetzt schon. Und weit und breit kein vernünftiger Arzt, zu dem ich gehen könnte. Meine Ärztin verbietet mir immer nur das Rauchen.« »Die spinnt doch total«, pflichte ich ihr bei. Mir imponiert, wie sie mit mir umgeht. Nicht von oben herab. Eher freundschaftlich. Sie scheint die Worte, die zu unserer Jugendweihefeier gesagt wurden, ernst zu meinen. Ich bin in den Kreis der Erwachsenen aufgenommen worden. Zumindest bei meiner Chemielehrerin.

Bei der Kreisolympiade in Chemie nehme ich mit »Gutem Erfolg« teil. Wohl mehr aus Liebe zu meiner Lehrerin als zur Chemie. Auch an einer Mathematikolympiade und an einem Rezitationswettbewerb beteilige ich mich. Ich will wissen, wo meine Fähigkeiten liegen und was mir Spaß macht.

Nach einem Arbeitseinsatz in der Produktion, ich fülle diesmal zwei Wochen lang Pflaumenmus in Gläser, darf ich als Vierzehnjähriger zum letzten Mal in ein Kinderferienlager fahren, diesmal auf die Insel Rügen.

Ich komme in die Gruppe mit den ältesten Jungen. Wir spielen Volleyball, Schach oder Karten und baden viel. Abends wird der Speisesaal zur Diskothek. Wie immer lese ich viel. Am meisten aber zieht es mich in die Küche zu einem jungen Koch. Schwarzes Haar, kleiner Schnauzer. Siebzehn Jahre alt. Er geht zur Oberschule und will Abitur machen. Die Küchenarbeit ist sein Ferienjob.

Jede Gruppe ist mal mit Kartoffelnschälen dran. So lerne ich ihn kennen. Er ist ein lustiger Typ, erzählt viele Witze und kleine Geschichten. Er hat kastanienbraune, wunderschöne und ganz traurige Augen. Ein Grund dafür, daß ich auch an Tagen, an denen unsere Gruppe nicht dran ist, Kartoffeln schäle, Gemüse putze, Eier koche und abwasche. Ich ärgere mich nicht, als es ein paar Tage lang nur regnet und wir fast nur im Lager bleiben müssen. So darf ich in seiner Nähe sein, ihm in die Augen schauen, bis er mir eines Nachmittags sagt: »He! Schau mich nicht immer so verliebt an. Das hält ja keiner aus.« Ich fühle mich ertappt und werde knallrot. Mit einem seiner kleinen Späße überspielt er die Situation und fragt mich dann, ob ich nach seiner Schicht mit zum Nachtbaden an den Strand komme. Den Lagerleiter würde er um Erlaubnis fragen.

Natürlich möchte ich das und werde vor Aufregung wieder rot. Er schüttelt nur den Kopf. Später, als wir hinter der Düne im Sand liegen und wir nicht voneinander lassen können, schüttelt er wieder lachend sein Haupt: »So jung und schon so verdorben«, meint er, und diesmal lachen auch seine Augen.

1977
An der Erweiterten Oberschule »Ernst Thälmann« ist mein Biologielehrer der Klassenleiter. Ein untersetzter Mann mit Rauschebart und verquollenen, ewig müden Augen. Er ist ein strenger Lehrer, der viel

fordert. Zu Hause hat er eine sehr kranke Frau, für die er alles tut: einkaufen, Wäsche waschen, Essen kochen. Das läßt mich ihn aus ganzem Herzen verehren.

Außerschulisch leitet er einen kleinen Ruderklub an der Warnow. Seine Begeisterung für den Rudersport überträgt sich auf unsere gesamte Klasse. Er zeigt uns, wie man sich mit Skulls und Riemen in Zweiern, Vierern, Achtern mit und ohne Steuermann über das Wasser bewegt. Kein Leistungssport. »Es soll euch doch Freude bereiten«, sagt er. An Feiertagen oder in den Sommerferien rudern wir in älteren Holzbooten die Warnow hoch und runter oder kreuz und quer über die Mecklenburger Seen bis in die Berliner Gewässer. Dabei kümmert er sich um seine Frau, die in einem der Boote sitzt, auf diese Weise viel an die frische Luft kommt. Sie muß sich etwas bewegen und erholt sich gleichsam. Woran sie leidet, habe ich nie erfahren. Doch für mich steht fest, unser Klassenlehrer ist in meinen Augen der beste Arzt, den ich mir vorstellen kann. Ich sehe, wie aus einer blassen, immer leidvoll dreinblickenden, ausgezehrten Frau eine lustige Person mit roten Wangen wird, die mit uns Schülern gemeinsam zurück in ihr Leben findet. An mir selbst kann ich feststellen, wie ich unter seinem harten Training muskulöse Arme, einen kräftigeren Brustkorb und stramme Waden bekomme. Sport macht mir auf einmal Spaß. Ohne Druck und Zwang. Schließlich entwickele ich sogar im Wettrennen mit anderen Booten den Ehrgeiz, um Meter und Sekunden, etwas, was ich bislang verachtet habe. Es ist unglaublich, was dieser dicke Mann mit dem ungepflegten Rauschebart mit meinem Körper und meiner Seele macht. Ich weiß, daß er manchmal heimlich trinkt und vermute, der Sorgen wegen. Die Schule verlangt höchsten Einsatz und die Familie raubt ihm die letzten Kräfte. Einer seiner Söhne wurde beim Stehlen erwischt. Könnte ich ihm doch helfen, wie er mir hilft. Ich würde alles für ihn tun.

Am Ende des ersten Jahres unter seinen Fittichen stellt er mir in knappen Sätzen dieses Zeugnis aus: *Erik gehört zu den gesellschaftlich aktivsten Schülern der Klasse. Erik ist ein sehr fleißiger Schüler, der zielstrebig und unter Nutzung seiner guten Auffassungsgabe um Höchstleistungen in allen Fächern kämpft.*

1978
Doch es gibt noch einen Epi, den mein Lehrer nicht kennt, den niemand kennt außer mir, der von der Russischlehrerin als Faschist bezeichnet wird, weil er mit einer bunten Plastiktüte mit dem Aufdruck MARLBORO in der Schule erscheint. Die ist aus dem Intershop, in dem mir meine Großmutter Hanna von ein paar Mark Westgeld, die sie von einer Reise nach Rendsburg aufsparte, einige kleine Wünsche

erfüllte. Diese Lehrerin arbeitete viele Jahre als Dolmetscherin in Moskau und hält seitdem alles Bunte für Blendwerk des Kapitalismus. Ich halte das Ding für einen Einkaufsbeutel einer Ladenkette, mit der – so heißt es – unser Land Devisen zum Überleben der Wirtschaft verdient. Die Russischlehrerin läßt sich auf keine Diskussion ein, ich muß den Beutel sofort aus der Schule entfernen.

Und da ist noch jener Epi, in dem sich jede Faser gegen alle Art von vormilitärischer Ausbildung sträubt, der es haßt, über die Sturmbahn zu rennen und Gasmaske zu tragen, den es schaudert, eine Waffe zu tragen, geschweige denn, damit zu schießen, ein Epi, dem die Fürsorge seines Staates langsam zu weit geht. Diesen Epi zieht es in die Ferne, weg von diesem Land, irgendwohin.

In der zehnten Klasse erfahre ich von der Möglichkeit, im Ausland studieren zu können. Ich bewerbe mich zu einem Aufnahmegespräch und fahre im Februar nach Halle an die Saale. An der ABF, der Arbeiter- und Bauernfakultät »Walter Ulbricht« kann ich drei Tage lang an Gesprächen zur Bewerbung auf ein Studium im sozialistischen Ausland teilnehmen und mich näher informieren.

Ich werde gefragt, was ich studieren will. Bei all dem Interesse an Biologie und Chemie, geweckt von meinen Lieblingslehrern, nach all meinen Erlebnissen mit dem behinderten Tobias und der Frau meines Klassenleiters und nicht zuletzt wegen meines weißbekittelten Vaters, der mich von der Lungenentzündung heilte, steht es längst für mich fest: Ich werde Arzt. Worauf sofort die nächste Frage kommt: Wo studieren? Ob ich gern in der Sowjetunion studieren würde, zum Beispiel. »Nein«, sage ich in Erinnerung an meine Russischlehrerin. Mir fällt nur ein Land dafür ein: Ungarn.

Die Aufnahmekommission füllt die Papiere aus und verabschiedet mich mit dem Hinweis, daß ich von ihnen innerhalb der nächsten zwei Jahre hören werde. Ich warte gespannt auf das Ergebnis. Hängt doch davon ab, ob ich vor dem Studium in der DDR drei Pflichtjahre bei der Armee absolvieren muß, um überhaupt einen der begehrten Medizinstudienplätze zu bekommen, oder ob ich direkt von der Abiturklasse in Halle nach Ungarn geschickt und erst nach dem Studium als schon fertiger Arzt zwei Jahre bei der NVA dienen werde. Die Flucht ins Bruderland ist die einzige legale Chance, den Grundwehrdienst umgehen zu können. Doch darüber kann ich mit niemandem reden. Immer mehr werde ich zur gespaltenen Persönlichkeit zwischen meinem angepaßten Verhalten in der Schule und meiner Meinung im Kopf. Irgendetwas muß passieren, irgendetwas muß sich ändern, wünsche ich mir sehnlichst.

Am Ende des Schuljahres finden die Abschlußprüfungen in der

Zehnklassigen Allgemeinbildenden Polytechnischen Oberschule statt. Ich bestehe mit dem Gesamtprädikat »mit Auszeichnung« und bekomme die Lessingmedaille in Silber. Zu Gold reicht es nicht. Eine einzige Zwei im Sport verhindert das. Aber auf diese Zwei bin ich am meisten stolz. Ich bin auf dem Wege, ein kräftiger junger Mann zu werden. Wenn ich in den Spiegel blicke, bin ich mit dem, was ich da sehe, durchaus zufrieden. Schaue ich jedoch in den Spiegel meiner Seele, bin ich es durchaus nicht.

1979
Ich verändere mich immer mehr. Und auch im Zeugnis stehen zum ersten Mal kritische Bemerkungen. Von Resignation ist da die Rede. Ich fordere zuviel von anderen, und wenn sie nicht mitziehen, kapituliere ich. Meine Wirksamkeit im Kollektiv habe gelitten.

Ein Wunder, daß nur die gelitten hat. Ich bin völlig uneins mit mir und der Welt. Bei meinen Großeltern im Braunkohlegebiet um Leipzig sehe ich immer deutlicher, wie wir unsere Welt täglich ein Stück mehr vernichten. Manche Landstriche sind tot wie auf dem Mond. Tagebaulandschaften mit Ölseen und Sandwüsten. Ausgebeutete, ausgelaugte, vergiftete, zerwühlte Erde, lieblos, wie auf den Müll geworfen. »Unsere Heimat«, singe ich in der Schule, »das sind nicht nur die Städte und Dörfer ...«

Frage ich im Staatsbürgerkundeunterricht nach dem Warum, wird mir sofort unterstellt, ich wolle das Ende der DDR, das Ende des Sozialismus. So findet in meinem Kopf eine Teilung zwischen offizieller und inoffizieller Meinung statt. Schizophrenie pur, das ganze Land müßte eigentlich in Behandlung.

Im August packe ich die Koffer und darf zum Vorbereitungsjahr an die ABF fahren. Ein völlig neues Leben beginnt. Zumindest für mich. Vorher verbringe ich noch ein Wochenende mit meinem besten Schulfreund aus Rostock auf dem Land im Haus meiner Familie. Wir sind allein dort. Mike ist ein sehr athletisch gebauter Junge. Er hat blutrote, volle Lippen. Ein Mädchen müßte Lippenstift benutzen, um so eine Farbe zu erreichen. Kein Gramm Fett zuviel. Immer wieder bleibt mein Blick an seinen schmalen Hüften und seinem Apfelarsch hängen. Ein wunderschöner Junge.

Mit dem Lernen hält er es nicht besonders, dafür ist er Judoka, Ringer und Geräteturner aus Leidenschaft. Von ihm weiß ich, was man alles zum Fotografieren und Entwickeln von Filmen braucht. Wir haben ganze Tage in seiner Dunkelkammer zusammen verbracht.

Im Garten tanzen wir nackt unter der Fontäne des Gartenschlauches, dauernd schmeißt er mich ins Gras, um mir angeblich Griffe vom Ringen und Judo zu zeigen. Ein guter Trick, um mit jemandem Körperkontakt zu bekommen. Er ist wirklich pfiffig! Ich spiele diese Spielchen natürlich gerne mit, auch wenn manche seiner Griffe ganz schön weh tun. Oder vielleicht gerade deswegen? Er scheint es zu genießen, wenn ich der Unterlegene bin. Ich genieße es anscheinend auch. Meine Schwellkörper füllen sich und endlich bekommt er, was er will. Die ganze Nacht über gönnt er mir kaum eine Kampfpause. Ich bin völlig k.o. Und überglücklich. Fast tut es mir leid, Rostock zu verlassen.

In Halle bin ich so ein Mittelding zwischen Abiturient und Student. Die ABF gehört zur »Martin-Luther-Universität Halle«, und man nennt uns das »Nullte Studienjahr«. Eigentlich absolvieren wir aber die zwölfte Klasse mit Abitur. Statt Russisch und Französisch lerne ich nur noch Ungarisch als Fremdsprache. Biologie mit Schwerpunkt Anatomie, Chemie, Physik, Mathematik und Landeskunde werden sowohl in deutscher als auch in ungarischer Sprache unterrichtet. Unsere vier Ungarischlehrer können am ersten Tag genausoviel deutsch wie wir Schüler ungarisch. Sie sind gerade erst aus Budapest nach Halle gekommen. Am Ende des Jahres sprechen sie ganz gut deutsch und wir ganz gut ungarisch.

Im Internat, am Stadtrand von Halle, draußen im Grünen, beziehe ich ein kleines Zweimannzimmer mit Kohleöfchen und Doppelstockbett. Dort wohne ich mit Henry zusammen. Oft wohnt auch seine kleine Freundin Claudia mit im Zimmer. Wenn er sie die ganze Nacht über bumst, habe ich in meinem Oberbett das Gefühl, in einem Schlafwagen der Deutschen Reichsbahn zu liegen, der über ausgeleierte Schienen donnert. Manchmal macht Claudia auch mir schöne Augen. Aber ich würde viel lieber zu Henry ins Bett steigen.

Für das Zimmer bezahlen wir zehn Mark im Monat. Meine Eltern müssen mir monatlich 180 Mark auf mein Konto in Halle überweisen. Das ist der Satz, den die meisten vom Staat als Stipendium bekommen. Meine Eltern verdienen über 2000 Mark. Das liegt über der Einkommensgrenze, und sie müssen deshalb die gleiche Summe selbst bereitstellen. Zum Jahresende gibt es eine gute Nachricht. Die SED hat neue sozialpolitische Maßnahmen beschlossen. Damit kein Student mehr den Eltern auf der Tasche liegen muß, bekommt jeder, unabhängig von der Höhe des Einkommens seiner Erzeuger, 200 Mark als Grundstipendium. Ich stehe nun auf eigenen Füßen. Das gefällt mir gut.

Das tägliche Lernpensum ist gewaltig. Das war mir schon immer lieber, als unterfordert zu sein. Besonders begeistert mich der Sprachunterricht. »Szerelembe estem.« Wörtlich übersetzt »Ich fiel in Liebe«

klingt in meinen Ohren tausendmal schöner als ein »Ich habe mich verliebt«. Um meine Sprachkenntnisse diesbezüglich zu vertiefen, fahre ich samstags oft in die Dölauer Heide, die grüne Lunge um die Industriestadt Halle, und gehe dort ins Restaurant »Veszprém«, eine ungarische Gaststätte mit original ungarischen Kellnern. Besonders von Lali, der eigentlich Lajos heißt, lasse ich mich gerne bedienen. Auch nach dem Essen.

Aber es gibt auch unerfreuliche Begegnungen der besonderen Art: Gleich zu Beginn des Schuljahres, im September, werde ich zum Direktor gerufen. Zwei Herren von der Hochschulleitung werden mir vorgestellt, die mit mir sprechen wollen. Damit wir nicht unnötig lange das Zimmer des Direktors blockieren, lädt mich der eine von ihnen in ein Café am Hauptbahnhof ein. Dort könnten wir uns bei Kaffee und Kuchen mal etwas näher kennenlernen. In der »Moccastube« fragt er mich über mein bisheriges Leben, meine Eltern und meine Ansichten aus. Über meine Zukunftspläne und meine Gefühle. Er will wissen, ob ich homosexuell wäre. Ich lasse vor Schreck fast die Kaffeetasse fallen. Plötzlich ist mir der Sinn dieses Gespräches mehr als klar.
Mit glühenden Ohren meine ich, daß ich noch nicht genau weiß, was ich will. Mann oder Frau. Beinahe breche ich mein Schweigen über die Schattenseite meines Lebens. Der junge und nicht uninteressant aussehende Mann versucht mich zu beruhigen. Es wäre doch egal, was einer fühlt und welche Art Sex er bevorzugt. Wichtig sei die Einstellung zu seinem Land, das schließlich viel Geld für das Studium bezahlen müsse, das Vertrauen in seine Menschen setzt, welches zu rechtfertigen sei: durch gute Leistungen in der Schule und beim Studium und darüber hinaus durch einige besondere Dienste, die man seinem Staat aus Dankbarkeit auch erbringen sollte. Zum Beispiel, daß man in Ungarn darauf achtet, daß niemand unter den DDR-Studenten Kontakte zu Personen aus dem nichtsozialistischen Wirtschaftssystem pflegt, daß sich niemand abwerben läßt und seine Heimat verrät. Die Gefahren in Ungarn wären diesbezüglich recht groß, denn dort nimmt man es mit dem Sozialismus schon seit langem nicht mehr so genau. Dann stellt er die eigentliche Frage, für die er mich mit Sahnetorte und einem Kännchen Kaffee verwöhnt hat: »Bist du bereit, mit uns zusammenzuarbeiten und etwaige Verstöße gegen unsere Prinzipien sofort zu melden?« Wäre ich bloß niemals dieser Einladung gefolgt, denke ich noch. Dann geht in meinem Schädel alles durcheinander. Was, wenn du nein sagst und sie dich dann nach dem Abi wieder nach Hause schicken? Noch bist du nicht am Ziel deiner Träume. Noch haben sie dich voll in der Hand!

Zum Glück fällt mir ein, daß ich erst siebzehn bin, noch nicht volljährig also.

»Dürfen Sie mich eigentlich als Minderjährigen schon für die Staatssicherheit anwerben?« frage ich den Führungsoffizier, dem nun seinerseits die Kaffeetasse umfällt. »Müssen Sie da nicht eigentlich erst mal meine Eltern um Erlaubnis fragen?« setze ich noch einen drauf.

Doch er ist Profi. »Nächste Woche bist du ja achtzehn«, meint er und schmunzelt über meine Forschheit. »Das kannst du doch wohl schon selbst entscheiden.«

Was soll ich dem entgegensetzen? Ich muß mir eine Telefonnummer aufschreiben, unter der ich in der Budapester Botschaft immer einen seiner Mitarbeiter erreichen könne, wenn es denn mal nötig sei. Außerdem muß ich mir einen Namen ausdenken, unter dem ich mich dann melden kann. So verlangen es die Regeln der Konspiration, die ich unter allen Umständen gegenüber jedermann einzuhalten habe. Das muß ich sogar unterschreiben. Mit meinem neuen Namen Németh Károly, die Übersetzung meines Nachnamens ins Ungarische, künstlerisch aufgewertet und geadelt durch ein zusätzliches H am Ende. Den Vornamen verfremde ich stark und der Situation angemessen konspirativ. Denn eigentlich heiße ich mit Vornamen Erik, doch so hat mich noch nie jemand genannt, seit Großvater Herbert bei meiner Geburt Mutter im Krankenhaus besuchte und irgendwie auf Epi kam. Károly heißt Karl und dabei denke ich eigentlich an Kerl, aber nach meinem ästhetischen Empfinden gehört zu einem Nachnamen mit hellen Vokalen ein Vorname mit mindestens einem dunklen.

Im Internat erzählen mir Henry und Claudia aufgeregt von ähnlichen Ausflügen zu Kaffee und Kuchen. Wir stellen fest, daß wir alle in denselben Genuß gekommen sind. Einer soll über den anderen wachen. Es ist nicht zu fassen. Ich spüre, wie ich innerlich zu meinem Vaterland auf immer größere Distanz gehe. Ich habe nur eine Hoffnung. Auf eine neue Mutter Heimat in Ungarn. Möglichst weit weg von diesen Herren. Den Zettel mit der Telefonnummer des Verbindungsoffiziers lasse ich von einer Brücke in die Saale flattern.

1980

Im Juni habe ich das Abitur »mit Auszeichnung« bestanden. Zusammen mit dem Reifezeugnis erhalte ich in der Aula der ABF in Halle ein Schreiben mit der Delegierungsurkunde vom DDR-Minister für Hoch- und Fachschulbildung:

Hiermit delegiere ich ERIK DEUTSCH zum Studium in die Ungarische Volksrepublik. Ich bin überzeugt, daß Sie die von Ihnen übernommene Verpflichtung allseitig erfüllen und das mit der Delegierung in Sie gesetzte Vertrauen jederzeit durch sehr gute Leistungen und aktive Mitarbeit zur allseitigen Stärkung unserer sozialistischen DDR rechtfertigen werden. Für Ihr Studium wünsche ich Ihnen vollen Erfolg.

Bevor ich die Koffer für den nächsten Umzug packe, verabschiede ich mich von meinen Großeltern, zu denen ich von Halle aus nur eine Stunde mit dem Bus fahren mußte und die ich an den Wochenenden während des vergangenen Jahres deshalb häufig besuchen konnte. Großmutter Hanna kämpft seit einigen Monaten tapfer gegen ihren Brustkrebs, und ich nutze jede Gelegenheit, sie zu sehen und ihr ein bißchen im Haushalt zu helfen. Ich verspreche ihr, schnell ein guter Arzt zu werden und etwas zu erfinden, das Brustamputationen, Chemotherapien und Bestrahlungen überflüssig machen kann. Wir sehen uns gemeinsam im Fernsehen den alten Film mit Lilo Pulver »Ich denke oft an Piroschka« an und Hanna meint, ich werde nun wohl auch so eine Paprikajule heiraten. Wohl eher den Zigeunerbaron, denke ich und umarme sie lange. Nachdem Piri die Schranken heruntergedreht und »Signal gemacht« hat, fährt der Zug nach »Hódmezövásárhelykutasipuszta« ab. Der Abschied von meinen Großmüttern fällt mir schwer. Großmutter Helene vom anderen Ende der Straße kocht mir am letzten Tag noch einmal Thüringer Klöße zu Entenbraten mit heller Soße. Nun muß ich mich auf andere Kost einstellen.

Auch von Rostock und meinem geliebten Warnemünde verabschiede ich mich. Vom Meer, das ich liebe. Während der Herbststürme habe ich gegen tobende Wellen gebrüllt und an lauen Sommerabenden am Ufer gelegen. Dort habe ich einen Ort gefunden, wo Männer hinkommen, die nur eins wollen: schnellen, geilen, anonymen Sex mit anderen Männern: Zu zweit, zu dritt oder auch in ganzen Rudeln. Pure Lust. Sich fühlen, alle Phantasie wahr werden lassen, ganz man(n) selbst sein. Leider habe ich diese Oase erst wenige Tage vor meiner Abreise gefunden. Das macht das Abschiednehmen noch schlimmer.

Im August stehe ich tränenüberströmt auf der Fischerbastei und schaue vom Budaer Ufer auf die erleuchteten Brücken, das Parlament, den Stephansdom und die Hotels von Pest. Ich habe es endlich geschafft. Allein für diesen Anblick hat sich alles Kämpfen gelohnt. Ich gehe durch belebte abendliche Straßen, wo nicht um sieben Uhr die Bürgersteige hochgeklappt werden, wo das Leben nach der Arbeit draußen erst richtig losgeht, wo die Menschen mit Kind, Hund und Kegel die Straßencafés füllen und ein Hauch von Süden durch die Luft weht. Ich fühle mich zu Hause.

Sechs Wochen bleibe ich zum Sprachintensivkurs in dieser Märchenstadt Budapest. Dann schnüre ich wieder mein Bündel und komme am endgültigen Bestimmungsort an. Nun bin ich Student des ersten Studienjahres an der Medizinischen Universität in Pécs.

1981
In Ungarn weht, politisch gesehen, ein ganz anderer Wind. Dieses Volk, das seit Jahrhunderten unter fremden Herren zu leiden hatte, schüttelt längst auch die russischen »Brüder« ab. In den Kinos darf ich all die Filme sehen, vor deren Geist und Inhalt mich die Genossen zu Hause meinten beschützen zu müssen. Ich kann Konzerte besuchen, in denen ich gemeinsam mit meinen ungarischen Freunden Lieder singe, die eine neue Zeit, ein neues Denken verkünden. Sozialismus ja. Aber Freiheit auch, bitteschön! Dieses Denken ergreift vom ersten Tage an von mir Besitz. In meiner Studentenbude im Internat, wo ich mit drei anderen DDR-Studenten untergebracht bin, verweile ich nur zum Schlafen. Ansonsten suche ich mir Freunde aus Ungarn, will ihre Zeitungen lesen, ihr Fernsehen sehen, mit ihnen ins Theater gehen. Ich lerne ihre Familien kennen, komme so durch das ganze Land. Ich möchte so schnell wie möglich einer von ihnen werden. Deutsch sprechen, deutsch denken, das kann ich auch daheim. Dazu bin ich nicht hierhergekommen. Die ungarische Sprache begeistert mich ohne Ende. Sie ist wunderbar lyrisch, man kann so viele Dinge und Gefühle in ihr ausdrücken, wie ich sie deutsch nie formulieren könnte. Am liebsten würde ich die Fakultät wechseln und Ungarische Sprache und Literatur an der Pädagogischen Hochschule, die es in Pécs auch gibt, belegen.

Natürlich ist das Medizinstudium auch interessant, aber es gilt erst mal, die Hürde der ersten zwei Jahre zu nehmen. Anatomie, Chemie, Biochemie, die meisten Fächer bestehen zu Beginn nur im Auswendiglernen irgendwelcher »Telefonbücher«. Von diesem sehr trockenen Stoff bis zur wirklich interessanten Medizin in den klinischen Fächern ist es ein weiter Weg durch die Wüste des Büffelns. Den überstehe ich nur, indem ich ab und zu eine »Oase« aufsuche. Die Hörsäle der Pädagogischen Hochschule. Dort labe ich mich am Wasser ungarischer Lyrik und Prosa, die mich vor dem Verdursten bewahren.

Auch in Bezug auf ganz andere Seiten meines Lebens. Denn andererseits ist Ungarn ein sehr katholisches und in zwischenmenschlichen Beziehungen sehr konservatives Land. Griffen mir in Budapester Thermalbädern öfter mal hübsche Männer unter Wasser in die Badehose, finde ich in der Provinz niemanden, der zugeben würde, daß er wie ich fühlt. War das schon in Rostock ein Tabu, wie ich immer glaubte, ist es das hier in Pécs erst recht. Wo immer ich auch Ausschau nach einem Freund halte, der mehr als nur ein Freund für mich sein könnte, nirgends auch nur die Spur einer Möglichkeit.

Ich will ein waschechter Ungar werden? Dann muß ich mir auf jeden Fall meine Männerliebe abgewöhnen. Zumindest aber eine Männerliebe mit dem Anspruch auf feste Partnerschaft, Zusammenleben in einer gemeinsamen Wohnung und einem Paarverhalten, wie man es von Mann und Frau gewohnt ist. Mit Händchenhalten beim Spazierengehen, Küssen auf der Parkbank vor aller Leute Augen, um allen zu sagen: »Seht, zu wem ich gehöre! Seht, wie glücklich und verliebt wir sind!« Andere Vorbilder einer Beziehung habe ich nicht, andere Möglichkeiten kenne ich nicht. Doch diese Flausen muß ich mir schleunigst abgewöhnen. Sonst wird es wohl nichts damit, ein typisch ungarischer Mann zu werden.

Nach einem Mädchen muß ich mich nicht lange umschauen. Ilona aus meiner Seminargruppe tut schon lange alles, um mich für sich zu gewinnen. Dabei muß sie sich nicht sehr anstrengen, denn ich mag sie auch. Sie ist charmant, klug, wir haben viele gemeinsame Interessen: Bilder, Musik, Bücher. Sie kennt sich in der Geschichte ihres Landes aus, weiß, wo alte Burgen und Schlösser, stimmungsvolle Dörfer und interessante Städte zu finden sind. Ilona zeigt mir alles, und wir haben Spaß am gemeinsamen Entdecken von Dingen, die selbst sie noch nicht kennt, wenn wir auf unseren Touren durch ihr Land unterwegs sind. Die unternehmen wir in ihrem alten Trabant, das einzige, was mich an mein Herkunftsland erinnert. Sie ist nie aufdringlich, sie freut sich über jeden Kuß, jede Umarmung von mir, und ich habe oft genug Grund dazu, mich auf diese Weise bei ihr zu bedanken. Wir pauken zusammen und bestehen gemeinsam die Prüfungen. Uns verbindet viel.

Ilona ist nicht unbedingt eine Schönheit. Ein bißchen mollig, ein rundes Gesicht mit lustigen Augen, von denen ich nicht einmal weiß, welche Farbe sie haben. Ilona ist eine Frau, da interessieren mich solche Einzelheiten nicht so sehr.

Sie führt mich in ihre Familie ein. Mutter und Vater, auch ihr kleiner Bruder sind begeistert von dem Deutschen, der spricht und lebt wie sie. Karcsi, wie mich hier alle liebevoll nennen, ist die Koseform von Károly. Wer immer mich in Ungarn nach meinem Namen fragt, dem antworte ich mit meiner konspirativen Stasibezeichnung. Obwohl ich unterschreiben mußte, über das Gespräch und diesen Namen Stillschweigen zu bewahren, oder vielleicht gerade deswegen.

Ein Deutscher, der sich im Ausland an seine Umgebung anpaßt, das beeindruckt auch einige meiner Dozenten. Bei meiner ersten

Prüfung in Politischer Ökonomie des Sozialismus unterbricht mich der Lehrer nach ein paar Sätzen. Ich denke erst, mein Thema verfehlt zu haben. Doch das ist es nicht. »Sie sind aus Deutschland?« fragt er mich mit sehr erstauntem Gesichtsausdruck. »Wie kann es sein, daß man das gar nicht hören kann? Haben Sie ungarische Eltern?« Ich muß leider verneinen. »Ich bin hundertprozentiger DDR-Bürger.«

»Ach ja, die DDR«, winkt er ab. »Ich habe zwei Jahre in Berlin studiert. Euch DDR-Menschen haben sie diesen ganzen PolÖk-Kram ja schon mit der Muttermilch eingetrichtert. Ich weiß, daß Sie darüber mehr wissen als unsereiner.« Damit ist die Prüfung nach zwei Minuten beendet, und ich bekomme eine Drei eingetragen, für manch einen hier eine Supernote. Der Dozent ist bekannt dafür, niemals ein Sehr Gut oder ein Gut zu vergeben. Ich kann zufrieden damit sein und bin es auch.

In den anderen Abschlußprüfungen des ersten Jahres bekomme ich in Biophysik, Biochemie, Biologie, Ungarisch und Biometrie eine Fünf. Darauf kann ich stolz sein, denn in Ungarn ist die Fünf eine Eins, also ein Sehr gut. In Anatomie bin ich schwach, aber ein »Bestanden« ist besser als »Durchgefallen«. Immerhin fällt die halbe Seminargruppe durch. Auch meine Ilona. Sie besteht auch die beiden Nachprüfungen nicht und muß das erste Studienjahr noch einmal wiederholen.

Bevor es für mich in die nächste und für Ilona nochmals in die erste Runde geht, fahre ich nach einem vollen Jahr erstmals wieder nach Rostock. Ich muß zur Abwechslung mal wieder etwas Praktisches tun. Mein Vater, der für den Einsatz von medizinischem Personal auf Schiffen verantwortlich ist, hat mir einen Traumferienjob vermittelt. Eine seiner Krankenschwestern will im Sommer Urlaub nehmen, und so wird auf dem Urlauberschiff »MS Völkerfreundschaft« für vier Wochen eine Stelle frei, die ich besetzen darf. Dazu mußte ich schon lange vorher ein Seefahrtsbuch beantragen. Obwohl die beiden Kurzreisen nur nach Gdansk, Riga, Tallin und Leningrad führen, also in Häfen des sozialistischen Auslands, vergeht bis zur Bewilligung meines Antrags nahezu ein halbes Jahr. Mein Vater meint schon, daß wahrscheinlich die Staatssicherheit nicht einverstanden sei. Doch als ich aus Budapest zurückkomme, liegt in Rostock das Okay für mein Seefahrtsbuch vor. Drei Tage später verlasse ich die DDR zum ersten Male auf dem Seeweg, vorbei an der Mole von Warnemünde, wo ich als kleiner Junge so oft den Schiffen nachgeschaut habe.

Die ungarische Sprache hilft mir hier nicht weiter. Aber das Schwimmenlernen hat sich gelohnt. Alles im Leben bekommt auf wunderbare Weise seinen Sinn, denke ich mir, als wir auf offener See sind. Ich gebe Spritzen, lege Verbände an, verabreiche Reizstrom, Kurzwelle, Inhalationen. Endlich bietet sich meinem Verstand wieder mal etwas, dessen Sinn er begreift.

Begreifen lassen sich dann auch andere von mir. Besonders die älteren Damen an Bord. Meine Massagen kommen an. Das spricht sich schnell auf dem Schiff herum. Man legt sich gern unter meine Hände, auch der Barkeeper aus der Bordbar. Der will mehr als nur Rückenmassagen. Ich bin hocherfreut darüber. Wie sehr ich das vermißt habe, spüre ich heftig, als mir nach Monaten der totalen Abstinenz ein Kerl wieder mal so heftig in die Brustwarzen beißt, daß ich vor Lust laut schreie.

1982

Ich bin im zweiten Studienjahr. Das Semester beginnt mit einem Ernteeinsatz. Drei Wochen sollen wir Maiskolben pflücken, die gehen dann als Saatgut nach Amerika. Zum Ende der ersten Woche erhalte ich ein Telegramm von meinen Eltern. Großmutter Hanna ist gestorben. Also packe ich meine Sachen und fahre zur Beerdigung nach Hause, auch wenn die Universitätsleitung allerhand dagegen hat. Hanna ist mir wichtiger als die Planerfüllung von Exportaufträgen.

Der Abschied von Großmutter Hanna fällt mir schwer, und bei der nichtssagenden Trauerrede werde ich regelrecht wütend. Ich habe das Gefühl, daß da über jemand ganz anderen gesprochen wird, nicht über meine lebenslustige, etwas dicke und gemütliche Großmama. Solche unpersönlichen Reden konnte ich noch nie ausstehen. Warum muß man so viel plappern? Warum kann man nicht wenigstens auf dem Friedhof die Klappe halten, statt geistlos herumzuschwafeln? Wut ist meine Art zu trauern.

Als ich wieder in Pécs bin, bekomme ich von der Uni die Auflage, die beiden versäumten Erntewochen als Praktikum in einer Klinik nachzuholen. Geschenkt wird mir nichts. Ich muß als Pflegekraft in der Universitätsnervenklinik arbeiten. Dort lerne ich György kennen. Er wohnt seit sechs Monaten auf der »Geschlossenen«, wo zehn Männer mit den unterschiedlichsten Geisteskrankheiten »verwahrt« werden. György war Lehrer für Sport und Kunsterziehung. Ein großer, kräftiger Mann, gut durchtrainiert. Vor einem halben Jahr hörte er plötzlich zu sprechen auf und reagierte nicht mehr auf die Mitteilungen seiner Mitmenschen. Von einem Tag auf den anderen brach er die Verbindung zur Außenwelt ab und verhielt sich völlig geistesabwesend. Anscheinend hatte er der Welt nichts mehr zu sagen. Man erklärte ihn daraufhin für verrückt und sperrte ihn ein.

Hier in der Klinik sitzt er nun täglich an einer kleinen Staffelei und malt. Alle seine Bilder zeigen Porträts junger, hübscher Männer. Von Zeit zu Zeit springt er mitten beim Malen auf und macht einen Handstand. In dieser Haltung bleibt er bis zu zwanzig Minuten an die Wand gelehnt stehen, ohne dabei einen roten Kopf zu bekommen oder sonst irgendwie angestrengt auszusehen. Manchmal gehe ich zu ihm und unterhalte mich mit ihm. Das heißt, ich führe Monologe, und er schweigt, reagiert nicht auf das, was ich ihm da auf ungarisch erzähle. Zumindest am Anfang. Später merke ich, wie er die Stirn über meine sprachlichen Unkorrektheiten runzelt. Manchmal versuche ich, ebenfalls in den Handstand zu gehen, was mir bei meiner Unsportlichkeit meistens nicht gut gelingt. Als ich wieder mal nach einigen Sekunden von der Wand abklappen will, hindert mich György daran. Er hält meine Beine fest, drückt sie an die Wand und seine Hand gegen meinen Bauch. Damit deutet er mir an, welche Spannung ich aufbauen muß, damit ich in dieser Haltung längere Zeit ohne Mühe verbleiben kann. Die Stationsschwester ist sprachlos. Nach Monaten beginnt György wieder mit einem Mitmenschen zu kommunizieren. Sie schreibt es ins Krankenblatt, wo lange nichts Neues über György vermerkt war. Auch der Stationsarzt ist verwundert, als er von den Erfolgen seines Patienten hört. So geht es jeden Tag weiter, bis ich schon ganz gut im Handstand aushalte und wir um die Wette stehen. So Hals über Kopf scheint meine Aussprache nicht besonders gut zu sein. Ich erzähle György, daß heute mein letzter Tag in der Klinik ist und ich wieder zum Studium zurückgehe. Ich will mich von ihm auf seine Weise im Handstand verabschieden.

»Sag mal, wo kommst du eigentlich her?« fragt er mich plötzlich. »Du bist doch kein Ungar, oder?« Das haut mich um, und György gewinnt das Wettstehen. »Ich frage mich schon seit Tagen, wer von uns beiden hier der Verrückte ist«, meint er lachend. »So einen wie dich hatten wir hier noch nie. Lehnt mit mir an der Wand und redet merkwürdig. Wird höchste Eisenbahn, daß ich hier verschwinde.« Ich lasse seine ausgestreckte Hand nicht los. »Willst du mir nicht die Gründe deines Schweigens erklären?« frage ich. »Ich kann nicht darüber reden, tut mir leid.« Er schaut mich in einer Weise an, die ihn verrät. »Statt dich mit Tabletten vollstopfen zu lassen, hätte ich deine Medizin sein sollen«, flüstere ich, denn die Stationsschwester betritt den Saal, um mich abzuholen. György begleitet mich bis zur Tür, die hinter mir wieder fest verschlossen wird. »Dreimal täglich und zur Nacht auch noch dreimal«, seufzt er zum Abschied. Wenig später wird auch György aus der Klapper entlassen. Ich gehe an die Uni zurück, György an seine Schule.

Obwohl Ilona nicht mehr in meiner Seminargruppe ist, verbringen wir viel Zeit miteinander. Ilona kocht für mich. Ilona wäscht meine Wäsche. Eigentlich fehlt nur der Sex. Aber sie ist katholisch. Also – nicht vor der Ehe. Von der redet sie immer häufiger. Und weil es nach ihrem Kirchenglauben zu gehen hat, hält sie lange durch. Aber dann will sie wissen, ob sie den richtigen Kater gefunden hat. Als eine Frau der Tat arrangiert sie ein Wochenende am Balaton, im Wochenendhaus ihrer Eltern. Wir fahren zunächst zusammen mit Vater und Bruder hin. Dann, ganz zufällig, ein Anruf aus der Stadt. Die beiden müssen zurück. Plötzlich sind wir allein, und Ilona will es wissen. Doch ihr »Karcsi« gerät in Panik. Ilona ist wirklich die beste Freundin, die ich mir vorstellen kann, als Partnerin, als Mensch. Auch kuscheln und zärtlich sein macht Spaß mit ihr. Aber ich verspüre nicht den geringsten Wunsch nach mehr. Die Vorstellung, in sie einzudringen, bereitet mir Angst und Ekel. Wie soll ich ihr das erklären? Ich möchte sie nicht kränken. Aber hat sie mich nicht immer verstanden? Warum sollte sie es nicht auch jetzt können? In dieser Nacht breche ich mein Schweigen, erzähle meiner Freundin von meiner Liebe zu Männern und meinen wahren Gefühlen. Liege in ihren Armen und kann nicht mal heulen, obwohl mir danach ist. Ich bin völlig ratlos, wie es denn nun weitergehen soll. Dafür läßt Ilona die Tränen fließen. Sie ist maßlos enttäuscht, endlos traurig. Sie begreift, daß sie nicht bekommt, was sie sich so sehr gewünscht hat.

»Du wirst in diesem Land niemals glücklich werden«, sagt sie, als sie wieder klar denken kann. »Sie werden dich hier niemals akzeptieren. Du wirst dich immer selbst verleugnen müssen, und so kann keiner leben. Du mußt du selbst sein und nach dem zu urteilen, was du mir von dir zu Hause erzählt hast, ist die Wahrscheinlichkeit dafür in Rostock, an deinem geliebten Meer, viel größer als hier. Du bist einmal von zu Hause weggelaufen. Du kannst nicht vor dir selbst weglaufen.«

Obwohl diese Nacht eine einzige Pleite ist, bin ich erleichtert. Eine riesige Last ist von mir genommen. Ob György auch eines Tages von diesem Druck befreit sein wird, frage ich mich und wünsche es ihm sehr.

Ein paar Tage später erdrückt mich eine neue Last weitaus mehr. Obwohl eigentlich für Studenten aus dem dritten Studienjahr gehalten, besuche ich öfter Vorlesungen in Mikrobiologie. Da wird über Krankheitserreger, von ihnen verursachte Krankheitsbilder und die entsprechende Behandlung gelesen, also über wesentlich interessantere Dinge, als meine trockene Biochemie mir bietet. Außerdem suche ich die Nähe zu einem Boy aus dem höheren Studienjahr, der es mir besonders angetan hat. An diesem frühen Morgen schummle ich mich wie immer in den Hörsaal. Es ist dunkel, der Professor zeigt Diapositive, und ich setze mich unmittelbar neben das Objekt meiner Begierde. Glücklicherweise ist dort ein Platz frei. Doch als ich höre, was der Professor da erzählt, ist das plötzlich reine Nebensache. Ich sehe Bilder von jungen Männern aus Kalifornien, die an einer seltsamen Krankheit leiden. Als Ursache für ihre Infektion, die schwere Schäden am Abwehrsystem hervorruft, wird ein Virus mit Namen HTLV-3 oder auch LAV vermutet. Genaues weiß man noch nicht, wohl aber, daß fast ausschließlich schwule Männer infiziert werden. Hilfe gäbe es keine. Wer erkrankt, stirbt, geht qualvoll zugrunde. Die Bilder von ausgemergelten, mit häßlichen blauen und schwarzen Flecken übersäten Menschen unterstreichen das mehr als deutlich.

Niemand sieht im Dunkel des Hörsaals, wie mir die Schweißperlen auf die Stirn treten. Mein Herz rast, mir ist schwindlig und übel. Panische Angst befällt mich. Ich habe nur noch diese Vision vor mir: Ich, verhungert wie ein Gerippe, überall diese Kaposisarkome auf der Haut, von Pilzen befallen und bis zur Unkenntlichkeit entstellt, auf dem Sterbebett; eine Gefahr für die Welt, die mich nun erst recht in eine Isolierzelle für Schwule steckt, weil ich nicht normal bin. Mein Schicksal scheint unwiderruflich festzustehen. Aus der Traum von Selbstverwirklichung und Glücklichsein.

Da nützt es auch nichts, daß ich plötzlich eine fremde Hand auf meiner spüre. Mein von mir so sehr begehrter Banknachbar drückt sie mir so fest, daß es schon wehtut. Statt zu begreifen, daß da noch jemand Angst haben könnte, reiße ich mich los und renne aus dem Hörsaal. Im Internat packe ich meinen Krempel zusammen und bereite mich auf die Heimreise nach Rostock vor. Das schöne Land ist plötzlich voller Schrecken. Wem soll ich mich anvertrauen, hier, in der Fremde? Ich bin maßlos verwirrt.

Doch so einfach ist das nicht, Koffer packen und los. Als DDR-Student bin ich »Botschafter im Blauhemd der FDJ«, wie der Studentenvertreter aus der Budapester Botschaft immer so schön sagt. Es ist eine hohe Auszeichnung, im Ausland zu studieren. Die kann man nicht wegen persönlicher Probleme ausschlagen. Dumm darf man sein, zum Beispiel Sprachprobleme haben. Dann kann man mit dem Segen der Genossen zu Hause weiterstudieren. Schwul sollte man nicht sein. Ich habe auch nicht vor, mit einem dieser Genossen darüber zu debattieren. Also lasse ich mich im Fach Anatomie dreimal hintereinander rauswerfen. Damit baue ich die Mär von meiner Unfähigkeit in Bezug auf mein Verständnis der anatomischen Wissenschaft auf. Alle anderen Fächer schließe ich ordnungsgemäß ab. Eine sogenannte »Jahreswiederholung« lehnt die Botschaft in meinem Fall ab. Ich muß nach Hause fahren und dort meinen Grundwehrdienst ableisten. Wenn ich mich während dieser Zeit bewähre, darf ich in Rostock zu Ende studieren. Mit einer weiteren Auflage. Als Externer soll ich meine Anatomieprüfung zu Hause nachholen. Leicht sind diese Entscheidungen gefällt. Meine Probleme lösen sie nicht. Im Grunde genommen ist meine Flucht ziellos und somit sinnlos.

In Rostock erfahre ich beim Wehrkreiskommando, man wisse nicht, wann ich einberufen werde. »Vielleicht Mai, vielleicht Oktober ...« Die Herrschaften von der Universität sagen, man müsse prüfen, ob ich zur Anatomieprüfung zugelassen werde. »Kann sein, kann nicht sein ...« Mir wird klar, die Herren von der Budapester Botschaft geben mir keine Chance.

Zunächst suche ich mir Arbeit. Ich bekomme eine Stelle als Hilfspfleger im Bezirkskrankenhaus, in der Chirurgischen OP-Abteilung, stehe morgens um fünf Uhr auf, arbeite in Wechselschichten, scheuere OP-Säle, reinige Instrumente, hebe Patienten auf den OP-Tisch, transportiere amputierte Raucherbeine in die Pathologie, schockiere neugierige Besucher, die mit mir zusammen den Fahrstuhl benutzen und unbedingt wissen wollen, was sich in dem grünen Tuch befindet, das ich mit mir rumschleppe. Ich lerne, welche Instrumente für welche Operationen gebraucht werden, wie ich die Siebe packen muß, welches Nahtmaterial das richtige ist, wie man eine Narkose vorbereitet, wie eine Wachstation funktioniert. In ein paar Monaten begreife ich von der Medizin mehr als in den zwei Jahren meines Studiums. Ich bekomme Lust weiterzumachen.

Manchmal helfe ich auf der Intensivstation aus, wache über Geräte und trage benutzte Bettpfannen auf die Toilette. In einer Nachtschicht wird ein zwanzigjähriger Armeeangehöriger eingeliefert. Drei Tage vor seiner Entlassung aus dem Wehrdienst reinigte er Waffen. Ein Schuß löst sich. Die Kugel trifft den Jungen hinter dem rechten Ohr und steckt irgendwo auf der gegenüberliegenden Seite im Gehirn. Er liegt im tiefen Koma, wird nur durch Apparate am Leben gehalten. Sein Schädel ist rasiert, nackt liegt er in seinem Klinikbett und sieht aus wie der, der alles Leid unserer Welt auf sich nimmt und trägt. Ich wasche und bette ihn und überwache die Monitore. Drei Nächte lang bitte ich um sein Leben und darum, niemals mit einer Waffe umgehen zu müssen. Ich flehe darum, ertragen zu können, was er erträgt. Tränen rinnen mir übers Gesicht. Erleichterung finde ich erst, als mir angesichts dieses Jungen klar wird, wie banal meine Probleme sind. Ich bin im Vollbesitz meiner Kräfte, habe also alles, was ich brauche. Ich erlebe, wie seine Mutter fassungslos an seinem Bett steht. Auf dem Weg in die Neurochirurgie stirbt er an seiner Verletzung.

Ich habe das Gefühl, bei all dem Leid um mich herum allmählich gesund zu werden. Nach jahrelangem Verschweigen erzähle ich meiner Mutter endlich, was mit mir los ist. Daß es keine Schwiegertochter geben wird, höchstens einen Schwiegersohn. Daß die Fragen nach Freundin und Heirat endlich aufhören müssen. Ich erwarte alle möglichen Reaktionen. Nur nicht die, mit der meine Mutter aufwartet: »Das wußte ich schon lange, Epi. Du erzählst mir nichts Neues.« Sie sagt das ohne Emotionen. Die Enttäuschung in ihrem Gesicht kann sie trotzdem nicht verbergen, obwohl sie etwas später einsetzt. Auch wenn sie es fühlte, so fehlte doch die Bestätigung von mir, bestand also noch Hoffnung, sie könnte sich getäuscht haben. Jetzt sind alle Zweifel beseitigt und sie fängt an, sich zu fragen, was sie bei mir falsch gemacht haben könnte. Ich sehe solche Fragen in ihren Augen. Wie kann ich ihr nur klar machen, daß das keine Frage der Schuld ist?

Bin ich zunächst erst einmal zufrieden, daß mir keiner Vorwürfe macht, ich mich nicht rechtfertigen muß, werde ich mit der Zeit doch wütend. Klar, ich kann froh sein über so viel Verständnis. Niemand schreit: »Du bist nicht unser Sohn!« Niemand läßt mich so unsinnige Sätze hören wie »Solange du die Beine unter meinen Tisch streckst, gewöhnst du dir deine Schwulitäten gefälligst ab!« Keiner klagt: »Was sollen bloß die Leute denken?«

Aber zum Teufel noch mal! Wenn sie es wußten, wie es um mich steht, warum haben sie es so viele Jahre lang zugelassen, daß ich mich quäle? Warum haben sie mir nie gesagt, daß es auch andere Formen des Zusammenseins gibt, als die, die sie praktizieren? Mit jeder politischen Frage, mit jedem Schnickschnack konnte ich zu ihnen kommen. Wie konnten sie mich ausgerechnet in einer so wichtigen Frage allein lassen? Geht man so mit jemandem um, den man liebt?

Diese Wut müßte ich eigentlich herauslassen. Doch ich bin viel zu harmoniesüchtig. Vielleicht tue ich meiner Mutter, dieser kleinen, trotz aller Resolutheit zerbrechlich wirkenden Frau, unrecht. Wie soll sie mir Dinge vorleben, die sie selbst nicht kennt, die man ihr auch nicht beigebracht hat? Was soll sie mir über ein schwules Leben berichten können? Ich rede mich heraus, auch sie verstehen zu müssen, verzeihe und beschönige, anstatt aufzubegehren. Eine gut funktionierende Familie zeichnet sich doch dadurch aus, daß sie mit Konflikten umzugehen versteht, daß es auch mal Krach gibt, daß man sich streitet und zusammenrauft. So etwas stabilisiert doch viel mehr als Friede, Freude, Eierkuchen. Es ist doch im Kleinen wie im Großen, auch eine Gesellschaft muß ihre Konflikte ausleben, wenn es ihr mit der Zukunft ernst ist. Doch reinigender Streit findet bei uns auch dieses Mal nicht statt. Sind wir wirklich eine so tolle Familie, wie ich immer glaubte?

1983

Im Januar fragt mich mein Vater, ob ich eine Krankenschwester auf einem Hochseefischereischiff vertreten möchte. Sie ist krank geworden, und der Medizinische Dienst der Schiffahrt benötigt über Nacht Ersatz für sie. Natürlich möchte ich. Das Seefahrtsbuch habe ich ja bereits. Ich kündige meinen Job als Pfleger in der Chirurgie. In der Abschlußbeurteilung des Bezirkskrankenhauses stehen so »wichtige Sätze« wie: *Er war sehr hilfsbereit, pünktlich und nahm an den gesellschaftlichen Veranstaltungen des Kollektivs teil ... Herrn Deutsch konnten die Aufgaben einer unsterilen Schwester übertragen werden.*

Am 3. Februar sitze ich im Flugzeug nach Las Palmas und komme wenig später per Besatzungsaustausch auf dem Transport- und Verarbeitungsschiff »Junge Welt« an, das vor der afrikanischen Atlantikküste schippert.

Mein Chef ist ein Chirurg aus Halle, ein noch junger Mann mit Rauschebart. Ein lustiger Typ und ein erfahrener Arzt. An seiner Seite lerne ich die Medizin noch besser kennen: von der Blinddarmoperation bis zum Zähneziehen, vom Röntgen bis zum Eingipsen von Unterschenkelbrüchen, von einer Ammoniakvergiftung bis hin zu Hautkrankheiten, die Produktionsarbeiter vom ständigen Hantieren in kaltem Wasser, von saurem Fisch und Salzlake haben.

Trotz der vielen Arbeit bleibt auch viel Zeit für mich. Stundenlang starre ich aufs Meer. Die Seeleute nennen das »Bootsmannsprüfung«, wenn man dabei an nichts denkt. Aber mir geht alles Mögliche durch den Kopf.

Wie schon so oft, beginne ich wieder einmal zu schreiben. Tagebuch und Gedichte. Schon in Ungarn habe ich Lyrik übersetzt. Hatte ich ein Problem, half es mir schon immer, es irgendwie zu formulieren und dabei herauszufinden, wo denn der wirkliche Knackpunkt liegt. War mir der dann klar, betrachtete ich die Sache als erledigt und warf nach einigen Tagen den ganzen Schreibkram weg.

Langsam begreife ich, daß ich die Dinge ruhig angehen muß. Ilona hat recht. Ich muß in erster Linie ich selbst bleiben. Morgen ist morgen. Heute ist heute. Braungebrannt schaukle ich auf dem Ozean, umgeben von sympathischen Leuten. Prima Kollegen vom Kapitän bis zum Kochsmaat, vom Funker bis zum Produktionsarbeiter, vom Heizer bis zum Deckslöwen. Man akzeptiert mich, wie ich bin. Gut. Ich binde hier nicht jedem meine sexuellen Probleme auf die Nase, trage auch kein Schild um den Hals, auf dem steht: Ich bin stockschwul! Wer will das auch wissen? Ich bin ihr Krankenbruder. Einigen fällt auf, daß ich ein etwas anderer Mann bin als die meisten hier auf dem Dampfer. Die Schwester, die ich vertrete, heißt Schwester Helga und so nennen mich auch einige. Zum Abschied bekomme ich sogar eine große Palette mit gefrosteten Fischfilets der besten Sorte. Ein großes rotes Kreuz ist liebevoll auf den Karton gemalt und in Schönschrift steht geschrieben: FÜR SCHWESTER HELGA! Das Schwester ist rot durchgestrichen und darüber steht in Blau: BRUDER!!!

Eigentlich könnte ich auf dem Schiff bleiben. Die Arbeit macht mir Spaß, das Drumherum auch. Muß ich denn Arzt werden? Mir graut's vor der Armee. Mich zu fürchten, wie alles kommen könnte, erscheint mir bei dem ruhigen Schauen aufs Wasser lächerlich und dumm. Nie mehr jammern, beschließe ich und werfe das Tagebuch außenbords. Ich werde nur noch lustige Geschichten aufschreiben, wie die vom Hackepeter.

Statt in der Mannschaftsmesse versammeln sich in der Kammer der Oberstewardeß die Besatzung der Kombüse mit Bäcker und »Nachtsuppe«, Chefkoch, Köchen und Kochsmaaten und die Hospitalbesatzung. Küche und Medizin sind auf Schiffen immer sehr nahe Verwandte. Bei der »obersten Hausfrau an Bord« ist es wohnlich und gemütlich. Die kleine »Pantrylady«, wie wir sie nennen, hat sich auf den Schoß des Bäckers gesetzt. Wie bei »Kombüsens« üblich, sind feine Leckerbissen zu haben. Kleine Kanapees mit Dorschleber, Rogenpaste, Neptunfilets, Räucheraal und Muschelsalat. Auch die Getränke sind erlesen. Es herrscht prächtige Stimmung.

»Habt Ihr eigentlich schon mal beobachtet, wie unser Boß Bohnen schnippelt?« posaunt der Kochsmaat und zeigt mit dem Finger auf den fülligen Chefkoch, der Peter heißt. »So lahmarschig ist wohl kein anderer in der Flotte.« Chefkoch Peter läuft rot an. Noch nie hat er eine Kränkung durchgehen lassen, auch nicht im Suff. Wortlos reißt er eine Sansevieri aus dem Blumentopf neben sich im Regal, zückt aus den Tiefen seiner Hosentaschen ein riesiges Taschenmesser und beginnt, die kostbare Zimmerpflanze, kunstvoll und in Windeseile, küchengerecht zu zerhacken.

»Hier siehst du Grünschnabel«, ruft er aus, als er damit in weniger als einer Viertelminute fertig ist und zeigt mit beiden Händen auf den Zierpflanzenmüll. »Wer ist langsam? Wenn einer langsam ist, dann bist du es.« Im nächsten Augenblick wird ihm der Säbel aus der Hand gerissen. Der Kochsmaat schafft sich Platz auf der Back und legt nun seinerseits los. Dabei geht der schöne Russische Wein aus einem Hydrotopf flöten. In Lichtgeschwindigkeit wird er zu feinster Petersilienmasse zerhackt. Die Anwesenden sind begeistert über solcherlei Talent und brechen in Beifallsovationen aus. Nur die Stewardeß sitzt wie gelähmt da, keines Wortes fähig. Der Chefsmutje ist wütend: »Ha! Wenn ich mit vollem Speed arbeite, kann ich das auch!« Sprichts und greift nach Efeu und Usambaraveilchen. Im Nu ist Schnittlauch daraus entstanden. Er schneidet so schnell, daß das menschliche Auge diesem Tempo nicht mehr zu folgen vermag. Seine Leistung ist wirklich die eines Meisters und eines Chefkochs absolut würdig. Doch da steht noch die prächtige Monstera mit ihren fleischigen Stielen und ihren saftigen Blättern ...

Wieder ist der Kochsmaat an der Reihe, die Klinge zu schwingen und Sekunden später erinnert das Häuflein Grün an passierten Spinat. Die fröhliche Runde erklärt den Ausgang des sportlichen Leistungsvergleiches als unentschieden. Die meisten der Versammelten scheinen sich nach dieser Kultureinlage äußerst wohl zu fühlen. Der Doktor und ich atmen auf. Die Finger sind alle noch dran.

Jetzt erst merken wir, die arme Stewardeß sitzt schluchzend auf dem Schoß des Bäckers und hält schützend einen Topf mit einem zarten Philodendronbusch im Arm. Auch der Backkünstler lacht. Alle lachen. Niemand schritt gegen die Vernichtung von Heimat ein. Auch ich nicht. Ich will nicht auffallen, will normal sein, dazugehören.

Wieder in Las Palmas kommen mir Gedanken ganz merkwürdiger Art: Was, wenn ich einfach die nächste bundesdeutsche Botschaft aufsuchen und der DDR für immer den Rücken kehren würde? Adios Wehrdienst! Ich könnte Arzt werden, ohne mit meiner Art zu lieben zu Schnüffeldiensten erpreßt zu werden. Die Tür steht offen, ich muß nur den Mut finden, hindurchzugehen. Wieso Mut? Was ist mit Dankbarkeit gegenüber denen, die Hoffnungen in mich setzen? Was wird mit meiner Familie? Mein Vater würde seine Stellung verlieren. Ich sehe meine Mutter vielleicht niemals wieder, so wie Hanna ihre Mutter niemals wiedersehen durfte. Ich kann nicht Leute enttäuschen, die mir vertrauen, nur weil ich es selbst gut haben will. Wieder Flucht? Wieder abhauen?

Ich entscheide mich, zu bleiben, wo ich hingehöre, auch wenn ich mir nicht hundertprozentig sicher bin, wo ich eigentlich hingehöre.

Im Mai komme ich zur Volksarmee. Nach der Grundausbildung und einem Fahrschullehrgang werde ich nach Rostock versetzt und kann neben meinem Wehrdienst die Anatomieprüfung nachholen. Wo ich lange dachte, es gibt keinen Ausweg, fügt sich plötzlich alles wie von selbst. Ich kann es kaum fassen: ich werde im Medizinischen Dienst der Marine eingesetzt. »Ich möchte, daß Sie in den achtzehn Monaten Militärzeit so nah wie nur möglich an der Medizin dranbleiben, damit Ihnen der Wiedereinstieg nach der langen Pause nicht zu schwer fällt«, sagt der Wehrbezirksarzt, ein Studienkollege meines Vaters. Alle machen sich Gedanken um mich. Ich werde mehr geschoben, als daß ich gehe.

Als Sanitäter fahre ich den Sanitätskrankenwagen, bringe Patienten in die Klinik oder hole sie ab, mache Dienst auf der Krankenstation, teile Essen und Medikamente aus, führe Fieberkurven und klebe Laborbefunde in die Patientenakten. Am liebsten aber assistiere ich in der Ambulanz, vertrete dort die Schwestern oder die Physiotherapeutin, die Röntgenassistentin oder die EKG-Kraft. Meine Erfahrung auf dem Schiff kommt mir zugute. Bald verfüge ich über Kenntnisse, die für einen guten Allgemeinmediziner unverzichtbar sind. Für mich steht fest: Ich werde Praktischer Arzt, Kämpfer an der vordersten Front der Medizin, damit ich auf Schiffen, Flugzeugen, im Fahrstuhl oder wo auch immer arbeiten kann. Irgendetwas Hochspezialisiertes liegt mir nicht. Das weiß ich nun, nach Seefahrt, Operationsabteilung und Militärzeit. Genug Praxis, um zu wissen, was ich will.

Manchmal muß ich auch den Saunawart spielen, die Sauna gehört zum Bereich unseres MedPunktes. Montags ist Chefsaunatag im Stützpunkt. Dann treffen sich die Admirale der Volksmarine und legen mit der Uniform die Autorität ab. Wenn ich sie reden höre, kann ich kaum glauben, daß diese Greise imstande sind, eine Armee zu befehligen. Solche Eindrücke stören mein positives Denken empfindlich. Aber der Saunadienst hat auch seine angenehme Seite. Wenn die hohen Herren gegangen sind, kommen der geile Koch Joschi, der Recke Wolf vom Sicherstellungszug und der schöne Rainer vom Nachrichtenbataillon. Wir trinken die übriggebliebenen Exportbiere der Admirale aus und lassen es uns im Schwitzraum und auf den Ruhepritschen gutgehen. Vier wunderbar junge und scharfe Jungs auf dem Vorposten für den Frieden. Wir sind glücklich, auf diese traumhafte Weise unserem Land dienen zu dürfen. Joschi auf die zärtliche, Wolf auf die harte Tour, Rainer aktiv und passiv. Komisch, überall wo ich bin, finde ich Anschluß zu Männern.

Wie konnte ich eigentlich mal glauben, daß ich ein Einzelexemplar meiner Gattung sei? In letzter Zeit habe ich manchmal das Gefühl, alle Männer sind schwul. Eine unangenehme Vorstellung, denn eigentlich gefällt mir inzwischen der Gedanke, etwas ganz besonderes zu sein.

1984
Von der Abschlußbeurteilung der Armee und meiner Note in Anatomie hängt ab, ob ich weiterstudieren darf oder nicht. Die Prüfung dauert einen Tag. Am Vormittag muß ich irgendwelche Muskelgruppen am sezierten Leichenober- und Unterarm demonstrieren. Dann werde ich kreuz und quer durch die topographische Anatomie gejagt, und am Nachmittag muß ich Gewebeschnitte erklären. Ich habe mich wirklich auf den Hosenboden gesetzt und gepaukt. Ich will den Assistenten und Dozenten beweisen, daß mein Rausschmiß aus der Anatomie nicht das Geringste mit Nichtwissen oder Nichtkönnen zu tun hatte. Sie lassen sich überzeugen. Ich mache keinen Fehler und bekomme eine Eins.

Doch als Nachprüfling steht mir nur die Gesamtnote Vier zu, und die wird in mein Studienbuch eingetragen. Eine der größten Hürden ist genommen, ich kann endlich wieder studieren. Der Chef vom MedPunkt schreibt in meine Beurteilung: *Nach seiner Versetzung zu uns hat sich Obermatrose Deutsch sofort in das Kollektiv der Maaten und Matrosen eingefügt. Alle ihm übertragenen Aufgaben löste er zur vollsten Zufriedenheit seiner Vorgesetzten und der Patienten. In Einschätzung seiner Gesamtpersönlichkeit erachte ich den Genossen Deutsch für würdig, ein Medizinstudium zu absolvieren.* Das ist wie eine Fahrkarte ins Paradies.

Im Oktober entläßt mich die »Navy« als Obermaat in die Reserve. Während meiner Dienstzeit schieße ich nur ein einziges Mal auf Pappscheiben, sonst muß ich nie eine Waffe in die Hand nehmen. Irgendwie hat sich alles zum Guten gewendet. Ich darf sogar ab September die Universität besuchen, obwohl ich erst im Oktober offiziell entlassen werde.

1985
Schon während der Armeezeit habe ich einen Wohnungsantrag bei der Arbeiterwohngenossenschaft gestellt. Ich muß Arbeitsstunden dafür ableisten und einen Genossenschaftsanteil in Höhe von 1200 Mark einzahlen. Kurz nach Semesterbeginn erhalte ich ein Schreiben von der AWG, in welchem man mir mitteilt, daß ich ab Januar eine Einzimmerwohnung mit Kochnische und Badezimmer beziehen könne. Ein Glücksfall sondergleichen. Eine eigene Wohnung!

Bei der Verabschiedung aus dem MedPunkt versprechen mein Chef und einige Jungs, mir beim Umzug zu helfen. Drei Tage nach Neujahr, der Boden ist zum Glück festgefroren, sonst würden wir im Schlamm der Baustelle versinken, fährt ein Armeelaster mit meinen Kollegen vor, und im Nu ist mein Kram aus dem Zimmer bei meinen Eltern in die neue Wohnung gebracht. Sie helfen mir noch, die Schränke aufzustellen und zu putzen. Danach gibt es Mutters guten Kartoffelsalat, Würstchen und Exportbier von der »Fahne«. Leider ohne anschließende Einweihung der Badewanne mit meiner Viererbande aus der Sauna. Die Jungs sind längst daheim.

Ich genieße, daß ich in Ruhe lernen kann, in Ruhe lieben kann, mein Woher und Wohin nicht erklären muß. Ein kleiner Raum nur für mich, den ich gestalten kann, wie ich es möchte. Wunderbar.

38 Mark Warmmiete bei 200 Mark Monatsstipendium. Keinerlei Grund für Sorgen oder Meckerei. Durch die regelmäßigen Nachtdienste auf der Intensivstation oder in der Notaufnahme der Chirurgie sowie durch Ferieneinsätze auf See gibt es sowieso keine finanziellen Probleme. Gut. Vermögend bin ich nicht. Aber wer ist das schon?

Das Studium der klinischen Fächer fällt mir leicht. Die Praxis der letzten Monate zahlt sich aus. Es kommt mir vor, als würde ich endlich von holprigen Feldwegen abbiegen und auf einer gut asphaltierten Straße weitergehen. Wenn Ärzte einen Abschlußbericht über ihre Patienten schreiben, benutzen sie das Wort Epikrise dafür. Ich bin Epi und ich würde sagen, bis vor einem Jahr steckte dieser Epi ganz schön tief in der Krise. Doch inzwischen glaube ich, daß ich über den Berg bin und raus aus dem Zwist zwischen mir und der Welt. Eigentlich kann ich den Fall als abgeschlossen betrachten. Der Patient ist geheilt. »Wie es sich für einen guten Arztroman gehört, endet er mit einem Happyend«, würde Großmutter Hanna sagen, und die hat genug von den Dingern gelesen, um es zu wissen.

Doch hier hätte nicht nur meine Großmutter geirrt. Ich bin noch nicht einmal mit der Anamnese, also der Vorgeschichte, fertig.

Nach den Prüfungen im Sommer fahre ich wieder einmal auf einem Fischdampfer zur See. Als Bruder Epi für Schwester Helga, doch diesmal auf der »Jungen Garde«, dem Schwesternschiff der »Welt«. Diesmal geht es nach England, Schottland, Irland und sogar bis vor kanadische Küsten, nach Labrador. Pünktlich zu Beginn des vierten Studienjahres, also nach fast 130 Seetagen, bin ich wieder auf Heimatkurs. Ullapool in Schottland ist noch weit entferntes Ziel am anderen »Teichufer«. Da unser »Heimreisebus«, der alte Verarbeiter vom Typ II, nichts fängt und produziert, sondern nur Transporter für urlaubsreife Heimfahrer ist, passiert auch im Hospital nicht viel.

Sollte man meinen. Der Arzt ist bei der Fangflotte vor Kanada geblieben. Wir spielen Skat, als der kleine Kochsmaat in meine Bude stürzt. »Komm schnell, Epi! Der Koch liegt in seiner Kammer und will abkratzen.« Mir fährt der Schreck in die Glieder, ich habe erst drei Jahre Medizin intus. Dazu kommt, der Koch wiegt zweieinhalb Zentner. Wer schleppt die zum Hospital? Ich renne dem Kochsmaat hinterher, den Niedergang runter, durchs halbe Schiff, bis wir atemlos in der Kammer des Kochs ankommen. Dort sitzt das Ungetüm verlegen grinsend und fahlgrau im Gesicht auf seiner »Ducht«. Doch wenigstens ist er auf den Beinen. So kann ich unseren Gaumenverwöhner mit ins Hospital nehmen. Dort zählt er mir alle Symptome einer Nierenkolik auf. Nach und nach rückt er heraus, daß er bereits zu Hause leichtere Anfälle durchlitten hat. Allerdings nie so schlimm wie diesmal.

Bevor ich über seine Unvernunft, sich daheim nicht kuriert zu haben, böse werden kann, bekommt der Gigant die nächste Kolik. Mit Mühe und Not lotse ich den Fettberg auf die Behandlungsliege. Sein rechtes Nierenlager reagiert so schmerzhaft, daß schon die bloße Berührung den Mann laut aufjammern läßt. Die Schmerzen ziehen bis in seine edelsten Teile und da ist der Seemann bekanntlich sehr empfindlich. »Mach was, Sani!« brüllt er.

Eine schmerzstillende Spritze ist schnell aufgezogen, aber wieviel krampflösendes Schmerzmittel braucht man bei 125 Kilogramm Menschenmasse? Ich entscheide mich für die doppelte der sonst üblichen Dosis. Die Spritze muß in ihrer Größe auf den Bulettenschmied wie eine Bedrohung wirken. Er rollt mit den Augen und möchte am liebsten davonlaufen. »Nimm eine dünnere Kanüle«, fleht er. Minuten später ist ihm wohler. Auch mir. Die Sache scheint klar. Irgendwo klemmt ein Stein. Oder mehrere?

Mein Koch kann sich wieder erheben und will wissen, was er nun zu tun habe. »Du mußt in die Badewanne.« Im Hospitalbad lasse ich heißes Wasser in die Wanne. Darin muß er bei ständiger Kontrolle seines Kreislaufes eine halbe Stunde lang liegen. Als er sich hineinbegibt, wird mir klar, halb so viel Wasser wäre auch noch viel zuviel gewesen.

Daß er baden soll, versteht mein Patient nicht. Als er auch noch Blasen- und Nierentee aus zwei großen Kannen zu trinken hat, protestiert er lauthals. Ich schneide ihm das Wort ab, geleite ihn zum Bett. Der Smutje ist sichlich erschöpft. Ich sitze an seiner Koje, kontrolliere Puls und Blutdruck und warte auf den großen Augenblick.

Noch mehr Tee, diesmal Sorte »Bahndamm«, zweite Ernte aus Thüringer Mischwäldern. Der Koch stöhnt gequält und verkündet: »Ich muß pissen.« »Habt ihr in der Kombüse ein Kaffeesieb?« frage ich. Per Telefon geordert, drücke ich es ihm in die Hand. »Wenn du jetzt pinkeln mußt, dann durch dieses Sieb hier!« Der Koch schnauft. »Sag mal, Epi, bist du krank im Kopf. Brauchst du einen Arzt oder ich?« Dann schleppt er sich zur Toilette. Als er wiederkommt, liegen im Sieb kleine Steine. »Da kommt ja ein ganzer Steinbruch zusammen ...« stellt er staunend fest. Ich packe ihm die Konkremente, wie es medizinisch heißt, für die Analyse zu Hause in ein kleines Glasröhrchen und habe nun Zeit für Schimpfen und Meckern auf Medizinerart. Natürlich weiß ich, warum er sich vor den Untersuchungen daheim gedrückt hat: Ein Seemann ohne Seetauglichkeit ist kein Seemann. Dennoch male ich ihm, stolz über meinen Erfolg, die übelsten Nierenerkrankungen aus, bis hin zu einem Leben an der künstlichen Niere.

Nunmehr schmerz- und sorgenfrei winkt er lässig ab: »Was von alleine kommt, geht auch von alleine wieder.« In meinem Erfolgsstolz gekränkt, stänkere ich beleidigt: »So ganz von selber ging es ja wohl nun doch nicht.«

Am nächsten Tag bekomme ich in der Messe ein ganz besonders großes und zartes Steak mit vielen Pilzen vorgesetzt.

1986
Im September sitze ich wieder im Hörsaal der Rostocker Universität und langweile mich. Die Professoren lesen die von ihnen geschriebenen Bücher vor. Ich beschließe, sie daheim hintereinanderwegzulesen. Da muß ich nicht morgens zu Unzeiten in stickigen Räumen sitzen, durch Sauerstoffmangel müde werden und mir in permanenter Dunkelheit ständiger Diavorführungen die Augen verderben. Ich brauche jetzt sogar schon eine Brille. Und dann die unergiebigen Seminare: Zwanzig Studenten tasten einer Frau nacheinander die knotige Brust ab, bis niemand mehr weiß, wem das peinlicher ist. Also sitze ich in den Lesesälen der Bibliotheken, im Café oder am Strand, lese in den Medizinwälzern und genieße ein bißchen Atmosphäre drumherum.

Nachts arbeite ich im Krankenhaus und habe zehn knotige Brüste in einer Woche für mich allein und ohne Peinlichkeiten.

Im Krankenhaus lerne ich einen jungen Arzt kennen, der gerade mit seinem Studium fertig geworden ist. Tom: mit derselben Begeisterung für den Beruf, wie ich sie verspüre. Klug, aber nicht eingebildet. Er freut sich, wenn ich ihn bitte, mir etwas zu erklären. Ich bewundere ihn, liebe ihn aber nicht. Obwohl er sich nichts mehr wünscht als das, möchte ich nicht bei ihm bleiben. Ich habe bei Tom ähnliche Gefühle wie bei Ilona. Dieses Besterfreundsein, ohne Verliebt- oder Geilheit. Vielleicht stößt mich auch nur seine eher feminine Ausstrahlung ab. Er könnte mein bester Freund sein, aber nicht mein Mann. Er sucht eine feste Beziehung, aber dazu bin ich auch aus anderen Gründen noch nicht bereit. Wen habe ich denn bis jetzt schon kennengelernt? Jungs, wie ich, die flüchtigen Spaß haben wollen. Die Auswahl an Männern, die Lebenspartner hätten sein können, kommt mir eher der Auswahl in unseren Kaufhallen gleich. Alles nur eine Sorte. Entweder du kaufst, oder du läßt es bleiben. Im Falle von Tom lasse ich es bleiben.

Unsere Wege trennen sich, ich will herausfinden, was ich an einem Mann lieben könnte. Ist es der Wunsch, mich bei ihm fallenlassen zu können? Sind es Klugheit, Witz, Schönheit, Muskelpakete oder nur ein großer Schwanz? Keine Ahnung. Ich kann darauf keine Antwort geben. Ich habe mir diese Frage bisher auch noch nicht gestellt.

Doch es ist für mich gar nicht so leicht, Antworten zu finden. In dieser Provinzhaupstadt mit einer Viertelmillion Einwohner gibt es kaum Orte, wo man als junger Schwuler auf unkomplizierte Weise Gleichgesinnte treffen könnte. Es gibt hastigen Schmuddelsex auf der Bahnhofstoilette und hinter Büschen am Wall, wo man als Schwuler damit rechnen muß, zusammengeschlagen zu werden, wenn man an die falschen Leute gerät. Diese Varianten scheiden aus. Im Sommer gibt es wenigstens noch den Strand, doch was soll ich die langen Herbst- und Winterzeiten über tun? Wohin soll ich dann gehen?

Im Kampf für schwule Rechte in der DDR würde ich mich ja gerne engagieren. Doch wo? Die Evangelische Studentengemeinde mit ihrer Arbeitsgemeinschaft Homosexualität ist mir zu kirchennah. Mit der Bibel hatte ich nie viel am Hut, wieso soll ich mich unter das Dach der Kirche begeben, nur um sie als Mittel zum Zweck zu benutzen? Ehe ich noch großartig zum Überlegen komme, welchen Weg ich zu gehen habe, bekomme ich erneut freundlichen Herrenbesuch von der Staatssicherheit.

Ein Jüngling klingelt an meiner Wohnungstür. Er komme vom Wehrbezirkskommando, sagt er. »Kann ich irgendetwas für Sie tun?« frage ich, schaue ihm tief in die blaugrauen Augen und bitte ihn herein. Er werbe Studenten für eine freiwillige zweijährige Tätigkeit als Arzt bei der Volksarmee. »Sie haben ja vor dem Studium nicht gedient und andere mußten drei Jahre Wehrdienst für einen Studienplatz der Medizin in Kauf nehmen. Sie sollten Ihre Dankbarkeit gegenüber unserem sozialistischen Vaterland zum Ausdruck bringen.« Nun wird sein Blick fragend.

»Zunächst mal langsam, junger Mann«, entgegne ich ziemlich blasiert. »Ich bin Obermaat der Reserve, habe also ehrenvoll für mein Land gedient. Zwischen mir und dem Vaterland besteht in dieser Beziehung keine offene Rechnung mehr.« Er wundert sich, daß seine

Akten so unvollständig sind. Also fragt er mich aus. Was ich zur Zeit so mache, mit wem ich lebe und wie es mir geht. Er wird redselig. Er will immer mehr und alles ganz genau wissen. Mein Kaffee schmeckt ihm anscheinend, er trinkt schon den dritten Pott.

»Ich denke, die Stasi ist immer bestens informiert«, werfe ich ein. Auf meine Nachfrage »Sie kommen doch von der Stasi?« kann er nur nicken. Ich habe ihn überrumpelt. Für einen Augenblick weiß er nicht, wie es weitergehen soll mit unserer netten kleinen Unterhaltung. Ich komme ihm entgegen. »Ich überlege es mir, schließlich hat es mir bei der Marine gut gefallen. Wenn ich in meine alte Dienststelle kommandiert werde, habe ich gegen zwei Jahre nichts einzuwenden. Ansonsten geht es mir gut. Einen festen Freund habe ich noch nicht gefunden, aber ich bin für den Sozialismus. Auch für die Freiheit.« Ich rede von Gorbatschow, meiner Hoffnung auf Änderung der politischen Großwetterlage und daß ich Gedichte schreibe. »Wenn Sie wollen, gebe ich Ihnen eins für die Akten mit.« Ich hole die Nachdichtung eines Liedes aus dem Bücherregal, das ich zusammen mit Ilona und zweihundert jungen Ungarn vor drei Jahren im Pécser Nationaltheater angestimmt hatte. Geschrieben von János Bródy, gesungen von Zsuzsa Koncz, der kleinen zierlichen Powerfrau mit dem langen schwarzen Haar.

Auch wenn die deutschen Verse niemals ausdrücken können, was die ungarischen Zeilen zu sagen vermögen, faßt dieses Lied alles zusammen, was ich denke, was ich fühle, was ich bin. »Heften Sie es ruhig ab«, sage ich. »Was ich zu sagen habe, könnte ich nicht besser sagen.«

    wär ich eine rose
    viermal würd ich blühen
    alle jahreszeiten
    um dein herz mich mühen
    blühte für ein mädchen
    und für einen jungen
    für eine wahre liebe
    frei und ungezwungen

    wenn ich eine tür wär
    stünd ich immer offen
    wenn du bei mir läutest
    kannst du auf einlaß hoffen
    würde dich nie quälen
    mit unnützen fragen
    wer dich zu mir schickte
    mußt du niemals sagen

wäre ich ein fenster
würde ich so groß sein
daß die ganze erde
sichtbar für dich wäre
dürftest alles sehen
nichts würd ich verschweigen
und ich wäre glücklich
könnt ich dir alles zeigen

wär ich eine straße
wär ich immer sauber
für den glanz des tages
für des abends zauber
und ich trüge grauen
straßenstaub zur trauer
wollte man mich teilen
einst durch eine mauer

wär ich eine fahne
diente ich der ehre
würde darauf achten
daß ich niemals wäre
spielzeug jeden windes
der mich zwingt zu wehen
und ich wäre glücklich
könnt man mich verstehen

»Sollten Sie mehr von mir lesen wollen, es braucht sich niemand die Mühe zu machen, das Papier heimlich aus meiner Bude zu schaffen, ich gebe Ihnen mit, was immer Sie brauchen.«

Wolfgang, so stellt er sich nun endlich vor, bietet mir das Du an und meint, daß er einen Schnaps vertragen könnte. »Hast du einen da?« fragt er höflich. Die Lederaktentasche schmeißt er in die Ecke, knöpft sein Hemd auf und löst den Binderknoten. Ich habe so meine Gedanken, aber Wolfgang ist verheiratet, hat Kinder und keinen Bock auf Männer. Und wie sich herausstellt, auch wenig Bock auf Stasi und Sozialismus à la Honecker. Er erzählt mir, daß er Magengeschwüre vor lauter Depressionen habe. »Gorbi sitzt in Moskau und unsere Leute rühren sich nicht vom Fleck«, sagt er resignierend. »Was hilfts, ich muß meine Arbeit machen und du mußt studieren.« Als er in der Tür steht, meint er noch: »Du hast eine Verpflichtung unterschrieben, mit Németh Károly, wie immer man das spricht. Ich hoffe, ich kann auf dich zählen. Daß du mir keinen Ärger machst,

Epi. Du weißt, der Magen.« Er verspricht, mal wieder vorbeizukommen. Ich sei ein netter Kerl, zum Küssen würde er jedoch jemand anderen schicken. Ich wüßte dann schon, wer das ist, wenn dieser Jemand aufkreuzt. Schließlich sei ich nicht nur nett, sondern auch pfiffig. »Junge, Junge!« höre ich ihn im Treppenhaus vor sich hinsagen.

1987
Zum Staatsexamen sind fünfzehn Prüfungen zu bestehen. Kinderheilkunde, Geburtshilfe, Sozialhygiene und die Haut- und Geschlechtskrankheiten sind die niedrigsten Hürden, die ich zu überspringen habe. Ich möchte wieder auf meinen geliebten Dampfer steigen, aber das Schiff läuft drei Tage vor der letzten Prüfung aus. Ich stelle beim Rektor der Universität den Antrag, die Prüfung vorziehen zu dürfen. Der Antrag wird abgelehnt. Liegt es an Wolfgang, daß ich nicht mehr »raus« darf? An meiner Liebe zu ungarischen Liedern? Hatte vielleicht der Rektor einen schlechten Tag? Spekulationen helfen mir nicht weiter.

Ich bestehe die letzte Prüfung, und an diesem Tag läuft mir die große Liebe über den Weg. In engen blauen Jeans, flachen braunen Wildlederschuhen und schwarzer Lederjacke. Auch die Augen haben was von braunem Wildleder. Zwischen uns funkt es vom ersten Augenblick an. Im Café Ecke Boulevard und Breite Straße setzt er sich einfach zu mir an den Tisch. Ist plötzlich da, bietet mir, als ich rauchen will, Feuer an und lacht mir ins Gesicht. Noch am selben Abend verabreden wir uns zum Kinobesuch, der bei mir zu Hause auf meinem schmalen Bett endet.

Meine Tage mit Rico sind einfach schön. Immer habe ich davon geträumt, jemanden zu finden, dessen Nähe ich auch am Morgen danach noch ertrage, bei dem ich mich jeden Tag neu danach sehne, mit ihm gemeinsam zu erwachen. Dieser Traum erfüllt sich an der Seite dieses Jungen mit der irre tiefen, männlichen Stimme und der sinnlichen Ausstrahlung: Er besitzt Ernst und hat Schalk, ist nie zu ernst, nie zu heiter. Ein Meister des Gleichgewichts, der Harmonie und der Spannung.

Wir verbringen den warmen Sommer in Ungarn. Ich zeige ihm die Weite der staubigen Puszta und das blaue Gleißen der Theiß bei Szeged. Wir klettern über das Mecsekgebirge, wandern stundenlang durch die Wälder und genießen das Zusammensein. Erst mit ihm erlebe ich meine zweite Heimat als vollendet schön. Mit einem solchen Freund an meiner Seite wäre ich wohl niemals von hier weggegangen. Rico läßt mich erkennen, daß Liebe die Dimension ist, die Leben außerhalb von Zeit und Raum bedeuten kann, dafür bin ich ihm unendlich dankbar. Manchmal aber ist er ohne Grund tagelang verschlossen und redet kein Wort mit mir. Und ich entdecke auch das Gift der Eifersucht, wenn er Ausflüge nach Berlin unternimmt und ich den einen oder anderen Mann in seinem Bett vermute. Eigentlich habe ich längst begriffen, daß man einen Mann niemals für sich allein haben kann. Damit umzugehen habe ich noch nicht gelernt. Ich hasse mich für meine Eifersucht, ich empfinde mich selbst kleinkariert und primitiv.

Wir gehen im Guten auseinander. Als er sich von mir verabschiedet, bin ich unendlich traurig, denn ich weiß, daß er mir sehr fehlen wird. Ich schließe hinter ihm die Tür und stehe noch lange da, den Blick auf die Türklinke gerichtet. Wie soll es nur ohne Rico weitergehen?

Es folgen einige flüchtige Beziehungen. Begegnungen. Berührungen. Kaum etwas, daß tiefer geht als bis unter die oberste Hautschicht, die im Medizinerlatein Epidermis heißt. Und die bildet an ihrer Basis täglich neue Zellen, so daß die oberen Lagen innerhalb kurzer Zeit in kleinen unsichtbaren Hautschüppchen vom Körper abgestoßen werden. Vielleicht erklärt sich so, warum uns die Erinnerung an Berührungen verloren gehen.

Doch wessen Wege ich auch kreuze, ich versuche, immer nach Großmutter Hannas Überzeugung zu handeln. »Man sieht sich zweimal im Leben. Gehe anständig mit den Leuten um.«

Im September werde ich Pflichtassistent in der Klinik und beginne mein praktisches Jahr nach dem Staatsexamen. Mich zieht es in mein geliebtes Bezirkskrankenhaus, wo ich mich auskenne, wo ich in mancher Nacht am offenen Fenster der Musik gelauscht habe, die der Klinikhof täglich neu komponiert: das Klappern der metallenen Instrumente, wenn sie in der Sterilisationsabteilung in die Drahtkörbe für die Desinfektion geworfen werden, das Schreien einer Gebärenden im Kreißsaal, das Stöhnen eines Sterbenden vor Schmerzen und Angst, das Surren der Zahnarztturbinen, das Rattern der Preßluftwerkzeuge im traumatologischen Operationssaal, das Scheppern eines Küchenwagens oder einer fahrbaren Bahre auf dem Weg zur Pathologie. Geräusche über Geräusche, die mir vertraut sind und die zusammen ein Lied ergeben, dem ich immer wieder gern zuhöre.

Hier bin ich nicht Student XY, der sich erst mal seine Sporen verdienen muß. Hier bin ich Herr Deutsch, den die Frauen aus dem Labor kennen, die Mannschaft der Funktionsabteilung, des OP und die Schwestern der Stationen. Ich habe Glück, bekomme die Stelle und beginne meine Ausbildung in der Kardiologie. Dort herrscht akuter

Arztmangel. Ein Doktor mußte als Reservist zur Armee. Eine Assistentin ist im Babyjahr, eine andere wechselte in eine andere Klinik. Es gibt viel zu tun, mehr als ein Pflichtassistent eigentlich tun muß beziehungsweise darf. Patienten interessieren keine personellen Probleme. Meine Oberärztin nimmt mich hart ran, sie weist mich der Wachstation für frische Herzinfarkte zu. Da ich oft der einzige Arzt dort bin, muß ich manches Mal schnelle Entscheidungen treffen. Ich erleide Höllenqualen aus Furcht, Fehler zu machen. Aber es läuft mit der Zeit immer besser. Die Schwestern sind sehr erfahren, und wir werden schnell ein eingespieltes Team. Zweimal am Tag kontrolliert die Oberärztin, ob alles richtig läuft. Sie vertraut mir. Wieder spüre ich, wie gut mir das tut. Es spornt mich an. Bald darf ich alle EKG des Hauses und der angeschlossenen Polikliniken auswerten und mich im sechsten Studienjahr schon an Dinge heranwagen, die mir vor kurzem noch Angstschweiß auf die Stirn trieben. Dabei blühe ich richtig auf.

1988
Eines Tages wird im Aufnahmedienst eine Frau mit Herzschmerzen eingeliefert. Es geht ihr schlecht, sie hat große Angst. Sie erkennt mich nicht, auch dann nicht, als ich mich ihr vorstelle. Zu sehr ist sie mit sich beschäftigt. Ich untersuche sie sorgfältig, schreibe ein EKG, nehme Blut ab. Wenig später kann ich sie guten Gewissens trösten: Kein Herzinfarkt. Keine Lebensgefahr. Sie beruhigt sich. Ihr Atem geht langsamer. Ohne daß ich sie gefragt habe, redet sie von ihrem Mann, der ein Magenkarzinom hat, und von ihrer Arbeit in der Schule, in der sie als Vertrauenslehrerin gegen Windmühlenflügel anrennt. »Ihre Seele ist in Aufruhr«, sage ich und muntere meine ehemalige Chemielehrerin auf: »Sehen Sie, ich habe getan, wozu Sie mich vor einigen Jahren ermutigt haben. Mich um kranke Herzen zu kümmern.« Ich drücke ihre Hand. Sie weint, aber nicht mehr vor Angst.

Die Oberärztin bestätigt meine Diagnose. Meine ehemalige Lehrerin darf wieder nach Hause und verspricht, Yoga zu üben. »Könntest du nicht Herzchirurg werden«, meint sie bei ihrer Entlassung.

Die Oberärztin ist erstaunt, welche Wirkung ich auf Frauen habe. »Wie Sie das nur immer wieder hinkriegen, daß die verrückten Weiber nach ein paar Tagen geheilt unser Haus verlassen?« In der Beurteilung schreibt sie: *Herr Deutsch fand sofort guten Kontakt zu seinen Mitarbeitern und zeigte sehr gute Fähigkeiten in der Leitung eines Stationskollektivs. Er wurde von den Patienten wegen seines konsequenten und freundlichen Auftretens geschätzt und respektiert.*

Daß ich einen Freund habe, der mich manchmal von der Arbeit

abholt, wie es die Männer meiner Schwestern auch tun, ist für meine Kollegen kaum noch ein Thema.

In einem Nachtdienst rede ich mit der diensthabenden Schwester über ihre Familie und ihre drei Söhne, auf die sie sehr stolz ist. Ich frage sie, ob die Jungs schon alle eine Freundin haben. Sie sind dreizehn, sechzehn und neunzehn, also durchaus im heiratsfähigen Alter. Als sie verneint, sage ich im Scherz: »Na, die werden doch wohl nicht alle schwul werden?« Im ersten Moment bekommt sie einen Riesenschreck, doch dann sagt sie: »Wenn die Schwiegersöhne alle so sind, wie Sie, Herr Doktor, dann kann ich eigentlich nur froh darüber sein. Mit Schwiegertöchtern gibt es eh nur Ärger.«

Ich wechsle zur Chirurgie. Nun stehe ich von morgens bis nachmittags im OP. Nicht mehr als Springer und Hilfskraft und schon gar nicht als »unsterile Schwester«, wie ich damals in der Beurteilung genannt wurde, sondern als hakenhaltender Assistent neben dem Operateur. Diese Arbeit begeistert mich derart, daß ich mit dem Gedanken liebäugele, vielleicht doch noch Herzchirurg zu werden. Doch ich würde diesen »Knochenjob« auf Dauer nicht durchhalten. Mir schmerzt zu oft der Rücken, nach sechs Stunden Operation fällt mir sogar das Stehen schwer. Außerdem fehlt mir die ruhige Hand. Gerade wenn mir jemand auf die Finger schaut, zittern sie sehr. Ganz zu schweigen bei innerer Erregung. Ich sollte im Interesse meiner Patienten bei meinem Entschluß bleiben, Allgemeinarzt zu werden, auch wenn der Oberarzt mich mit der Einschätzung entläßt, »ein überdurchschnittliches operatives Geschick« bewiesen zu haben.

Im Mai lerne ich in der S-Bahn zwischen den Neubaugebieten und Warnemünde Sven kennen. Ich bin mit einem Kollegen unterwegs, der Sven kennt und ihn mir vorstellt. Ein großer, schlanker Junge mit blonden kurzen Haaren und schelmischen blauen Augen, zu denen ich aufschauen muß. Seine helle Kleidung paßt zum Frühling. Auch sein Lachen. Während wir drei uns unterhalten, bleibt sein Blick an meinem offenen Hemdkragen hängen, aus dem mein schwarzes Brusthaar hervorschaut. Kaum, daß ich dieses Interesse richtig deute, muß er aussteigen. Schade um die Frühlingsstimmung, denke ich.

Tage später bekomme ich mit, er wohnt bei mir gleich um die Ecke. Daß wir uns noch nie über den Weg gelaufen sind ... Ich folge ihm, bekomme heraus, in welcher Wohnung er wohnt. Als ich eines Abends an seinem Haus vorbeijogge, fasse ich mir ein Herz und renne die Treppen zu seiner Tür hinauf. Aber kann ich derart aufdringlich und herausfordernd sein? Was will ich ihm sagen, wenn er vor mir steht? Bevor mich der Mut verläßt, drücke ich den Klingelknopf.

Er ist in kurzen Hosen und barfuß. Ein netter Anblick. Ich strahle ihn an und muß nicht viel erklären. Es ist, als hätte er mich erwartet. Er kocht gerade und lädt mich zum Essen ein. Schnitzel, Blumenkohl, Kartoffeln. die beste Mahlzeit, die mir je vorgesetzt wurde. Vor allem den Nachtisch genieße ich: Die Nacht in seinem Bett, das viel breiter als meine schmale Einmannkoje und das einzige Möbelstück in seinem kleinen Schlafzimmer ist, welches Heimstatt völlig neuer Träume für mich wird.

Wir lieben uns bis es dämmert, dann schlafen wir erschöpft ein. Ich erwache, als die Sonne bereits hoch steht. Sven schläft noch. Er umarmt im Traum sein zusammengeknautschtes Kopfkissen und sieht aus wie der Hans im Glück. Er lächelt, als habe er soeben etwas sehr Schönes gesehen, und schmiegt sich eng an mich, so, als habe er bei mir den sichersten Platz auf der Welt gefunden. Ich erlebe eine nie gekannte Vertrautheit und wünsche mir, dort sein zu können, wo er sich in seinem Traum gerade aufhält. Sven in seinem Schlaf begleiten zu können, erscheint mir, meinem Dasein Sinn zu geben. Ich muß nicht mehr länger danach suchen.

Im Sommer bestehe ich das Kolloquium am Ende des sechsten Studienjahres. Auch Sven und ich haben miteinander die Prüfung bestanden. Als ich in der Aula der Universität meine Approbationsurkunde feierlich überreicht bekomme, sitzt Sven zu meiner Linken, und zu meiner Rechten sitzen meine Eltern. Ich erhebe mich und gelobe im Namen des Hippokrates, der ärztlichen Berufsmoral zu dienen. Der Text dafür ist allerdings realsozialistisch abgewandelt:

In hoher Verpflichtung gegenüber der sozialistischen Gesellschaft und ihren Bürgern, eng verbunden mit der DDR, meinem Vaterland, gelobe ich, all mein Wissen und alle Kraft für das körperliche und geistige Wohlbefinden des Menschen sowie für die Heilung und Verhütung von Krankheiten voll einzusetzen. Stets bereit zu sein, medizinische Hilfe zu leisten, meine ärztlichen Aufgaben gewissenhaft zu erfüllen, mich dem Patienten gegenüber aufmerksam zu verhalten, ihm Sorge angedeihen zu lassen und das Arztgeheimnis zu wahren. Ständig meine Kenntnisse und mein ärztliches Können zu vervollkommnen und mit meiner Arbeit zur Entwicklung der medizinischen Wissenschaft und Praxis beizutragen. Alle Vorzüge der sozialistischen Gesellschaft bewußt zu nutzen, im Interesse des Patienten meine Berufskollegen zu Rate zu ziehen und ihnen selbst niemals Rat und Hilfe zu verweigern. Die edlen Traditionen der Medizin meines Landes zu wahren und weiterzuentwickeln und mich in allen meinen Handlungen von der hohen Berufung des Arztes und seiner Verantwortung gegenüber dem Volk und dem sozialistischen Staat leiten zu lassen. Ich erkläre feierlich, dieses Gelöbnis mein Leben lang treu zu erfüllen.

Vor allen Leuten umarmen und küssen mich stolze Eltern und ein verliebter Freund. Ich habe das Gefühl, daß manch ein männlicher Kommilitone vor allem letzteres empört zur Kenntnis nimmt. Mich stört das nicht im Geringsten. Ich muß mich vor niemandem verstekken. An der Seite von Sven bin ich unbesiegbar.

Im Urlaub fahren wir zu Ilona und ihrem Mann Tibor nach Pécs. Wir dürfen ein paar Tage bei ihnen zu Gast sein. Ilona ist stolz darauf, daß ich meinen Weg gefunden habe. Sven findet ihre vollste Zustimmung. Auch Tibor ist von ihm begeistert. Für meinen Geschmack ein wenig mehr, als es sich für einen Heteroehemann gehört. Ob Ilonka immer nur Männer wie mich anzieht? Doch diese Vermutungen behalte ich lieber für mich. Bevor irgendetwas schiefgehen könnte, sind wir schon abgereist. Tibi's Abschiedkuß für Sven ist wirklich etwas zu lang. Männer!

Im Herbst beginnt meine Verpflichtung als Arzt und Offizier auf Zeit bei der Marine in Warnemünde. Aus dem Obermaat ist ein Oberleutnant geworden. Medizinische Sicherstellung auf dem Schulschiff, auf U-Boot-Jagdschiffen und Taucherarzteinsätze auf einem Bergungsschiff gehören zu meinen Aufgaben. Zwischen den Einsätzen auf See halte ich Sprechstunden in der Ambulanz des Flottillenlazaretts ab oder kümmere mich um die Bettenstation. Zur Weiterbildung hospitiere ich ab und zu im Armeelazarett Stralsund und sammle Erfahrungen bei der Behandlung von Hautkrankheiten, der Versorgung von Wunden und in der Diagnostik innerer Erkrankungen.

Jedesmal, wenn ich zurück auf mein Schiff komme, erzählen mir die anderen von ihren Frauen und Kindern und fragen mich, wie es meinem Freund geht, was wir inzwischen unternommen haben. Es kommt auch mal vor, daß mich beim Duschen einer von der Mannschaft provozieren will. »Männer, paßt auf eure besten Stücke auf, der Doc kommt und will euch untersuchen!« ruft ein Bootsmann. »Solche Kleinigkeiten interessieren mich nicht«, gebe ich zurück. »Gerade bei dir müßte ich wirklich lange suchen, bis ich überhaupt etwas finde.« Ich habe die Lacher auf meiner Seite.

Die meisten, besonders die jüngeren Matrosen und Maate, sind skeptisch wegen meines Schwulseins. Ich bewege mich weder mit Hüftschwung noch leide ich an ausgeleierten Handgelenken. Meine Stimme ist nicht piepsig, und ich mache niemanden von den Jungs auf meiner Arbeit an. All das erwarten die meisten von einem Schwulen. Wahrscheinlich würden sie den Gerüchten dann erst Glauben schenken, wenn ich zur blauen Uniform rote Pumps und rosa Federboa tragen würde.

Wirkliche Probleme tauchen an ganz anderer Stelle auf. Der Parteisekretär der Dienststelle fragt mich, wie ich dazu stehen würde, in die SED einzutreten. Ich hatte bereits in Halle, an der ABF, von mir aus den Wunsch dazu geäußert. Dort bekam ich jedoch zu hören, daß es wegen des nötigen Anteils an Arbeitern und Bauern in den Reihen der Genossen einen Aufnahmestop für »Intelligenzkinder« gebe. Damals reagierte ich verärgert und meinte, wenn nicht ehrliche Überzeugung und Engagement gefragt seien, sondern die Statistik, dann wäre ich sowieso der Falsche in ihren Reihen. Mittlerweile veränderte sich auch meine Einstellung zur Partei.

Sven, der als Lagerist im Intershop-Hauptlager Nord arbeitet, war Mitglied der SED. Zur Jahresmitgliederversammlung der Partei vor ein paar Tagen fragte der Kreisvorsitzende unvermittelt alle Genossen unter seinen Kollegen, ob sie denn wüßten, was für ein verkommenes, unmoralisches Subjekt in ihrer Parteigruppe vertreten sei. Ein Homosexueller, der mit einem Arzt zusammenlebt und der noch nicht einmal ein Geheimnis daraus macht. Der Parteifunktionär erzwingt eine Abstimmung, die Sven aus der Partei ausschließen soll. Bei der ersten Runde sind die meisten dagegen. Sie kennen mich, haben schon auf Betriebsfesten mit uns gefeiert und akzeptieren uns. Doch der Kreissekretär läßt nicht locker. Die Frauen unter den Versammelten müßten längst ihre Kinder aus dem Kindergarten abholen. Die Versammlung geht in die vierte Stunde. Es wird immer später, immer schräger wird diskutiert, in der dritten Abstimmungsrunde überwiegt die Zahl der gehobenen Hände, die für einen Parteiausschluß sind. Sven ist nicht einmal dabei. Er hat Schicht, bekommt nicht mal die Chance, selbst etwas dazu sagen zu können und erhält nur eine kurze schriftliche Information. Ich helfe Sven, ein Schreiben aufzusetzen. Wir kommen denen, die immer noch nicht begreifen wollen, daß sich die Welt verändert hat, zuvor. Wir erklären Svens Austritt aus der Einheitspartei.

Der Parteisekretär meiner Dienststelle hat seine liebe Mühe, die Begründung für mein geschwundenes Interesse an der Partei zu verdauen. Ich kann ihm deutlich ansehen, daß er nicht zufrieden ist. Er gehört zum »Postfach 2000«, der Stasiabteilung im Revier. Kein Wunder, daß ich nicht lange auf Besuch warten muß. Doch der kommt diesmal nicht nach Hause.

In der Sauna, die ich meist ein- oder zweimal in der Woche aufsuche, macht mir ein gutgewachsener Boy schöne Augen. Braungebrannt, männlich-herb, »gutes Material«. Die Sauna ist zu gut besucht, als daß ich ihm entscheidend näher kommen könnte. Aber er spricht mich an, wir unterhalten uns angeregt. Er erzählt mir von seiner Arbeit als Installateur in einem Großbetrieb und macht mir

Komplimente. Er möchte mich nach der Sauna nach Hause begleiten. Ich erzähle ihm von Sven, der in meiner Wohnung lebt. Eng beieinander in meinem schmalen Bett ist uns lieber als auf Svens großer Spielwiese. Seit wir zusammen sind, ist noch keiner von uns »fremdgegangen«. Noch sind wir uns selbst genug und wildern nicht in fremden Wäldern. Ich komme in Konflikte. Reizen würde mich dieser Mann schon. Das sage ich ihm. Doch ich weiß auch, wie eifersüchtig Sven sein kann, wenn ich mal äußere, daß mir jemand gefällt. Wir haben oft darüber gesprochen, daß niemand auf immer und ewig nur dasselbe zu essen, zu trinken und im Bett haben möchte. Wir wollen nicht zu sehr klammern, Treue soll in unserer Beziehung nicht über den Sex definiert werden. Uns alles sagen zu können, auch Probleme gemeinsam anzugehen und sie nicht hinter dem Rücken des anderen mit Fremden zu bejammern, ohne daß wir selbst miteinander reden, das soll uns Treusein bedeuten. Aber bastele ich mir da nicht eine Maxime zurecht, die ich zu meinen Gunsten auslegen kann? Sven sieht das ganz anders. Ich will nichts kaputtmachen und gehe allein nach Hause. Doch ich lade ihn ein, uns zu besuchen, wenn auch Sven da ist.

Eine Woche später ist er wieder in der Sauna, am selben Tag, zur selben Stunde, wo er mir sonst nie begegnet ist, obwohl ich immer meine festen Zeiten für die Schwitztouren habe. Micha ist ein Mann, der Bescheidenheit ausstrahlt. Er ist belesen, und ich höre ihm gern zu, wenn er vom »Steppenwolf« oder den Memoiren des Marschall Shukow erzählt. Er interessiert sich für die politischen Veränderungen im Land und will immer wissen, was ich darüber denke. Bis mir das zu auffällig wird. Auch diesmal schlage ich eine Einladung zum Austausch von Intimitäten aus. Aber ich gehe ihm nach, was er nicht bemerkt. Er wohnt ein paar Häuserblöcke weit von uns entfernt. Ich kenne mich aus in meinem Viertel. Auch sein Haus ist ein Gebäude der Wohnungsgesellschaft, die nur Armee, Polizei und Stasi beherbergt. Mag sein, daß er Installateur ist. Doch mit Großbetrieb hat er vermutlich etwas anderes gemeint. Bestimmt die »Firma«, wie sie im Volksmund oft genannt wird.

Ich erzähle Sven davon. Er sagt, daß ich vorsichtig sein soll. Aber neugierig auf diesen Typen ist er geworden. Wenig später sitzt dieser Micha uns bei einer Tasse Kaffee in unserer kleinen Wohnung gegenüber. Ich kann mich nicht erinnern, ihm unsere genaue Adresse genannt zu haben. Die hätte er durch einen Freund aus der Sauna erfragt, meint er und entschuldigt sich für seine Aufdringlichkeit. »Ich lerne eben gern ein paar Leute wie euch zwei kennen, ich hatte bisher kaum Gelegenheit dazu. Dieses dauernde Alleinsein macht mich noch ganz fertig. Wir könnten uns doch öfter mal sehen, ich finde euch sehr sympathisch«, sagt er in einer Art, daß man ihm eigentlich jedes Wort glauben möchte.

Doch ich frage ihn geradewegs auf den Kopf zu, was seine Frau und seine beiden Kinder davon halten würden. »Schließlich willst du doch nicht nur zum Kaffeetrinken zu uns kommen, oder?« Da habe ich was angerichtet! Doch ich gebe noch einen drauf: »Daß man bei euch im »Betrieb« jetzt schon solche wie dich aussucht, um die Leute auszuhorchen, zeugt wenigstens vom Geschmack deiner Vorgesetzten.«

Eine Weile sitzt er nur da und sagt kein Wort. Vom mitgebrachten Wein trinkt er keinen Schluck mehr. Nach Zärtlichkeiten scheint ihm auch nicht mehr der Sinn zu stehen. Vermutlich würde er auch keinen hochkriegen, so wie er plötzlich dreinschaut.

»Bitte kein Wort zu meiner Frau, die weiß nichts von meinen Männergeschichten«, sagt er leise. »Als ich geheiratet habe, war mir noch nicht klar, was ich eigentlich will, was ich fühle. Selbst jetzt bin ich mir nicht hundertprozentig sicher. Mal schlafe ich gerne mit einem Mädel, mal ist mir ein Kerl lieber. Wie soll ich damit klarkommen? Mein Chef ist mir mal auf die Schliche gekommen. Nun setzt er mich damit unter Druck, tut aber so, als würde er mir damit einen Gefallen tun, weil ich auf diese Weise bei der Arbeit meinen Spaß haben kann und meine Frau damit nicht belasten muß. Ein Scheißspiel, kann ich euch sagen.« Er hat es mit einem Mal eilig, sich zu verabschieden. »Ich mag euch wirklich und würde gern wiederkommen.« Diesmal ist das nicht gelogen.

Ein paar Tage später ruft er mich im Lazarett an. »Ich habe sturmfreie Bude und lade euch zum Essen ein«. Auch diesmal kommt es nicht zum Toben durch die Betten. Ich habe eine fette Grippe und möchte niemandem meine Rotznase zumuten. Beim Blasen würde ich eh keine Luft kriegen. Doch Sven will es wissen. Er mag Micha inzwischen auch. Und tut es. Was soll's? Die Sünde ist er wirklich wert. Als ich wieder gesund bin, hole ich das bisher Versäumte nach. Auch ohne verschnupfte Nase bleibt mir die Luft weg. Ein toller Bengel, dieser Micha! Mal von seinem Job abgesehen.

1989
Der Parteisekretär läßt mich auch weiterhin nicht in Frieden. Nach einer Übungsfahrt zur U-Boot-Jagd auf der Ostsee laufen wir mit dem Schiff in den Hafen von Swinemünde ein. Dort soll ein Fußballfreundschaftsspiel zwischen polnischen, sowjetischen und DDR-Kämpfern stattfinden. Fußball konnte ich noch nie ausstehen, erst recht nicht spielen. Ich weigere mich mitzumachen. Der Parteisekretär bestraft mich mit einer offiziellen Rüge, die er vor der vollständig versammelten, in Reih und Glied angetretenen Mannschaft

ausspricht. Ich bekomme einen Vermerk in die Kaderakte: *Unmilitärisches, unsozialistisches Verhalten beim Manöver*. Ich komme mir wie im Kindergarten vor.

Es wird Sommer. Zu Tausenden verlassen die Bürger »ihre« Republik: über Ungarn, Polen, die Tschechei. Die Lage im Land wird immer kritischer, ein Alptraum lastet auf mir. Was, wenn diese Armee gegen das eigene Volk eingesetzt wird? Das ist die Frage, die mich Tag und Nacht quält.

Ich stelle ein Gesuch, aus der Armee entlassen zu werden. Ich kann diese Uniform nicht mehr mit meinem Gewissen vereinbaren. Auch wenn das System, das hinter dieser Uniform steht, mich in Form eines lustigen Pummelchens von der Wohnungsverwaltung der Armee angenehm überrascht.

Ich trete in die Dienststube mit der Frage, ob ich nicht für meine kleine Einraumwohnung und die Anderthalbzimmerwohnung von Sven eine große Wohnung bekommen könnte. Mit drei Zimmern etwa. Statt mich rauszuschmeißen, wie ich es befürchtet habe, fällt sie mir vor Freude fast um den Hals. »Sie schickt der Himmel, Herr Doktor!« ruft sie und bereitet gleich alle nötigen Papiere vor. »Die Leute heiraten alle viel zu jung. In der Dienststelle lassen sich junge Paare reihenweise scheiden. Wir brauchen dringend kleine Wohnungen, damit die Geschiedenen auch auseinanderkommen. Mit Ihren beiden Wohnungen kann ich einen riesigen Ringtausch vollziehen«, trällert sie wie ein Rotkehlchen.

Eigentlich stehen zwei Personen laut Wohnraumlenkungsbeschluß nur zwei Zimmer zu. Sie kann sich aber bei den Vorgesetzten durchsetzen. Einige Tage später halten Sven und ich die notwendigen Formulare für den Wohnungstausch in der Hand. *Wohnraumzuweisung für Dienstwohnungen des Ministeriums für Nationale Verteidigung* ist die fette rote Überschrift auf dem Zettel aus vergilbtem Papier. *Zur Verbesserung der Lebensbedingungen alleinstehender Berufssoldaten der 4. Flottille werden mit Zustimmung des Vorsitzenden der Standortswohnungskommission aus der Zuweisung von Wohnungseinheiten aus Investmitteln des Ministeriums Dreiraum-Dienstwohnungen zur Versorgung alleinstehender Berufssoldaten verwendet. Für die Wohnungseinheit 32175 werden zwei Genossen als gleichberechtigte Hauptmieter eingesetzt. Beide Mieter haben die gleichen Rechte und Pflichten gegenüber der Wohnungsverwaltung. Jeder Mieter wählt sich ein Zimmer, das er nutzen möchte. Über die Nutzung der übrigen Räume einigen sich beide Mieter einvernehmlich. Bei Auszug eines Mieters aus der o. g. Wohneinheit wird durch den Chef der Flottille ein neuer Hauptmieter eingesetzt.*

Sven findet diesen Mietvertrag Klasse. »Wenn ich dich mal verlasse«, meint er grinsend, »dann sorgt deine Dienststelle für einen neuen Lover. Da sage einer, die NVA hat was gegen schwule Beziehungen.«

Im September ziehen Sven und ich in unsere gemeinsame Wohnung ein. Alle Kollegen seines Intershoplagers und die meisten meiner Armeegenossen aus dem Flottillenlazarett fassen mit an. So schnell wie dieser Umzug erledigt ist, können wir gar nicht gucken. Meine kleine Schwester Anne hilft uns beim Tapezieren, und bald ist unser Traum von einem gemeinsamen Zuhause Wirklichkeit. Doch im Gegensatz zu dem großen Glück mit der Wohnung wird mein Entpflichtungsgesuch von den Chefs der Dienststelle abgelehnt.

Im Oktober erlebe ich die letzte DDR-Geburtstagsfeier nach herkömmlichem Zeremoniell. Antreten, Reden entgegennehmen. Danach ein dreifaches Hurra! Das ganze wirkt auf mich wie eine Totenmesse.

Am 9. November liegen wir mit dem Tauch- und Bergungsschiff auf der Ostsee in der Nähe der Dreimeilenzone und sehen im Fernsehen die Bilder vom Fall der Berliner Mauer. Der Politoffizier des Schiffes wird böse, als ich sage: »Das war's. Du kannst dir einen neuen Job suchen, Hans.« Dann schalte ich vom DDR-Fernsehen auf ZDF um. Westfernsehen in Einrichtungen der NVA ist noch immer verboten. Der Politoffizier läuft dunkelrot an und droht mir mit einer Disziplinarstrafe. Der Kapitän, der Chief und ein paar andere Offiziere, die in der O-Messe versammelt sind, fangen an zu lachen. Auch sie haben längst begriffen, was Sache ist. Laut zeternd zieht sich der »Politnik« in seine Kammer zurück. Kurz darauf lichten wir den Anker, und die Maschinen laufen mit Volldampf in Richtung heimatlicher Küste. Dort bekommen alle Armeeangehörigen den Befehl, auf weitere Anweisungen zu warten und vorerst auf keinen Fall in den Westen zu reisen. Am Abend des 10. November fahren Sven, meine Schwester Anne und ich im Trabant von Mutter über die Autobahn bis zum Horner Kreisel und weiter bis zum Hauptpostamt in die Hamburger City. Dort lassen wir die Pappe stehen und holen uns unser Begrüßungsgeld. Den Stempel vom Hamburger Hauptpostamt lasse ich mir ebenso wie den Stempel vom Grenzübergang in meinen Wehrdienstausweis drücken. Dann bestaunen wir die Geschäfte auf der Mönckebergstraße und spazieren an der Alster entlang. Wir besuchen auch den Dom und bummeln über die Reeperbahn.

Am nächsten Tag erzählen alle in der Dienststelle von ihren nächtlichen Westreisen. Besonders die Vorgesetzten, die uns daran am lautesten hindern wollten. Ich schreibe den nächsten Antrag auf Entpflichtung und bringe ihn ohne Beachtung des Dienstweges direkt zur Sekretärin des Chefs Innere Dienste, meinem obersten Vorgesetzten. »Ich gehe nicht aus der Schreibstube, bevor ich nicht einen verbindlichen Termin beim Chef zugesagt bekomme«, drohe ich der Sekretärin und setze mich auf ihren Schreibtisch. Sie regelt das wider Erwarten sofort. Das Gespräch findet noch in derselben Woche statt. Inzwischen sind die ersten Genossen nicht mehr zum Dienst erschienen, auch Ärzte von uns. Mein Antrag wird ernst genommen, denn die personelle Besetzung des Lazaretts ist gefährdet. Wir versorgen nicht nur die Soldaten, sondern auch das gesamte zivile Umfeld. Wir können die Patienten nicht im Stich lassen. Deshalb biete ich einen Kompromiß an. Ich arbeite bis zu meiner geplanten Entlassung in die Facharztausbildung als Zivilangestellter weiter. Ohne Uniform, ohne direkter Befehlsgewalt ausgesetzt zu sein, ohne im Ernstfall einem Militärgericht unterstehen zu müssen. Dem wird zugestimmt, ich darf wegtreten. Die einzige Uniform, die ich von diesem Tage an jemals wieder anziehe, ist der weiße Arztkittel.

Meine Schiffseinsätze sind damit beendet. Wenig später bin ich sogar Leiter des Flottillenlazaretts. Ein Zivilist ist Chef der Matrosen und Maate in der medizinischen Einrichtung. Vor wenigen Wochen noch undenkbar, bin ich nun militärischer Vorgesetzter, ohne selbst Militär zu sein. Meine mir nun untergebenen Frauen und Männer unterstützen mich und machen mir Mut. Medizinischer Alltag zieht ein, während sich unsere Dienststelle mehr und mehr auflöst. Eine Baracke nach der anderen wird leergeräumt und abgerissen. Ein Schiff nach dem anderen wird angebunden und verschwindet schließlich auf Nimmerwiedersehen aus dem Marinehafen. Gleichsam werden die Besatzungen ausgemustert. Auch wir vom Flottillenlazarett werden »abgewickelt«. Woche um Woche geht einer von unseren Kollegen. Zum Schluß sind wir ein kleines Häuflein von zwei Ärzten, einer Zahnärztin, drei Schwestern und ein paar Matrosen. Kümmerlicher Rest einer einstmals über dreißig Mann starken Truppe. Die Dinge in unserem Land entwickeln sich in eine Richtung, die mir unheimlich ist. Einerseits freue ich mich über die vielen neuen Freiheiten und Chancen, die sich eröffnen: zum Beispiel ohne besonderen Antrag eine Fahrkarte nach Frankfurt am Main lösen zu können oder alle Zeitungen und Bücher bekommen zu können, ohne daß einer vorschreibt, was ich zu lesen habe und was nicht. Dafür aber verschwinden andererseits hochqualifizierte Schiffstechniker als Klinkenputzer von Versicherungen in der Versenkung. Viele, die glaubten, sie seien tüchtig und qualifiziert genug, um niemals ohne Arbeit dastehen zu müssen, füllen jetzt die Gänge des Arbeitsamtes, eine Institution, die ich mir nicht gewünscht habe. Das vielgerühmte Volkseigentum, an dem jeder von uns Anteil hat, von dem jedem von uns etwas gehört, kommt portioniert auf den Tisch, der für jeden von uns zu hoch ist. Und wie es mir scheint, trifft es gerade die Einfachen und Ehrlichen, die die meisten Hoffnungen in den Wechsel setzten und dafür auf die Straße gingen, geistige Freiheit zur vom Staat erklärten Sicherheit einzufordern. Nun soll es das eine nur in Ablehnung des anderen geben? Die Welt verändert sich zu schnell, als daß ich sie begreife. Um mich zu schützen, ziehe ich Grenzen in meinem Kopf und meinem Herzen, die mich aufs Neue innerlich spalten. Hört denn diese deutsche Teilung niemals auf? Wieder einmal habe ich den Eindruck, der Zug ist abgefahren, und die meisten stehen noch am Bahnsteig.

1990
Im Mai fahren Sven und ich noch einmal mit einem Ferienscheck in ein Erholungsheim der NVA nach Oberwiesenthal. Zwei Wochen Erholung für wenig Geld, mit einem Programm, das in der Geschichte der Nationalen Volksarmee und ihrer Ferienheime einmalig ist, wurden doch Tagesausflüge nach Oberfranken hier noch nie angeboten. Wir bummeln durch die Stadt Hof und trinken die »Krönung« bei Frau Sommer. Auch Karlsbad, Jena, Dresden und Weimar besuchen wir. Pläne für den Umzug in den Westen machen wir keine. Dafür zieht der Westen bei uns ein. Im Juli bekomme ich, wie alle, mein Gehalt in D-Mark überwiesen. Auch ein Novum, nicht nur bei der NVA.

Wenn man im persönlichen Leben Fehler begeht, korrigiert man sie, oder wenn das nicht möglich ist, verhindert man ihre Wiederholung. Nie käme ich dabei auf die Idee, auch alles, was ich richtig gemacht habe, gleich mit über den Haufen zu werfen. Genau das aber spielt sich in diesem letzten Jahr der DDR um mich herum ab. So jedenfalls empfinde ich das. Bald weiß ich nicht mehr, was ich nun für gut und bewahrenswert halten soll und was nicht. Wenn ich auf den Straßen »Stasi in die Produktion!« höre, frage ich mich, ob die Leute verrückt geworden sind. Die Produktion funktioniert doch so schon kaum noch. Wollen sie die völlig ruinieren? Skandieren vor allem die Sachsen bei ihren Montagsdemos »Helmut Kohl, das tut wohl!«, höre ich sofort den zweiten Vers: »In den Köpfen sind wir hohl!«
   »Wir sind das Volk!« finde ich durchaus passend. Da artikuliert sich, was bisher nur stumm war. Aber was wollen wir? Was will das Volk? »Freiheit statt Sozialismus!« oder »Freiheit UND Sozialismus!« Die Politik steigt in diesen Wochen vom hohen Roß und geht zu Fuß weiter. Die Stimmen aus der Bürgerbewegung werden leiser, verworrener. Das Was ist geklärt, das Wie führt zu babylonischer Verwirrung. Ist die Wende wirklich eine »Revolution von unten« oder wieder nur ein Ringen um den besten Platz an der

gedeckten Tafel? Höre ich »Wir sind EIN Volk!«, kommt bei mir nur noch »Wir sind ein dummes Volk!« an.

Wie die meisten von uns bin ich total durcheinander. Ich kann all die vielen Ereignisse dieser Tage kaum noch einordnen, geschweige denn bewerten. Irgendeine Bewertung brauche ich aber. Schon aus alter Gewohnheit. Wie soll ich mich sonst orientieren? Was nützt mir mein mühsam errungener Optimismus: Die Welt ist verkehrt, nur ich bin richtig. Auf meinen Sex mag das noch zutreffen. Aber daß diese Welt richtig ist und ich »verkehrt« bin, kann ich auch nicht glauben. Es gibt nur einen Weg. Die Welt ist okay, so wie sie ist. Und ich als Teil von ihr bin richtig, wie ich bin. Wie schön wäre es, wenn ich davon wirklich überzeugt sein könnte!

In der 75. Ausgabe der Mecklenburger Volkszeitung, einer Pressestimme, mit der die Macher Hoffnungen an Unabhängigkeit, neue Freiheiten und Zukunft im wiedererstandenen Land Mecklenburg-Vorpommern knüpfen, gestaltet eine befreundete Journalistin eine ganze Kulturseite mit einigen meiner Gedichte. Dazu veröffentlicht sie meinen Aufsatz mit dem Titel »Opposition« und ein Interview mit mir. »Ich habe nach dem Lesen deiner ›Heftchen‹ gewußt: Du bist Arzt, Autofahrer, Brillenträger, Raucher ... Gibst du dem Leser absichtlich soviel über deine Person preis? Was ist deine Motivation für's Schreiben?« fragt sie mich in dem Interview. Ich antworte ihr: »Ich habe eigentlich nicht für Leser, sondern in erster Linie für mich geschrieben, hatte die Absicht, mir mehr über mich zu verraten ... Und einfach die Dinge noch einmal langsam auf Papier zu denken, über die ich mir klar werden wollte. Und mich abzureagieren. Es gibt ja Leute, die behaupten, mit Literatur die Welt verbessern zu können. Daran glaube ich nicht.« Dann fragt sie mich noch: »Das Gros deiner Texte entstand vor der Wende. Worin liegt deine jetzige ›Unproduktivität‹ begründet?« »Berufliche und private Sorgen nahmen mich in Beschlag, so daß ich für's Schreiben keine Antenne hatte«, lese ich meine Antwort in der Zeitung. Die Wahrheit ist: Es hat mir total die Sprache verschlagen. Auch darüber, daß die Mecklenburger Volkszeitung bereits wenige Tage später nach nur 100 Ausgaben ihr Erscheinen wieder einstellen muß.

Als am 3. Oktober in unserer Dienststelle die Flagge mit Hammer und Zirkel im Ährenkranz eingeholt wird und der Bundesadler am Mast emporklettert, hoffe ich, es möge ernst gemacht werden mit Einigkeit und Recht und Freiheit. Daran glauben kann ich an diesem Tag nicht. Zu groß mein Mißtrauen gegen Glauben. Zu oft erlebt, wie das Virus der Dummheit grassiert. Auch wenn ich von vielem, was war, gern Abschied nehme, bleibt es dennoch ein Abschied, ein feierlich melancholischer Moment, der mir, wie anderen auch, die um mich herum auf dem Appellplatz angetreten stehen, die Tränen in die Augen treibt. Vielleicht sind auch Freudentränen dabei. Denn schließlich sind wir hier zu einer Feier angetreten. Zur Feier anläßlich des Tages der Deutschen Einheit. Dieser Tag ist mein Geburtstag. Ich bin heute 29 Jahre alt geworden.

2. TEIL – AUFNAHMEBEFUND
Wie ich erwachte und den großen Schlaf fand.

1991
Auch für mich wird Lernen in diesem Jahr 1 nach dem Kalten Krieg die einzige Möglichkeit, weiterexistieren zu können. Epi Deutsch, bisher eigentlich eher Epi »Ostdeutsch«, muß ein Epi »Bundesdeutsch« werden. Ich muß mich auf den Hosenboden setzen, wenn ich es schaffen will. Und ich muß es schaffen, wie alle meine Landsleute. Selbst wenn ich es nicht wollte. Abhauen, über die grüne Grenze auf die andere Seite, wo man das, was man nicht will, nicht muß, damit ist es jetzt vorbei. Weglaufen vor mir selbst, in die innere Emigration, damit ist schon lange und endgültig Schluß. Also lerne ich und beginne so meinen Start in die Marktwirtschaft. Melde mich zum Computerlehrgang an und kaufe mir einen PC. Von jetzt an schreibe ich die Patientenberichte auf der Tastatur meines 286ers. Meine Krankenschwestern sind begeistert, sie müssen keine Doktorschrift mehr entschlüsseln.

Ich nehme an einem Sechswochenlehrgang vom Arbeitsamt teil. »Umschulung zum Bundesbürger« könnte man diesen Kurs nennen. Ich höre etwas über das System der Sozialversicherung in Deutschland, lese die neue Verfassung, lausche Vorträgen über Banken, Zinsen, Hypotheken, Versicherungen, Mietrecht, Wahlrecht und Strafrecht. Mit meiner Seminargruppe besuche ich einige der ersten Gerichtsverhandlungen junger Rechtsstaatlichkeit im Rostocker Amtsgericht. Das hat in der früheren Hauptzentrale der Stasi sein Zuhause bezogen. Wir schauen auch bei der neueingekleideten Polizei vorbei, die sich, wie viele andere auch, der Vorsilbe »Volks-« entledigt hat. Jeder Tag bringt mir eine Fülle unendlich vieler neuer Fakten, Daten, Zusammenhänge und Informationen. Alles, wofür ein Mensch normalerweise die gesamte Zeit seiner Kindheit, der Jugend und des jungen Erwachsenenalters zur Verfügung hat, um sich mit den Spielregeln seiner Welt vertraut zu machen, sie begreifen und anwenden zu lernen, lerne ich noch einmal neu in diesem Jahr. Wie alle meine Landsleute.

Im Lazarett der Dienststelle kümmern wir uns jetzt verstärkt um die medizinische Versorgung der Zivilbevölkerung, die im näheren Einzugsbereich wohnt und für die es hier draußen vor den Toren der Stadt außer durch uns kaum ärztliche Betreuung gibt. Die Leute nehmen unser Angebot an. Immer mehr, deshalb stelle ich einen Antrag auf Teilnahme an der Kassenärztlichen Versorgung, dem stattgegeben wird. Nun büffeln wir zusammen mit allen Schwestern und den noch verbleibenden ärztlichen Kollegen das neue Sozialgesetzbuch, prägen uns unzählige Formulare von allen möglichen Kostenträgern ein und üben ihr richtiges Ausfüllen. Machen uns mit Krankenkassen, Rentenversicherern, Berufsgenossenschaften bekannt, studieren deren Gebührenordnungen, dringen ins Abrechnungswesen ein und machen uns vor allem immer wieder Mut dabei. Je tiefer wir in bundesdeutsche Medizinbürokratie vorstoßen, desto mehr Mutmachen ist vonnöten. Doch mit der Zeit spielt sich alles irgendwie ein.

Im Privatleben sieht es nicht viel anders aus. Zu Hause füllt sich der Aktenordner mit neuem Mietvertrag, Versicherungspolicen, Kontoverträgen, neu beglaubigter Approbationsurkunde, angepaßten polizeilichen Führungszeugnissen und neuem Arbeitsvertrag. Eine neue Geburtsurkunde wird mir merkwürdigerweise nicht ausgestellt.

Die Arbeit und der private Alltag gehen allmählich wieder glatt von der Hand, trotz mancher Regelungen, deren Charakter dies an sich gar nicht zulassen dürfte. Auch die Frage der Orientierung in meiner Heimatstadt habe ich geschnallt: Dort, wo früher die Meldestelle war, befindet sich jetzt das Sozialamt. Dort, wo die Sozialversicherung ihre Räume hatte, ist jetzt die Bank und dort, wohin man früher sein Geld zur Sparkasse trug, kann man jetzt Döner kaufen. Der Gemüseladen beherbergt heute eine Drogerie, und wo ich sonst Drogerieartikel gekauft habe, bekomme ich jetzt Immobilien. Immerhin, die Straßenbahn fährt noch auf ihren Schienen und auch das Wasser der Warnow strömt noch immer flußabwärts der Ostsee entgegen.

Auch wenn ich mit Sven schlafe, funktioniert die Sache noch so wie einst. Das entschädigt für sehr vieles, was uns an manchem Abend mutlos in die Federn kriechen läßt.

Svens Betrieb löst sich auf. Der Intershop und das dazugehörige Großlager mit Westware werden nicht mehr benötigt. Die Geschäfte sind jetzt alle Intershop. Ware ist inzwischen fast überall nur noch aus dem Westen, und mit der harten D-Mark bezahlt man bereits in allen Läden. Forumschecks sind Geschichte. Zum Jahresende weiß Sven noch nicht, ob und wo er neue Arbeit finden wird. Nach der anfänglichen Euphorie, in der neuen Republik leben zu dürfen, erste bittere Erfahrungen auch für ihn. Jeden Abend eine neue leckere Fruchtjoghurtsorte auszuprobieren, ist das eine – Sven freut sich jedesmal wie ein Knabe bei der Bescherung unter dem Weihnachtsbaum – doch der Joghurt will bezahlt sein. Dazu braucht auch Sven eine Arbeit. Klagen hilft nichts, wir müssen uns was einfallen lassen. Für Revolutionen gibt es nun mal weder Geldzurück-Garantie noch Umtausch bei Nichtgefallen.

In meiner inzwischen MarineSanstaffel genannten Truppe verabschieden sich allmählich auch die letzten Kollegen. Der Stützpunkt soll irgendwann für die Bundesmarine völlig neu aufgebaut werden. Aber vorher wird der große Besen genommen und aller Staub der Vergangenheit zur Tür hinausgefegt. Nur wenige von uns bekommen hier eine zweite Chance. Die meisten Offiziere putzen inzwischen Klinken oder genießen das Abstellgleis mit Namen Vorruhestand. Sie füllen beim Aldi die Regale auf, schwatzen ihren ehemaligen Genossen überflüssige Versicherungen und nicht benötigte Geldanlagen auf oder machen Butterfahrten nach Dänemark.

Es ist Spätherbst. Die Wildgänse sammeln sich zum Flug in den Süden. Viele junge Burschen meiner Heimatstadt sind längst nach Westen aufgebrochen. Hübsche Jungs Mitte Zwanzig werden im Stadtbild seltener.

Einer meiner neuen Vorgesetzten aus dem Westen lädt mich an einem Nachmittag zum Kaffee ein. Mein Gastgeber gehört zu denen, die gen Osten kamen, um den Busch gegen Zulage urbar zu machen. Der Oberstabsarzt interessiert sich dafür, wie bei mir alles so läuft, und überbringt mir die frohe Botschaft, daß ich mich beim Bund neu bewerben könnte: »Sie haben gute Chancen, daß man Sie übernimmt, Herr Deutsch. Sie sind jung, waren nicht in der Partei und die ganze neue Welt steht ihnen offen. Die Arbeit hier macht Ihnen doch Freude, man spürt, wie sehr Sie sich engagieren. Nur haben wir da ein Problem. Zivile Ärzte gibt es in unserer Bundesmarine leider nicht. Ihren jetzigen Status können Sie nur noch für eine kurze Übergangszeit behalten. Wenn Sie hier in reichlich Lohn und bei gutem Brot bleiben und weiterarbeiten wollen, müssen Sie die Uniform wieder anziehen.«

Er scheint völlig überzeugt davon, daß jemand wie ich natürlich gar nicht anders kann, als sofort zuzugreifen. Doch ich habe mir diese Dinge längst überlegt. Meine geplante Facharztausbildung im Bezirkskrankenhaus kann ich ohnehin vergessen. An Verträge aus längst vergangenen Tagen fühlt sich heute niemand mehr gebunden.

»Bei der Marine hätten Sie natürlich sofort jede Möglichkeit, in einem Fachgebiet Ihrer Wahl eine gute Ausbildung zu bekommen. Allerdings müßten Sie sich mindestens zu zwölf Jahren Dienst verpflichten.« Sein für meinen Geschmack viel zu selbstgefälliges und gekünsteltes Lächeln erwartet auch jetzt nichts als Zustimmung zu seinem Angebot. Als ich es sofort und rigoros ausschlage, ist das

Lächeln wie ausgeknipst, und er zieht seine Stirn in Falten, als habe er sich verhört. Mit seinem pickeligen Gesicht, das wie der eindeutig erbrachte Beweis der Unwirksamkeit sämtlicher Gesichtswasser der westlichen Werbewelt aussieht, wird er mir noch unsympathischer. Ich rücke ein Stück vom Tisch ab und gehe auch mit den Worten auf Distanz: »Aus der einen Uniform raus und sofort in die nächste rein, das kommt für mich nicht in Frage, Herr Oberstabsarzt. Das Plattmachen unserer Vergangenheit werde ich nicht auch noch mitmachen.«

Mein Chef scheint mir mit einem Mal ganz aufmerksam zuzuhören. Etwas durcheinander fragt er: »Ja, geht es Ihnen denn jetzt nicht besser als früher?« »Wie soll ich das beantworten können, nach so kurzer Zeit?« frage ich zurück. »Großreinemachen, Sanierung, Erneuerung in diesem Land sind sicher dringend nötig. Aber wirklich nur hier im Osten? Wissen Sie eigentlich, wie es mir in dieser ganzen Wende geht? Wie ich mich dabei fühle? Für mich ist es wie eine Zeitreise, die mich in ein und demselben Moment zugleich in die Zukunft und zurück in die Vergangenheit bringt. All die vollen Geschäfte, das bunte Leben ringsherum haben mich über Nacht in eine Zukunft versetzt, von der ich nie geglaubt habe, sie jemals zu erleben. Das löst schon Glücksgefühle aus. Doch plötzlich die alten Hüte der bürgerlichen Gesellschaft tragen zu müssen, ist dagegen ein großes Unglück für mich. Allein die Tatsache, daß ich als Kassenarzt die Möglichkeit habe, an meinen Patienten zu profitieren, wenn ich ihnen nur genug überflüssige Untersuchungen empfehle, dahin wollte ich niemals gelangen. Ich kann nicht einfach vergessen, wo ich herkomme und wer oder was ich bin.«

»Wie meinen Sie denn das nun wieder?« hakt er nach. Bei dem, was ich ihm nun zu sagen habe, schaue ich ihm tief in die Augen. Ich fixiere ihn ganz fest, zwinge ihn, mich und meine ihn direkt angreifenden Worte auszuhalten: »Ich meine, daß ich gerade voller Zuversicht gewesen bin. Als junger schwuler Mann hatte ich es eben erst geschafft, zu mir selbst zu stehen. Meine Kollegen hatten meine Lebenswelt akzeptiert. Niemand mehr, der daran gedacht hätte, mich wegen einer Homoziffer in der Tauglichkeitsverordnung für wehrdienstverwendungsunfähig erklären zu lassen. Niemand, der es noch gewagt hätte, mich nicht zusammen mit meinem Freund Sven zum Betriebsfest einzuladen, wenn alle Kollegen gemeinsam feiern. Niemand mehr, vor dem ich mich zu verstecken hatte, weil ES nicht erwünscht wäre.«

Mein Chef hat mächtig damit zu tun, meinen Blick und meine Worte auszuhalten. Beide wissen wir, wovon ich rede. Längst haben sich in der Dienststelle die Gerüchte verbreitet, mit welchen Jungs mein Vorgesetzter am liebsten seinen Dienst verrichtet. Offiziell wird versteckt und vertuscht. Doch seine Mitmenschen für dumm zu halten, halte ich für ziemlich dumm. Trotzdem sage ich: »Mir steht es nicht zu, Sie zu verurteilen. Vermutlich kommen Sie aus einer Welt, die Ihr Verhalten erfordert oder erzwingt. Doch genau darum geht es mir. Den Regeln Ihrer Welt werde ich mich nicht unterwerfen. Deshalb komme ich Ihnen mit diesem Thema. Bitte verzeihen Sie mir meine Dreistigkeit. Ich könnte Ihnen natürlich genügend andere Beispiele für Dinge aufzählen, die mich spüren lassen, daß ich mich durch sie sowohl in der eigenen, wie auch in der gesellschaftlichen Entwicklung um Meilen zurückgeworfen sehe.«

Bevor ich noch lange herumphilosophieren kann, unterbricht er mich und wird offiziell. »Für den von mir nicht erwarteten Fall, daß Sie nicht bleiben möchten, muß ich Ihnen leider mitteilen, daß Sie zum Ende des Jahres vom Bund entlassen werden. Sie dürfen wegtreten«, beendet er das Gespräch. Wir haben noch nicht einmal den Kaffee ausgetrunken. Er begleitet mich noch bis zur Tür. Auf einmal merke ich eine Hand auf meiner Schulter. Er räuspert sich ein wenig. »Ich wünsche dir alles Glück dieser Welt«, sagt er mit einem Mal ganz freundlich hinter meinem Rücken, und seine Stimme bekommt einen ganz vertrauten und herzlichen Klang. Ich drehe mich zu ihm um, für einen kurzen Moment treffen sich noch einmal unsere Blicke. Seine Augen haben diesen gewissen Glanz, den jeder Mann kennt, der Männer liebt. Dann schließt er hinter mir die Tür. Das wünsche ich dir auch, armer Kerl, denke ich auf dem Gang zur Treppe. Als ich die Stufen hinabspringe, wird mir klar, daß ich mir für mich auch langsam etwas einfallen lassen muß, wie es in Zukunft weitergehen soll.

Die großen Kliniken der Stadt bauen überall Betten ab. Stationen werden verkleinert, Personal wird reduziert. Ich habe jetzt drei Jahre Praxis mit allgemeinmedizinischer Arbeit hinter mir. Habe tagtäglich in meinem Stützpunktlazarett dasselbe getan, was ich in einer Poliklinik oder in einer Arztpraxis hätte leisten müssen. Darüberhinaus habe ich betriebsärztlich gearbeitet, spezielle Aufgaben wie die Taucherbetreuung erledigt, bin Notdienste gefahren und verspüre keine Lust, die nächsten fünf Jahre erneut als Assistenzarzt die strenge Hierarchie in einem Krankenhaus genießen zu dürfen, um dann als ausgebildeter Facharzt für die Klinik zu teuer zu sein und wieder weggehen zu müssen. Selbständiges Arbeiten, gerade wie in diesem letzten Jahr als Zivilarzt beim Bund, hat mir gefallen. Den ganzen Kassenarztkram habe ich inzwischen begriffen. Die staatlichen Polikliniken sind längst in der Abwicklung, wie man das jetzt nennt. Die Ärzte lassen sich nieder und eröffnen ihre eigenen Praxen. Und Rostock hatte, pro Kopf der Einwohner gerechnet, schon immer sehr viele Ärzte, überlege ich mir weiter. Soll ich nach fünf Jahren weiterer Ausbildung feststellen, daß der Markt der Vertragsärzte aufgeteilt ist und man mich nun auch hier nicht mehr braucht? Das sind so meine Gedanken, als ich das Stabsgebäude verlasse, und als ich die breite Allee durch den Stützpunkt entlanglaufe, erscheint mir nur eine einzige Entscheidung vernünftig: Ich mache eine eigene kleine Praxis auf.

Doch nicht die übliche Null-Acht-Fünfzehn-Hausarztpraxis im Neubaugebiet für die Großmutter und den Großvater aus der näheren Wohnumgebung. Mir ist auf einmal völlig klar, was ich zu tun habe. Als Praktischer Arzt will ich vor allem für diejenigen da sein, denen die Erfahrung meiner schwulen Lebenswelt zugute kommen kann. Die bei ihrem Arzt nicht erst lang und breit erklären möchten, woher sie sich die eine und andere Filzlaus oder Feigwarze an Stellen zugezogen haben, die der Phantasie eines heterosexuellen Mediziners unzugänglich sind. Die sich bei Depressionen und Angsterkrankungen nicht trauen, von ihrer Unsicherheit im Fühlen und Lieben zum gleichen Geschlecht zu erzählen, weil sie vielleicht Probleme mit ihrem Coming out haben.

Ich weiß, wovon ich rede und erinnere mich noch genau daran, wie ich mich damit gequält habe, als ich die Zeichen meines Körpers nicht verstehen wollte, der auf die Hilferufe meiner Seele reagierte, indem er einfach den Dienst versagte. Die Puste blieb mir weg. Bei der kleinsten Anstrengung fühlte ich mich fix und fertig, wie nach einer Schwerstarbeit. Der Kardiologe, der mich mit allen ihm zur Verfügung stehenden Apparaten moderner Medizin untersuchte, fand natürlich keine organischen Störungen. Ich sollte mehr Sport treiben, war sein ärztlicher Rat. Nach eventuellen Nöten meiner Psyche fragte er mit keiner Silbe. Weshalb ich mir wie ein eingebildeter Kranker vorkam und erst recht nicht mehr zu sagen wagte, wo mich mein schwuler Schuh drückte. Das war im zweiten Studienjahr, als ich noch so gut wie nichts von Psychosomatik wußte. Leider.

Mit diesen unangenehmen Erinnerungen habe ich plötzlich ein Ziel vor den Augen. Sehe einen Platz für mich in dieser neuen, langsam doch nicht mehr so ganz unheimlichen Welt, eine Hoffnung, die mich wieder träumen läßt, und mich die Erfahrungen der Vergangenheit nutzen lassen kann. Im Interesse derer, die diese Erfahrungen noch vor sich haben. Sicher, jeder muß seine eigenen machen. Aber ich denke, manch einer könnte vielleicht doch jemanden brauchen, der ihm dabei ein kleines bißchen Unterstützung gibt. Ist das nicht auch eine Art Präventionsarbeit? Außerdem ist das doch in meinem eigenen Interesse. Damit ich zu mir stehen kann und auch in Zukunft den Blick in den Spiegel aushalte.

Mit diesem Ziel gelingt es mir plötzlich, die »Wende« doch noch als ein Geschenk anzusehen. Ich bin bereit, es anzunehmen und mich darüber zu freuen. Obwohl ich ein Mensch bin, dem es im allgemeinen sehr schwer fällt, Geschenke anzunehmen. Vor allem, wenn sie im Westpaket ankommen.

Meine Familie unterstützt meine Zukunftspläne sofort. Zusammen mit meinem Vater machen wir uns auf, Praxisräume zu finden. Kein leichtes Unternehmen. Ein Jahr nach dem Selbstmord der DDR ist Gewerberaum so knapp, wie es früher Ketchup oder Badfliesen waren. Wer darüber verfügt, will damit nur eines machen. Das schnelle Geld. Wir sehen uns viele Objekte an. Egal, ob die Vermieter altreiche Wessis oder neureiche Ossis sind, meist wollen sie mich mit Wuchermieten über den Tisch ziehen: für Ruinen, die ich dann auch noch auf eigene Kosten auferstehen lassen soll. So funktioniert das heute nicht mehr, irgendwie geht die neue Hymne anders, sage ich den Damen und Herren Maklern und muß dafür unverrichteter Dinge wieder abziehen.

In den Polikliniken, die abgewickelt werden, ist auch nichts frei. Wo früher vier oder fünf Kollegen in einer Abteilung zusammengearbeitet haben, entsteht eine Praxis für einen Arzt, manchmal auch eine Gemeinschaftspraxis für zwei Ärzte. Die älteren Kollegen, die von den Banken als nicht mehr kreditwürdig eingestuft werden, retten sich in den Vorruhestand. Wenn sie können. Die ganz jungen haben noch keine Lobby in den Häusern und müssen gehen, sich auf dem freien Markt ihre Chance suchen. Wer bleiben kann, nagelt ein neues Schild an seine Tür, und schon ist aus der Poliklinikabteilung eine Praxis geworden, für die man im Schnitt fünf bis acht Mark pro Quadratmeter zahlen muß. Solche Häuser gehören der Stadt, und die zeigt sich zunächst mal als fairer Partner. Mir bietet eine Hamburger Geschäftsfrau unsanierte Räume für 40 Mark pro Quadratmeter Kaltmiete an. So hat die Revolution von unten nun mal die Karten gemischt. Es kommt darauf an, nicht den »Schwarzen Peter« zu ziehen.

Wir finden ein Haus, das bis vor kurzem eine Betriebspoliklinik war. Mit Facharztabteilungen, Apotheke, Physiotherapie und Dentallabor. Dort unterzog ich mich vor meinen Schiffsreisen immer der Seetauglichkeitsuntersuchung. Eine Einrichtung für 20 000 Patienten, die entweder zur See fuhren oder in der fischverarbeitenden Industrie ihr Brot verdienten, mitten im großen Fischkombinat der Stadt gelegen, das jetzt von der Treuhand aufgelöst und verkauft wird und mittlerweile Fischereihafen heißt. Auf einem Gelände, um das ein

Zaun gezogen ist, wo man noch immer einen Passierschein braucht, um hinein- und wieder herauszukommen. Von wo die Ärzte bis auf den Zahnarzt weggegangen sind, weil sie in diesem abgesperrten Industriegebiet für sich keine Zukunft sehen. Eine Praxis muß im Wohngebiet liegen, gut erreichbar und zugänglich für jedermann sein, ohne Ausweiskontrolle durch einen Sicherheitsdienst. Diesen Argumenten kann auch ich zunächst wenig entgegensetzen. Trotzdem beschließe ich, mir das Haus in seinem jetzigen Zustand einmal näher anzusehen. Außerdem bin ich lange nicht dort gewesen. Ich bin neugierig, wie es inzwischen hier aussieht. Ich kenne die Politik noch mit übervollen Wartezimmern, freundlichen, zumeist etwas älteren Schwestern. Es ist schon lange her, daß ich die steile Treppe zum Hügel hinaufgestiegen bin.

Vater und ich machen einen Termin mit einem Verantwortlichen des Hafens für Grundstücksverwaltung aus und dann ist es soweit. Wir erklimmen den »Klinikberg«.

24. 6. 1991
Wie eine alte Bekannte begrüßt uns die Poliklinik. Ein typischer Bau aus den DDR-Fünfzigern mit schlichter Fassade. Glatter grauer Putz, der Sockel rot verklinkert. Damals wurde noch gutes Baumaterial verwendet, der Außenputz ist bis auf wenige Stellen intakt. Später, in den Siebzigern wurde nicht mehr so solide gebaut, ziehe ich den Vergleich zwischen diesem Haus und dem Neubaublock, in dem Sven und ich wohnen.

Sogar die alte Investbaracke, die so heißt, weil sie das allererste Gebäude des Fischkombinats war, von dem aus in den Aufbau der Hochseefischerei investiert wurde, steht noch an ihrem Platz. Hier war der Standort der ersten Bautrupps für den Hafen. Später zogen Abteilungen der Poliklinik ein, die Hafenapotheke und ein zahntechnisches Labor. Dann gibt es noch eine kleine Leichtbaubaracke, in der der Hafenärztliche Dienst seinen Sitz hatte. Den Abschluß des Karrees aus vier Gebäuden bildet der frühere Betriebskindergarten, ein Haus, im Stil der Poliklinik ähnlich. Der ganze Hügel ist mit zahlreichen hohen Pappeln, ein paar Kiefern und einigen Ahornbäumen bewachsen. Eine grüne Insel im Industriegebiet, auf diesem zum sonstigen Betriebsgelände höhergelegenen Terrain, das deshalb »Berg« genannt wird.

Der Kindergarten wurde geschlossen, ein paar Räume werden jetzt von einer Abschlepp- und Kfz-Reparaturfirma als Büro genutzt, ein paar andere sind von einem Steuerberater bezogen worden. Die Hafenarztbaracke dient einer türkischen Familie, die im Osten ihr

Glück versucht, als billige Wohnung. In der Investbaracke befindet sich ein kleines Betriebsarztzentrum, das arbeitsmedizinische Untersuchungen für Arbeiter und Angestellte aus dem im Hafen verbleibenden oder sich neu gründenden Unternehmen anbietet. Zwei Ärzte und zwei Schwestern aus dem Bestand der ehemaligen Poliklinik: der kümmerliche Rest von einstmals über fünfzig Mitarbeitern.

Im großen Hauptgebäude der »Poli«, drei Etagen mit jeweils rund vierhundert Quadratmetern Fläche, bohrt im Obergeschoß ein Zahnarzt die Karies aus den Zähnen seiner Patienten. Er ist der letzte noch übriggebliebene Vertreter seiner Zunft aus der ehemaligen stomatologischen Abteilung, die er zu einer kleinen Praxis umgebaut hat. Daneben »baut« seit kurzem wieder ein Dentallabor Zahnersatz für die, bei denen nichts mehr zu bohren ist. Im Keller mühen sich noch drei Physiotherapeutinnen der früheren Therapiestation, die Muskelverspannungen der auf ihre Entlassung wartenden Kollegen des Fischkombinats wegzumassieren.

Als ich zu ihnen in den Keller hinabsteige, kommt es mir vor, als besuchte ich die letzten Überlebenden eines Atomkriegs. Totenstille im grüngekachelten Bunker. »Weil keine Ärzte mehr im Haus praktizieren, ist auch das Ende dieser Einrichtung abzusehen. Es ist niemand mehr da, der Verordnungen zum Inhalieren oder für die Unterwassermassage erteilt«, berichtet mir eine ältere Frau mit traurigen Augen und demselben traurigen Unterton in der Stimme. Als sie mir erzählt, wie lebhaft es hier früher zuging, bekommen ihre Augen und auch die Stimme wieder einen fröhlichen Glanz.

Bei unserer Besichtigung vor Ort gehen wir durch leere Räume, in denen der größte Teil der alten Einrichtung, zumeist völlig demoliert, einfach stehengelassen wurde. Türen hängen herausgerissen in ihren Rahmen, der Fußbodenbelag wellt sich und weist riesige Löcher auf. Wir stoßen auf tropfende Wasserleitungen, deren Wasser auf aus den Wänden herausschauende Elektrokabel rinnt.

Überall ein Bild der Zerstörung. So kurze Zeit nach dem Auszug der ehemaligen Bewohner. Auch das Dach ist kaputt. Beim Zahnarzt und in der Zahntechnik regnet es durch. Einige Außenwände und Decken sind dadurch naß. Die Vorgärten sind verwildert, riesige Dampfheizungsrohre ziehen von Haus zu Haus und verschandeln die Gegend.

Hier oben könnte eine Oase entstehen. Alles eine Frage des Vorstellungsvermögens. Das gilt auch für das Innere des Hauses. Die Räume sind groß, haben wunderbar zugeschnittene Grundrisse, wie wir bei genauerem Hinschauen feststellen. In Gedanken bastele ich mir eine Arztpraxis aus ihnen zusammen. Was es hier für Möglichkeiten gibt. Phantastisch! Doch diese real werden zu lassen, wird viel Geld und eine Menge Arbeit kosten. Vor der Arbeit fürchte ich mich nicht. In meiner Dienststelle ist sowieso nicht mehr viel zu tun. Ich könnte die Zeit nutzen, vieles selbst zu erledigen. Vor allem, was Abriß, Demontage und Entrümpelung all des alten Zeugs angeht. Bis zum Jahresende wäre genug Zeit, aus dieser Bruchbude etwas Vorzeigbares herzurichten. Mit dem nötigen Geld ist es schon etwas anderes. Aber ich bin jung. Kredit zu kriegen, dürfte auch kein unüberwindbares Hindernis werden.

Der Mann von der Grundstücksverwaltung hört sich meine Pläne an und freut sich: »Einen Arzt könnten wir hier wieder brauchen. Es gibt bei uns viele kleine Betriebe. Häufig kommen Unfälle vor und niemand ist mehr in der Nähe, den wir rufen könnten. Sie finden sich doch im Hafen noch gut zurecht, auch wenn in viele Gebäude neue Betriebe Einzug gehalten haben.«

Ich gebe ihm recht: Auf dem »Netzboden« nahm ich an den Rettungsfloßübungen für meine Schiffseinsätze teil. In der »Seekräftelenkung« bekam ich meine Heuerscheine. Ich kenne die Kühlhäuser, die Kantinen, die Verwaltungsgebäude, eigentlich jeden Winkel hier.

»Wenn wir heutzutage mal einen Rettungswagen benötigen, müssen wir den Fahrern immer umständlich erklären, wohin sie zu fahren haben. Dabei geht oft viel zu viel Zeit drauf. Außerdem wäre es für viele von uns gut, jemanden zu haben, der noch weiß, was wir hier früher so gemacht haben, wie wir denken, wo wir herkommen, jemanden, den man noch vom Dampfer kennt und der was von uns versteht.

Wir würden Sie auf jeden Fall unterstützen, wenn Sie hier eine Praxis gründen wollen. Und wegen des schlechten Standorts müssen Sie sich keine Sorgen machen. Wir haben Fördermittel beantragt. All die alten Straßen werden völlig neu aufgebaut. Der Hafen wird ein für jedermann zugängliches Gewerbegebiet für Betriebe der Lebensmittelindustrie und andere Wirtschaftszweige. Verwaltungen sollen angesiedelt werden, Großmärkte, ein Yachthafen mit Hotel, eine Tankstelle. Die Betriebsposten werden vermutlich schon in diesem Jahr abgeschafft, dann ist die Straße offen und Ihre Patienten können Sie gut erreichen. Die Hauptstraße unten am Berg wird schon bald eine der wichtigsten Trassen durch die Stadt sein«, sagt er freundlich und überzeugt mich inmitten des Chaos, das wir hier vorfinden, von der Vision »blühender Landschaften«. Er braucht gar nicht mehr viel zu reden. Allmählich wird mir klar, daß ich meinen Zielbahnhof erreicht habe. Bleibt nur noch die Frage des Fahrpreises zu klären.

Der Hafen hat keine Mittel für Sanierungen an diesem Haus zur Verfügung. Alle Kosten für die Renovierung nach meinen Wünschen müßte ich selbst tragen. Im Gegenzug einigen wir uns auf Mietfreiheit bis zur Fertigstellung des umgebauten Mietobjektes und darüber hinaus für weitere sechs Monate. Die Kaltmiete soll dann zehn Mark für den Quadratmeter betragen. Damit kann ich leben und entscheide mich für etwa 140 Quadratmeter im Erdgeschoß.

»Unter der Bedingung, daß vor meinem Einzug in das Haus das Dach gedeckt wird«, schränke ich die zu hohen Erwartungen meines Gegenspielers ein, das schnelle Geschäft machen zu können. Mir ist klar, daß der Hafen dazu allerdings doch ein paar Taler lockermachen muß.

Unser Verhandlungspartner verspricht, mit der Geschäftsleitung zu reden. In zwei, drei Wochen soll ich im Büro vorbeikommen und wieder nachfragen. Bis dahin kann ich schon ein paar Baufirmen heranholen, die die Kosten für die Sanierung kalkulieren und mir ihre Angebote vorlegen, mit denen ich dann zur Bank gehen kann, um dort Vorverhandlungen für die Finanzierung zu führen.

Ein tragfähiges Konzept muß her. Gott sei Dank habe ich in diesen Tagen immer meinen Vater an meiner Seite, der noch immer durch kurze Hustenstöße zwischen den Sätzen seinen Worten Respekt und Gewicht verleiht, der mit seiner stets gleichen, ruhigen und diplomatischen Art immer gerade dort weiterkommt, wo ich mit meinem eher unruhigen, drängelnden, forschen Wesen steckenbleibe. Vater und seine Konzepte – eine tragfähige Einheit aus ein und demselben guten Material.

Auch die übrigen Familienmitglieder lassen sich bald von meiner Begeisterung für unsere neuen Ideen anstecken. Warum soll ich nicht in den Hafen gehen, wenn man mir dort zu verstehen gibt, daß man mich braucht? Mutter, die immer noch gerne umräumt und Wohnungen einrichtet, weiß sofort, in welcher Ecke der Räume sich welches Möbelstück gut machen würde, wie Tapeten, Gardinen und Teppiche auszusehen haben und welche Blumen im Vorgarten der Praxis zu pflanzen sind. Beim Ausmalen der Zukunft, die sich hier anscheinend ankündigt, kommen wir im Familienclan auf immer neue Einfälle: zum Beispiel, daß Anne, meine kleine Schwester, in meiner Praxis Arzthelferin wird.

Sie arbeitet augenblicklich als Facharbeiterin in einer Apotheke, und Apotheken sind gerade von der Treuhand an die Apotheker verkauft worden. Für ein Jahr besteht noch die Verpflichtung, alles Personal halten zu müssen. Dann darf und wird auch hier kräftig entlassen werden, denn soviel Personal wie zu Ostzeiten kann ein

Apotheker heutzutage nicht bezahlen. Vorratshaltung ist durch neue Vertriebssysteme auch nicht mehr in dem Maße nötig, Facharbeiter sind weniger vonnöten als Pharmazieassistenten, die im Laden verkaufen dürfen, was Anne mit ihrer Qualifizierung nicht darf. Sie wäre eine der ersten, die zu gehen hätten.

Anne kann bestens mit Computern umgehen, kennt alle Medikamente in- und auswendig und verfügt auch sonst über viele wertvolle Erfahrungen, die uns zugutekommen könnten. So bekäme sie die Chance auf eine halbwegs sichere Existenz und darauf, ganz neue Horizonte für sich zu erschließen.

Und überhaupt: Unsere Probleme aus Kindertagen sind längst Schnee von vorgestern. Der Altersunterschied beträgt zwar immer noch sieben Jahre, hat aber schon lange an Bedeutung verloren. Wir haben uns gern. Ich ziehe Anne nicht mehr an ihren blonden langen Zöpfen. Kann ich auch gar nicht, denn die hat sie schon vor langer Zeit abgeschnitten. Und Anne bringt inzwischen weder mein Zimmer noch meine Freundschaften durcheinander. Was also sollte uns noch hindern, zusammen zu arbeiten?

Auch für Sven fällt uns eine Lösung ein. Er kocht gern. Er quatscht gern mit Leuten und verkauft gern. Das bringt uns auf die nächste Idee. Er könnte doch ein kleines Patientencafé betreiben, das man auch für Patientenschulungen oder Ärztefortbildungen nutzen könnte. Für Veranstaltungen von Selbsthilfegruppen, für schwul-lesbische Projekte. Uns fallen ständig neue Möglichkeiten ein. Die Räume genau gegenüber meiner Praxis bieten sich dafür an. Dann wäre auch Sven sein eigener Herr.

Jeder wäre einerseits für sich, hätte sein eigenes Aufgabengebiet zu bewältigen. Andererseits würde sich unsere Arbeit ergänzen, einer könnte dem anderen Unterstützung und Zuarbeit bieten. Und wir wären irgendwie immer zusammen. Je mehr wir darüber nachdenken, desto begeisterter sind wir von unseren Plänen. Unser Projekt nimmt täglich konkretere Züge an.

Wir haben das Gefühl, alle Türen sind für uns weit geöffnet. Endlich können wir uns selbst verwirklichen. Alles bekommt plötzlich eine Bedeutung, die uns mit Zuversicht erfüllt.

8. 8. 1991
Nach fast drei Monaten des Hinhaltens und ständigen Vertröstens kommen wir endlich zum Vertragsabschluß. Jedes Mal, wenn ich den Leuten von der Grundstücksverwaltung auf die Pelle rücke und ihnen auf die Nerven gehe, höre ich von neuen Schwierigkeiten, die es angeblich gibt. Zustimmungen irgendwelcher Dienstherren, die einfach nicht einzuholen sind. Unterschriften, die noch nicht vorlie-

gen. Oft frage ich mich, was denn so schwer zu machen sein soll, wenn man nichts weiter als einen Mietvertrag aufsetzen will. Durch die Vermietung verdient der Betrieb doch Geld, bekommt durch jeden, der hier etwas aufbauen will, neues Leben in die Bude. Manchmal habe ich den Eindruck, daß außer mir niemand daran interessiert ist.

Ich brauche für einen Kredit einen Mietvertrag, der mindestens zehn Jahre Laufzeit hat. Der Fischereihafen benutzt für alle Branchen nur einen Standardvertrag und ist erst nach zähen Verhandlungen bereit, zu verstehen, daß ich für langfristige Investitionen auch Sicherheiten benötige: nicht nur für die Bank, auch für mich selbst natürlich. Während des Ringens um eine Lösung habe ich mir durch die Angebote der Baufirmen Klarheit über den notwendig werdenden Investitionsumfang verschafft. Zirka 130 000 DM sind selbst bei sehr günstig arbeitenden Firmen nötig, um alles zu bezahlen. Auch die paar Monate Mietfreiheit sind da kein wirklicher Gegenwert, wenn man nur Mieter im Haus ist.

Es entsteht die Idee, das ganze Haus zu kaufen, den Boden, auf dem es steht, zu pachten. Der Hafen ist durch die Treuhand dazu verpflichtet zu privatisieren. Das sagt man mir und findet am Verkauf nicht nur Gefallen, sondern will alles tun, um noch zum Ende des Jahres die Privatisierung möglich zu machen. Denn damit würde der Hafen Geld einnehmen können und nicht noch, wie zum Beispiel für die Dachsanierung, welches ausgeben müssen. Doch erst sind Unklarheiten zwischen der Treuhand und der Stadt zu klären. Die Stadt soll hundertprozentiger Eigentümer des Hafens werden. Die Termine für die dazu nötigen Entscheidungen verschieben sich immer wieder. Viele Verhandlungen verlaufen ergebnislos. Schließlich zeichnet sich ab, daß es mit dem Hauskauf bis Jahresende nichts wird. Wenigstens kommt erst einmal der notwendige Zehnjahresmietvertrag zustande. Wenn alle Besitzverhältnisse geklärt sind, soll verkauft werden, beteuert die Hafenverwaltung dennoch weiter. Bis dahin bin ich als Mieter ausreichend abgesichert und lebe in klaren Verhältnissen. Ich begnüge mich erst einmal damit. Die Bank ist es auch zufrieden. Soweit alles klar.

Sven und ich gehen glücklich wie die Schneekönige aus den Verhandlungen. Es liegt nicht nur an der heißen Augustsonne, daß wir mächtig schwitzen, als wir das Büro verlassen. Jetzt erst wird uns klar, wozu hier gerade der Startschuß gefallen ist. Wir sind Jungunternehmer. Jetzt heißt es Hemdsärmel hochkrempeln und loslegen.

Als ich an einem Sonntagmorgen mitten im August von einem Nachtdienst nach Hause komme, traue ich meinen Augen kaum. Aus dem Wohnzimmer klingen Weihnachtslieder. Es duftet nach

Gänsebraten und Rotkohl. Überall in der ganzen Wohnung hängen Weihnachtssterne, stehen Gestecke mit bunten Kugeln und auf dem Wohnzimmerfensterbrett räuchert sogar ein Räuchermännchen. Teller mit Lebkuchenherzen und Nußknacker entdecke ich auch. Sven steht in der Küche und brutzelt emsig. Er trägt kurze Sommerhosen und Küchenschürze über dem freien Oberkörper. »Was ist denn hier ausgebrochen?« frage ich ihn und bin völlig von den Socken. »Mir ist nun mal plötzlich wie Weihnachten gewesen«, sagt er glücklich und schiebt mir ein Stück Gans in den Mund.

September 1991
Aus den geöffneten Fenstern im Erdgeschoß des künftigen »Ärztehauses Marienehe« tönt Baulärm und Gesang über den Hof. Melodie und Rhythmus dieser Musik entstehen durch Brecheisen und Schlagbohrmaschinen, Hammer und Meißel. Damit entfernen wir morsche Fußbodenleisten, überflüssige Holztrennwände und Türfassungen. Gerümpel und Bauschutt landen tonnenweise in vor dem Haus bereitgestellten Containern. Anne, Sven und ich haben uns jeder einen Raum zum Abbruch vorgenommen. Alle drei Räume liegen direkt nebeneinander. Aus jeder Fensteröffnung fliegt abwechselnd etwas nach draußen. Zur selben Melodie, im gleichen Takt.

Anne stimmt im Tempo der hämmernden Werkzeuge ein altes Kampflied der FDJ an. Unsere Herkunft können wir nicht verleugnen. Schließlich waren wir alle noch Mitglieder der Freien Deutschen Jugend. »Du hast ja ein Ziel vor den Augen, damit du in der Welt dich nicht irrst ...« Nebenan greift Sven die Zeile auf und singt den nächsten Vers: » ... damit du weißt, was du machen sollst, damit du einmal besser leben wirst ...« Nun bin ich an der Reihe: » ... denn die Welt braucht dich genau wie du sie, die Welt kann ohne dich nicht sein ...« Dann weiß ich den Text nicht weiter und singe, was mir gerade einfällt: »... drum Schwestern und Freunde was neues hingebaut, Kameraden stimmt fröhlich mit ein: Allen die Welt und jedem die Sonne, weg in die Tonne, vorwärts geblickt. Fasset die Hände, Hammer und Spaten, wir sind Soldaten, Kämpfer fürs Glück!«

Ausgelassen krakeelen wir um die Wette. Dann müssen wir vor Lachen erst mal Pause machen. Die Werkzeuge ruhen. Nun schaut jeder nach, wo die anderen abgeblieben sind. Auf dem Flur treffen sich drei völlig verdreckte, mit Zementstaub und Holzsplittern bedeckte, vom Schweiß verklebte Wesen, die sich kaum noch wiedererkennen. Keiner von uns kann sich vorstellen, jemals wieder sauber zu werden. Unvorstellbar scheint uns auch, daß aus diesen Höhlen hier jemals helle Räume entstehen, in denen sich Patienten einer

Praxis oder Gäste eines Cafés wohl fühlen könnten. Nach kurzer Zigarettenpause geht es weiter. Stück für Stück nähern wir uns unserem Ziel.

26. 9. 1991
Ich schreibe an den Senat der Hansestadt Rostock und schildere mein Projekt des »Ärztehauses Marienehe« mit den Schwerpunkten allgemein- und zahnmedizinische Grundversorgung für das künftige Gewerbegebiet Rostocker Fischereihafen und Arbeitsmedizinisches Zentrum für die Region Rostock und Umgebung. Ein Freund von uns will durch ein Fitneßstudio das Konzept eines »Hauses der Gesundheit« ergänzen. Die Stadt soll bei ihren Planungen unser Vorhaben berücksichtigen und in das kommunale Gesamtkonzept einarbeiten.

3. 10. 1991
Mein Geburtstag fällt zum ersten Mal auf einen landesweiten Feiertag. Wir trinken auf dreißig Jahre Epi Deutsch und ein Jahr deutsche Einheit. Sven, Anne und ich sitzen auf einem Mauersockel und stoßen mit einer Pulle Sekt auf unsere Zukunft an. Der Sekt spült den Staub im Mund ein wenig runter und macht uns lustig. So läßt es sich wieder gut singen: *Bau auf, bau auf, freie deutsche Jugend, bau auf!* Das hat nichts mit Rückwärtsgewandtheit oder Ostalgie zu tun. Die Kampflieder der neuen Bundesrepublik kennen wir nicht.

Am Abend findet zu Hause eine kleine Feier mit Familie und Freunden statt. Während ich mit schon reichlich bekleckerter Kittelschürze in der Küche stehe und die kalten Platten zurechtmache, muß ich an Großmutter Hanna denken. »Mit Dreißig muß ein Mann die wichtigen Dinge in seinem Leben erledigt haben«, sagte sie immer. »Kinder in die Welt gesetzt, die große Liebe gefunden haben, ein Haus gebaut, einen Baum gepflanzt oder ein Buch geschrieben haben. Weißt du Epi, früher, als es noch wenig Zivilisation gab, war ein Mann mit Dreißig ein Greis und reif für die Kiste. Hätten wir Menschen nicht damit begonnen, der Natur gehörig ins Handwerk zu pfuschen, wäre das auch heute nicht anders. Schau mich alte Frau an! Ich habe eigentlich schon zwei Leben hinter mir und gehöre längst woanders hin.« Da war sie sechzig und voll damit beschäftigt, ihre Lebensweisheiten an ihren Enkelsohn weiterzugeben.

Wenn sie aber doch recht hätte? Dann müßte ich mich zumindest mit dem Hausbauen beeilen. Zum Glück habe ich wenigstens schon die große Liebe gefunden, meinen Sven, diesen nie ganz erwachsen werdenden Jungen, diesen Kater, der mir mauzend um die Beine schnurrt, wenn er Streicheleinheiten oder etwas zu Essen haben will, der jeden Tag nach der Arbeit mindestens ein Viertelstündchen Kraulen seiner blonden Haare einfordert. Ein Tag ohne Kuscheln ist für ihn nahezu undenkbar. »Kuschelsvenny«, der in seiner putzigen Art immer wieder urplötzlich die Augen aufreißt, als hätte er gerade die Formel zum Goldmachen entdeckt, und sagt: »Ich weiß nicht warum, aber ich muß dich einfach liebhaben.« Er treibt mich immer wieder zum Wahnsinn, wenn er mich auf ein Bett oder auf eine grüne Wiese wirft und über mich herfällt. Sven schafft es, den oft viel zu kühlen Verstandsmenschen in mir einfach abzuschalten und meine von der Vernunft zugeschütteten Gefühle hervorzuholen. Ihm darf ich ein Zuhause geben und bei ihm bin ich zu Hause. Sven wird für mich immer mehr die liebste Gewohnheit in meinem Leben, wie mein Muttermal am Arm oder das eine oder andere Lachfältchen in meinem Gesicht, auf das ich einfach nicht mehr verzichten möchte, wodurch ich das Gefühl habe, einmalig, liebenswert und schön zu sein.

Vor der Praxis noch ein paar Bäume zu pflanzen, dürfte nicht schwierig sein, Bücher lese ich viel zu gern, als daß ich welche schreiben würde, und Kinder werde ich nunmal keine haben. Wenn Hanna auch in vielem recht hat. Ein Greis bin ich noch lange nicht. Mein Leben beginnt gerade erst, so richtig interessant zu werden.

Oktober 1991
Nachdem wir den zehnten Container mit Altlasten gefüllt haben, sehen die Räume noch schlimmer aus als vorher. Wir haben jetzt alles demontiert, was zu demontieren war. Nun kratzen wir die alten Tapeten von den Wänden. An den meisten Stellen sind vier oder fünf Schichten übereinandergeklebt. Manchmal habe ich das Gefühl, wir müßten die jahrelangen Schandtaten der Generation unserer Eltern in der Kürze von ein paar Wochen beseitigen. Aber ich bin auch froh, daß wir überhaupt noch die Gelegenheit dazu bekommen, vielleicht gerade noch zur rechten Zeit. Wer weiß, was sonst aus uns geworden wäre ... »Wir sind jung, die Welt ist offen ...« singen wir weiter froh und zuversichtlich bei unserem Abriß, der die Vorstufe des Aufbaus ist.

Zwischendurch bekomme ich Antwort von den Stadtvätern. Sie wollen den »Klinikberg« als Gebiet für soziale Zwecke im Gewerbegebiet Marienehe berücksichtigen. Störungen durch branchenfremde Firmen sollen auf dem »Olymp« nicht zugelassen werden, versprechen sie.

Im Amt für Wirtschaftsförderung nennt man mir konkrete Ansprechpartner, die mich unterstützen sollen. Der Amtsarzt fügt unser kleines Ärztehaus in das Gesamtnetz seiner sozialen Einrichtungen ein und drückt seine Freude darüber aus, daß er nunmehr in der Lage ist, eine weitere Lücke in der medizinischen Versorgung schließen zu können. Nun haben wir es Schwarz auf Weiß. Unsere Pläne sind nicht länger versponnene Träumereien, sondern durch die Stadt offiziell begrüßte Unternehmungen. Das spornt uns mächtig an, nun erst recht weiterzumachen. Bald darauf sind wir mit den Abbrucharbeiten fertig.

November 1991
Mit einer Freundin meiner Schwester Ulla, die sich als Unternehmensberaterin und selbständige Versicherungsmaklerin eine Existenz aufgebaut hat, erarbeiten wir eine Praxiskonzeption zur Vorlage bei der Bank: mit vielen Zahlen, Lebenslauf und den Zeugnissen meiner bisherigen Arbeit als Arzt. Wie bei einer Bewerbung, nur daß es hier nicht um eine Stelle geht. Denn die habe ich ja schon. Hier geht es um die Finanzierung dieser Stelle bis zu dem Zeitpunkt, wo sie sich selbst finanzieren muß. Im einzigen guten Anzug, den ich besitze, spreche ich, die Unterlagen unter dem Arm, bei der Deutschen Bank vor.

Christa, die Unternehmensberaterin, hämmert mir vor meinem Gang in den Geldspeicher ein, worauf es ankommt: »Epi, du kannst da morgen nicht in deinen Jeans hingehen. Anzug und Schlips sind angesagt! Wenn du bei Frau Reebschläger gut aussiehst, bekommst du deinen Kredit ohne weiteres. Wenn sie der Meinung ist, du siehst sehr gut aus, bekommst du ihn vielleicht sogar zu Sonderkonditionen. Hör auf mich, ich gehe nicht das erste Mal mit Kunden zu ihr.«

Wie eine Löwin wirkt die Bankerin mir ihrer blonden Lockenpracht auf mich. Ich habe eher so etwas wie einen Kredithai erwartet und bin überrascht. Mich begrüßt eine sehr elegante Dame, die wie ein Topmodel aussieht. Sie bewegt sich auch wie auf dem Laufsteg und führt mir eine Montur vor, daß mir die Luft wegbleibt. Ihr rotes Kleid zeigt so viele weibliche Reize, daß ich sie eigentlich auf einen der Kassenschalter werfen müßte, um sie auf raschelnden und knisternden Tausendmarkscheinen zum Orgasmus zu bringen, wenn mich solcherlei Reize ansprechen würden.

Zu meinem Erstaunen ist diese wunderbare Form sogar mit Inhalt gefüllt. Dieser Kleiderständer kann tatsächlich sprechen und entpuppt sich als äußerst redegewandte Frau, die ihr Handwerk, das Verborgen von ihr nicht gehörendem Geld, vollauf beherrscht. Knallhart rechnet sie alle vorgelegten Zahlen durch und zeigt mit ihren extrem langen, dunkelrot lackierten Fingernägeln sofort auf die Schwachstellen in unserer Kalkulation. Die Rede um den heißen Brei ist nicht ihr Ding. Bei ihr wird Klartext gesprochen. Der Standort scheint ihr nicht so gut gelegen. Doch der Hafen ist einer ihrer Großkunden, und als sie nach einem Telefonat, in dem sie nähere Erkundigungen über die Zukunft des Gewerbegebiets und den neuesten Stand der Entwicklungen einholt, zurück an den Tisch kommt, scheint sie beruhigt. Sie will alle Formalitäten mit den Verantwortlichen aus ihrer Finanzgruppe besprechen, und ich bekomme einen neuen Termin. Erst später geht mir auf, daß es keinen großen Unterschied macht, von einem Hai oder einer Löwin gefressen zu werden. Gefressen ist gefressen, aber schließlich habe ich es so gewollt.

Dezember 1991
Anfang des Monats unterschreibe ich alle Kreditverträge. Mit 75 000 Mark Mitteln aus dem Europäischen Fonds für Wiederaufbau und 60 000 Mark Eigenkapitalhilfedarlehen stehe ich bei der Deutschen Ausgleichsbank des Bundes und mit 50 000 Mark Betriebsmittelkredit bei meiner Hausbank, der Deutschen Bank, bis auf weiteres in der Kreide. Zwar fließt das Geld zunächst auf mein Konto und einige Tage später steht im Kontoauszug ein dickes Plus vor der Summe. Aber schon wenige Tage später sind die vielen Taler an die bauausführenden Firmen und Einrichter weitergereicht. Nun steht vor dem Betrag ein noch dickeres Minus. Zum ersten Mal in meinem Leben bin ich ein Schuldner. Die ersten Nächte im »Soll« schlafe ich nicht so gut wie sonst. Doch nach einer Woche habe ich mich auch daran gewöhnt und bin nun nur noch neugierig, wie lange es wohl dauern wird, bis alles auf Heller und Pfennig, mit Zins und Zinseszins zurückgezahlt sein wird.

Von der Kassenärztlichen Vereinigung Mecklenburg-Vorpommern, die ihren Sitz in der Landeshauptstadt Schwerin hat, habe ich meine Zulassung als Vertragsarzt bekommen. Sie wird zum Neujahrstag wirksam.

Als ich nach den nötigen Formularen für die Sprechstunde frage, bedauern die Damen und Herren. Es gibt noch keine. Also fahre ich mit Sven nach Hamburg und hole mir von den dort arbeitenden Kassenärzten ein Auto voller Überweisungen, Arbeitsunfähigkeitsbescheinigungen, Anträge auf Wiedereingliederung, auf Krankengeld bei Erkrankung eines Kindes und dergleichen mehr.

Obwohl ich bei der Bundeswehr schon damit gearbeitet habe, fällt mir erst jetzt auf, als all die vielen Zettel und Vordrucke im Kofferraum verstaut sind, wie umfangreich westdeutsche Medizinbürokratie ist.

»Und da sprechen die immer davon, in der DDR gab es einen riesigen Wasserkopf an Verwaltung«, äußert sich auch Sven, kaum daß ich meinen Gedankenfaden zu Ende gesponnen habe. Wie oft wir in letzter Zeit dasselbe denken oder aussprechen. Sind wir schon so lange verheiratet, daß wir wie ein altes Ehepaar miteinander verbunden sind? »Du beschwerst dich doch bloß, weil du so viel Papier ins Auto schleppen mußt«, ärgere ich Sven und bekomme von meinem Mann als Antwort einen dicken Kuß. Daß uns dabei die Kassenarztfunktionäre durch die verspiegelten Scheiben ihres Palastes beobachten können, stört uns nicht im geringsten.

Als wir in der Stadt noch ein paar andere Dinge für Praxis und Café einkaufen wollen, bekomme ich ganz nebenbei auch noch eine kleine Lektion in »Selbstsicherheitstraining für neue Bundesbürger« erteilt. In einem Laden für Haushaltswaren frage ich in gewohnter alter Ostmanier: »Haben Sie für mich ein paar verchromte Mülleimer?« Die Verkäuferin stutzt einen Moment. Sie grinst. Ihr Gesicht nimmt dann irgendwie pädagogische Züge an. Belehrend redet sie, betont deutlich und langsam, damit ich ihre Worte auch begreife: »Junger Mann, natürlich habe ich«, sagt sie. »Aber bei uns hier im Westen fragt man nicht: Haben Sie? Hier sagt man: Ich bekomme ... oder Sie dürfen mir drei Mülleimer bringen. Probieren Sie's mal aus. Ein ganz neues Lebensgefühl, sage ich Ihnen. Sie können mir ruhig glauben. Ich komme nämlich auch aus dem Osten.« Sven probiert es sofort: »Dann dürfen Sie uns jetzt die Mülleimer bringen, junge Frau. Und damit die Zeit für uns nicht so lang wird, bis Sie alles verpackt haben, dürfen Sie unser Warten mit einer Tasse Kaffee überbrücken«, meint er und redet wie eine Diva. »Na sehen Sie«, die Verkäuferin kichert, »so schwer ist das doch nun wirklich nicht.«

Zum Jahreswechsel endet meine Anstellung als Arzt bei der Bundeswehr. Ich bekomme eine Abfindung von 10 000 D-Mark ausgezahlt. Davon werde ich in den nächsten sechs Monaten die Miete und »das tägliche Leben« bezahlen müssen, denn erst dann werden wir die erste volle Abrechnung mit den Krankenkassen in den Händen halten, und es wird sich zeigen, ob wir mit der Praxis so viel erwirtschaften können, daß am Ende unterm Strich etwas zum Leben übrigbleibt. Werden die Patienten das Angebot meiner Praxis annehmen? Wird Sven mit seinem Café Erfolg haben? Manchmal sind es sehr bange Fragen, die ich mir stelle.

1. 1. 1992
Im »Café bei Sven«, wie es nun für alle sichtbar draußen am Haus geschrieben steht, ist alles für die Eröffnung fertiggeworden. Wie geplant nimmt Sven seine Arbeit auf, als das neue Jahr beginnt.

Bei mir gibt es nicht geplanten ersten großen Ärger. Die Möbelfirma teilt mir kurz vor Silvester mit, daß sie die Einrichtung für Anmeldung, zwei Sprechzimmer und Verband- und Spritzenzimmer nicht pünktlich liefern und aufstellen kann. Man redet sich heraus, auf dem Wege von der Bestellung im Rostocker Büro zur produzierenden Firma im Westen wäre der Auftrag abhanden gekommen. Kurzfristig könne der Hersteller die Möbel nicht auf Band auflegen lassen, das dauere immer vier bis sechs Wochen.

Ich bin sauer. Noch nicht mal die ersten Patienten empfangen und schon benötige ich einen Anwalt. Aber meine Rechtsschutzversicherung ist gerade erst abgeschlossen worden, und ich kann sie erst nach drei Monaten in Anspruch nehmen. Alles Geld steckt in der Praxis, da kann ich mir einen teuren Rechtsstreit nicht leisten. Ich weise die Firma darauf hin, daß jeder angefangene Tag des Quartals meine potentiellen Patienten in andere Praxen gehen läßt. Wenn die Möbel erst wochenlang später kommen, ist der Schaden weitaus größer, als nur auf die gezählten Tage bezogen, die die Praxis geschlossen bleiben muß. Daraufhin bieten mir die Firmenvertreter Ausweichmöbel in Form von ein paar Regalbrettern und einem Schreibtisch für ein Sprechzimmer und die Rezeption an. »Was für einen ersten Eindruck sollen die Leute von so einer Praxis bekommen?« fragen mich Sven und Anne, die das ganze Theater mitverfolgen müssen. Ich stelle eine Frist, schreibe eine Abmahnung, so wie es mir die Verbraucherzentrale rät, zu der ich gehe. Mitte Januar denke ich noch, daß zum Monatsende alles in Ordnung geht, da stehen die beiden Händler wieder vor mir und eiern erneut herum. Die Möbel könnten erst Mitte März fertig werden, sagen sie.

Ich werde wütend und muß mich sehr beherrschen, nicht völlig auszurasten, drohe mit Anwalt und hoher Vertragsstrafe. Am Abend vor dem Tag der geplanten gemeinsamen feierlichen Eröffnung von Praxis und Café, zu der alle Freunde, Verwandte und Bekannte eingeladen sind, kommen die Möbel doch noch. Paradoxerweise reisen die Monteure der Firma ohne Werkzeug an. »Wozu hatten wir eigentlich eine Firma mit allem beauftragt?« fragt Anne, als wir mit dem Entladen des LKWs, dem Transport der Möbelteile und der Hilfestellung beim Zusammenbauen fertig sind.

Spät in der Nacht, als alles steht, wo es stehen soll, sind wir dennoch glücklich.

Am nächsten Morgen kommen die Leute der Möbelfirma mit einem Blumentopf und wollen als erste zur Eröffnung gratulieren. Ich bedanke mich äußerst förmlich und teile ihnen mit, daß sie vorerst nur einen Teil des Geldes erhalten werden. Ohne auf den Disput, den sie beginnen, einzugehen, erwidere ich: »Ich warte auf Ihre Vorschläge«, und katapultiere sie zur Tür hinaus.

1. 2. 1992
Die Möbelfritzen sind kaum verschwunden, da bestürmen uns auch schon die ersten Gratulanten. Wir können kaum glauben, wer sich da alles zu uns auf den Weg gemacht hat: fast alle Kollegen aus dem Flottillenlazarett, ehemalige Ärzte aus der Zeit, als unser Haus noch Poliklinik war. Der Zahnarzt und die Zahntechnikleute aus dem Obergeschoß, die Physiotherapeuten aus dem Keller und die Betriebsmediziner aus der Investbaracke. Viele unserer guten Freunde, meine ehemaligen Studienkollegen aus Ungarn, die jetzt in Berlin arbeiten, und natürlich viele Männerpärchen, die im Laufe des feuchtfröhlichen Abends von so mancher Hete gefragt werden, wer denn in der Familie der Mann und wer die Frau sei.

Unsere Familien sind natürlich auch anwesend, fast alle Sippenmitglieder von Sven und mir. Die ganze Apothekenbelegschaft von Anne, die Chefin der Laborgemeinschaft, Bänker, Versicherungsleute. Alle sind gekommen, sich mit uns zu freuen. Auch Vertreter des Hafens, die Grundstücksverwalter, lassen sich sehen. Selbst der allererste Chefarzt dieser Poliklinik aus den fünfziger Jahren, inzwischen weit über die Achtzig, ist als Ehrengast mit seiner Frau anwesend. Wir können die vielen Menschen gar nicht mehr überblicken und stehen in einem Meer von Blumen. Ich bin überwältigt, wieviele Hände mir gereicht werden, wieviele Menschen mich umarmen und küssen.

Stolz führen wir unsere Freunde durch die nicht wiederzuerkennenden Räumlichkeiten. Alles ist modern ausgestattet. Wir haben ein Paradies zum Arbeiten geschaffen: eine Rezeption mit großzügigem Vorwarteraum, daneben ein Funktionsraum für EKG, Seh- und Hörteste, Lungenfunktionsprüfungen und Ergometrie. Links, über den Korridor, schließen sich das Labor, die Patiententoilette mit Durchreiche für Urinproben direkt ins Labor und ein Personal-WC an. Rechterhand gibt es zwei helle, schlicht eingerichtete Sprechzimmer und das Spritzen- und Verbandzimmer. Gegenüber liegt das Wartezimmer, großzügig gestaltet. Hier bekommt niemand Platzangst. Es stehen viele Grünpflanzen da, und es gibt die üblichen Zeitschriften, die man beim Arzt zu lesen bekommt. Das heißt, nicht nur die üblichen. Neben Frauengazetten mit Kochrezepten und Schönheitsempfehlungen liegen natürlich auch Magnus, Männer aktuell und Playgirl aus. Wenn die Leute schon Angst vor dem Arzt haben, sollen sie davon wenigstens auf lustvolle Art abgelenkt werden. Außerdem arbeitet hier ein schwuler Arzt, sage ich denen, die es noch nicht wissen und mich danach fragen.

Zusammen mit fleißigen Helfern bewirtet Sven unsere Gäste von seinem kleinen Lokal aus. Die vielen Leute finden nur über alle Räume von Café und Praxis verteilt Platz. Mit so einem Ansturm haben wir nicht gerechnet. Es kommen viel mehr, als wir Einladungen verschickt haben.

Unsere Mütter können die Tränen nicht zurückhalten, die Väter werfen sich stolz in die Brust. Ihre Jungs haben es geschafft, aus eigener Kraft ihre Zukunft in die Hände zu nehmen. Es wird uns soviel Gutes gewünscht, uns umgibt soviel freundliche Anteilnahme, daß für die nächsten hundert Jahre eigentlich nichts mehr schiefgehen kann.

Besonders der Zahnarzt und die Physiotherapeutinnen freuen sich, daß wieder Leben ins Haus zurückkehrt, und verkünden, daß sie in ihre Räumlichkeiten nun auch investieren wollen. Das Dach ist gedeckt, ihre Mietverträge sind inzwischen in langfristige umgewandelt worden. Nach all den Monaten des Niedergangs der alten Betriebspoliklinik sehen nun auch sie wieder einen Aufschwung.

In der Nacht, als alle Gäste nach Hause gegangen sind, fallen Sven und ich uns in die Arme. »Ist das wirklich alles wahr?« frage ich meinen Freund, der darauf auch keine sichere Antwort weiß.

»Wenn du das siehst, was ich sehe, wird es wohl so sein«, sagt er und versucht, mir ganz nahe zu sein. Auch ich klammere mich ganz fest an Sven. Wir haben wohl plötzlich beide ein bißchen Angst vor dem, was wir da auf die Beine gestellt haben. Ob wir den Brand auch unter Kontrolle halten, den wir mit dem Feuer unseres Übermuts entfacht haben? Werden wir uns bei all dem am Ende noch selber treu bleiben, Zeit füreinander haben und uns lieben? Oder entwickeln wir uns jetzt zu zwei unausstehlichen Yuppies vom Schlage schwuler Jungkapitalisten, die mit ihrem Schritt in die Selbständigkeit endlich die Stufe ihrer Inkompetenz nach dem berühmten »Peter-Prinzip« erreicht haben? So eng aneinandergeschmiegt dauert es nicht lange und alle Angst ist verschwunden. Wir sind zusammen, uns kann gar nichts passieren.

2. 2. 1992

Eine meiner ersten Patientinnen ist eine Arzthelferin aus unserer Praxis. Wir stehen im Spritzenzimmer und üben Tapeverbände für verrenkte Gelenke. Plötzlich wird sie kreideweiß und sackt lautlos in sich zusammen. Anne und ich können sie gerade noch auffangen. Wir legen sie auf die Untersuchungsliege. Kreislaufkollaps. »Vielleicht ist auch das zweite Baby unterwegs?« scherze ich, als sie wieder zu sich kommt. Ein paar Tage später ist das zweite Baby Gewißheit und bereits im vierten Monat unterwegs. Nach einem sehr kurzen Beschäftigungsverhältnis müssen wir uns voneinander verabschieden. So leid es mir tut, weil die junge Frau sehr fleißig und gewissenhaft arbeitet und viel von ihrem Beruf versteht, so komme ich zum ersten Mal in eine der unangenehmsten Situationen, die ich mir als Arbeitgeber vorstellen kann: jemanden entlassen. Ich fühle mich dabei zum Kotzen. Aber wirtschaftlich könnte unsere junge Praxis gefährdet werden, wenn eine Helferin länger ausfällt. Zu meinem Glück bietet sie mir selbst die Auflösung des Arbeitsverhältnisses an.

März 1992
Die oberste Chefin des Fischereihafens will mein Konzept vom Ärztehaus auf dem Klinikberg unterstützen. Aus zahlreichen Fernsehtalkshows zum »Aufschwung Ost« längst bundesweit bekannt, verspricht sie vor allen Mietern im Haus, daß alle Einnahmen aus dem Ärztehaus nur diesem Objekt und seiner Weiterentwicklung zugutekommen sollen. »Die Hafengesellschaft will keinen Pfennig daran verdienen«, erklärt sie, und es freut uns natürlich, das zu hören. Auf ihren Vorschlag hin wird ein Protokoll angefertigt und ein Vertrag aufgesetzt. Ich werde ab sofort als Verwalter des Ärztehauses eingesetzt. Alle Mieten gehen künftig auf ein dafür eingerichtetes »Hauskonto«, die Betriebskosten aller Firmen habe ich an die Hafengesellschaft weiterzureichen. Ich kann nun die neue Schließanlage für das Haus, Architektenkosten, einheitliche Briefkästen und ähnlich notwendige Dinge von der Kaltmiete bezahlen und muß dabei über alles exakt Buch führen.

Bald könne ich das Haus kaufen, spätestens zum 31. 12. 92, sagt die Chefin.

Nach zwei Monaten aber sieht plötzlich alles wieder ganz anders aus. Im Betrieb werden Posten neu besetzt, es verändern sich einige Macht- und etliche andere Verhältnisse. Alles, was unser Ärztehaus betrifft, wird wieder zurückgenommen. Nach einem mächtigen Satz vorwärts folgen drei Schritte in Siebenmeilenstiefeln zurück. Das Hauskonto wird aufgelöst, alle Verwaltungsbefugnisse sind null und nichtig.

Gleichzeitig wird in einer öffentlichen Stadtverordnetenversammlung der Hansestadt Rostock im Beisein einer Vertreterin des Hafens, Leuten aus dem Amt für Wirtschaftsförderung, dem Verkehrsamt und dem Bauamt die Annahme des von mir eingereichten Konzepts beschlossen. In einem Schriftstück heißt es, »... *der Klinikberg ist nur für diese sozialen und kulturellen Zwecke zu nutzen* ...«. Also vertraue ich auf diese vor aller Öffentlichkeit gemachten Aussagen der Stadtpolitiker und beginne, Investoren zu suchen. Vertreter eines Fitneßstudios, einer Rehaklinik aus Berlin, ein Chirurg und ein Anästhesist, die eine

Praxisklinik in Rostock aufbauen wollen, führen mit mir Verhandlungen. Doch alle verlieren letztlich das Interesse: wegen der »ungeklärtern« Eigentumsverhältnisse und meist schon nach den ersten Kontakten mit den Verantwortlichen der Hafengesellschaft, die mit Worten immer wieder Unterstützung bekunden und es verstehen, Hoffnungen zu wecken, doch keinerlei Taten folgen lassen.

Die Investoren würden zusammen einige Millionen DM in diesen Standort investieren. Durch Abriß des inzwischen verwaisten Kindergartens gäbe es Platz für Neubauten.

Die Stadt Rostock wirbt mit guten Verkehrsanbindungen. Immer noch ist die Rede vom Ausbau der Hauptstraße. Doch noch nicht einmal das Versprechen, die lästigen Betriebswachen mit ihren Passierscheinen abzuschaffen, ist bisher eingehalten worden. Von der nahen Endhaltestelle der Straßenbahn sowie der S-Bahn-Station könnten unsere Patienten längst auf kurzen Wegen zu uns gelangen. Aber noch immer müssen sie kilometerweite Umwege durch den Hafen in Kauf nehmen. Manche verlaufen sich ein paar Mal, bis sie uns endlich finden.

Immer wieder schildern die Grundstücksverwalter ihre grandiosen Pläne und malen Phantasiewelten. Schöne Aussichten, aber die Realität ist eine andere. Bei meinen zahllosen Behördengängen behindert mich am meisten, daß mir niemand erklären kann, wer hier eigentlich wem was zu sagen hat. Die Hafenverwaltung schiebt es auf die Stadt, die Stadt auf das Land und die Treuhand des Bundes meint wiederum, der Hafen habe Schuld, wenn nichts passieren würde. Ich finde keinen Faden, an dem das Knäuel abzuwickeln wäre.

Deshalb beschließe ich, mich nur noch um meine Medizin zu kümmern und schiebe die meisten unserer Pläne zunächst einmal in die Schubladen meines Schreibtischs. Schreibtische mit Schubladen hat unsere Praxis reichlich.

Ende März 1992
Sechs Leute in einem kleinen Auto, das ist mächtig eng. Meine beiden Schwestern, Ullas beide Mädchen, Sven und ich fahren zum Einkaufsbummel nach Lübeck. In diversen Klamottenläden suchen wir für Ulla einen Mantel. Anne braucht Hosen und Pullover, die Kinder benötigen neue Schuhe. Stundenlang durch die Damenabteilungen der Kaufhäuser zu pirschen, ist nicht gerade das, wovon ich nachts träume. Und meine Laune wegen der Ereignisse der letzten Wochen ist sowieso schon mies. Wir stehen zwischen den Kleiderständern. Ulla probiert den ich weiß nicht wievielten Mantel, als plötzlich über den Kleiderständern ein riesiger Hut zu sehen ist.

Stroh mit jeder Menge Obst und Gemüse drauf. Ein Monstrum von Hut, darunter blonde Haare, mehr ist nicht zu erkennen. Der Rest verschwindet hinter der Damengarderobe. So sehen wir den Hut mehrfach hinter den Kleiderständern auftauchen. Das sieht sehr komisch aus, Ullas Kinder grinsen schon und machen sich darüber lustig, wie man als Frau so was Unmögliches tragen kann. Auch ein paar Verkäuferinnen amüsieren sich, aber auf eine andere Weise als wir, fällt mir auf. Plötzlich kommt der Hut näher, »biegt« um die Ecke, an der wir gerade stehen, und tritt uns samt Träger gegenüber: Mein Freund Sven. Auf dem Männerschädel den größten Damenhut, den das Kaufhaus zu bieten hat. Dazu sein Gesichtsausdruck, als wäre dieser Aufzug das Selbstverständlichste von der Welt. Er sieht aus wie beim Tuntenfasching. Vor Lachen falle ich fast zwischen die Kleiderständer. Alle Praxissorgen und die schlechte Laune sind wie weggezaubert.

April 1992
Ein junger Mann aus Holland, der zu Besuch in unserer Stadt weilt, stellt sich mit einem hartnäckigem Pilzbefall der Mundhöhle und der Speiseröhre in meiner Sprechstunde vor. Das Schlucken bereitet ihm starke Schmerzen, am liebsten würde er kaum noch essen. Das kann man ihm ansehen. Trotzdem ist der Holländer immer noch ein gutaussehender Junge. Mit diesem attraktiven Boy Anfang Zwanzig betritt das Monster Abwehrschwächevirus mit dem kurzen Namen HIV nach Jahren der Irrfahrt nun auch unsere kleine Arztpraxis.

Vom Hörsaal in Pécs bis zum Klinikberg in Marienehe mußte es viele Umwege nehmen, um endlich auch in diesen Winkel der Welt vorzudringen. In den inzwischen vergangenen zehn Jahren brachte es sich immer mal wieder bei mir in Erinnerung und scheuchte die sorglosen Gedanken auf, um Angst und Schrecken bei mir zu verbreiten. Es tauchte hier und da in Filmen und Romanen als Hauptheld auf, machte Schlagzeilen in Zeitungen und Illustrierten, natürlich meistens keine guten. So gab es mir, während es unterwegs war, ein wenig Zeit, mich auf seine Ankunft vorzubereiten. Durch dicke Medizinbücher, in denen viel über sein Wesen, seinen Aufbau und seine verheerenden Wirkungen stand, aber nicht, wie es zu besiegen wäre. Unterdessen hat es nichts von seinen Fähigkeiten eingebüßt, Panik zu verbreiten, auszugrenzen und zu diskriminieren, arm zu machen, in die Isolation zu treiben, Mythen zu basteln und vor allem unzählige Menschen zu töten. Ja, ganze Völkerstämme auszulöschen, und es verbreitet sich weiter, ungehemmt und unaufhörlich, ohne daß jemand in der Lage wäre, ihm Einhalt zu gebieten.

Außer durch Gummi, das zwar schützt, aber die Würde des Menschen bei Liebe und Sex endgültig angetastet hat. Auch wenn dies unser Grundgesetz in Artikel 1 eigentlich verbietet. Doch was kümmert sich ein Virus ums Grundgesetz?

Nun hat es die Stufen zum Hügel herauf erklommen und zeigt sich in Form schmieriger Beläge auf Schleimhäuten, die seinem Opfer schlimme Schmerzen bereiten. Auch wenn der Bursche den Tapferen spielt und so tut, als sei das alles nur halb so wild. In seinen Augen sehe ich bange Fragen: »Ist es schon soweit? Geht es jetzt los?«

»Es ist noch Zeit.« sage ich, als ich ihn bei der Verabschiedung kurz umarme. »Genieße sie. Erst wenn sie vorbei ist, ist sie vorbei.« Worte, doch ich bin mindestens ebenso hilflos wie mein Patient.

Ich muß etwas tun, meine Hilflosigkeit überwinden, wenn es denn überhaupt möglich ist. Ich merke, daß mir in Bezug auf das Virus trotz allen Grundwissens aus Büchern noch viel Wissen und Professionalität im direkten Umgang mit seinen Folgen fehlen. Wissen, weil die Mauer bis zur Wende nicht nur die Viren wie ein riesiges Kondom abgewehrt hat, sondern auch die wissenschaftlichen Publikationen darüber. Wie die meisten Ärzte bei uns habe ich keine Erfahrungen mit Aids-Patienten. Professionalität fehlt mir, weil ich mit meiner Person viel zu nah dran bin, vor allem an der »schwulen Dimension« des Virus und bisher eigentlich nur ein Profi im Verdrängen dieses Zusammenhangs war. Meine eigene Nähe zum HIV ist mir unheimlich und macht mir manchmal große Angst. Doch dieser Angst kann ich unmöglich meine Patienten aussetzen. Sie müssen schon genug davon ertragen und aushalten. Ich muß etwas unternehmen, mich dorthin bewegen, wo Leute sind, die mir weiterhelfen können.

So finde ich in diesem Frühling zur Aids-Hilfe und lerne viele neue Leute kennen. Sie nehmen mich als ehrenamtlichen Mitarbeiter auf und freuen sich über einen Arzt in ihren Reihen. Besonders Bea, eine Frau mit roten Haaren, so Anfang Fünfzig. Bei ihr weiß ich nie genau, ob ihr gerade die Freude, das Engagement oder die Wechseljahre die Röte ins Gesicht treiben. Bea bietet mir eine ganze Serie von Weiterbildungsveranstaltungen an, die sie für mich organisieren will. So soll ich mich auf die neuen Herausforderungen an mein Verstehen und an meine Toleranz vorbereiten. »Und Voraussetzung für Toleranz und Verständnis einer Sache ist nun mal umfassende Information«, sagt Bea mit der Lebenserfahrung einer Mutter von zwei Söhnen und drängelt so lange, bis ich das Anmeldungsformular für ein Einsteigerberaterseminar ausgefüllt und unterschrieben habe.

Mai 1992

Der Wirtschafts- und Prüfabteilung der Kassenärztlichen Vereinigung habe ich als Praxisbesonderheit die Betreuung von HIV-Patienten angezeigt. Das ist wichtig, um bei zunehmender Zahl solcher Fälle, die hohe Kosten verursachen, nicht zu Regreßzahlungen verdonnert zu werden. Außerdem sollen andere Kollegen davon erfahren, daß ich versuchen will, eine Schwerpunktpraxis für HIV einzurichten. Ich stelle mir die Praxis als ambulanten Anlaufpunkt für die Untersuchungen und Gespräche vor. Zusätzlich könnten wir einige Räume im Haus wie eine Tagesklinik herrichten. Dann wäre ein Patient mit Aids bei Infusionstherapien nicht andauernd ein Fall für's Krankenhaus. Ich würde die Räume behaglich einrichten, damit man sich in ihnen nicht wie in einer Arztpraxis fühlt, sondern mehr wie in einem Sanatorium.

Doch diese Pläne verlangen, daß ich den Kampf um das Haus wieder aufnehme. Ich rechne aus, daß sich die Tagesklinik wirtschaftlich selbst tragen könnte. Wenn ich das Gebäude sanieren würde und Räume an weitere zum Ärztehaus passende Branchen weitervermiete, bleibt genug Geld übrig, einen wesentlichen Teil der Kosten für die Schwerpunktpraxis zu decken. Doch Geld ist nun mal nicht alles. Ich brauche auch die Unterstützung von Berufsverbänden und anderen politischen Institutionen für ein solches Projekt.

Die Kassenärztliche Vereinigung teilt mir mit, daß sie meinen diesbezüglichen Brief mit großem Interesse zur Kenntnis genommen hat. Eine Unterstützung, vor allem finanzielle, ist aber zur Zeit leider nicht möglich. Trotzdem wünscht man mir viel Erfolg bei meinem Vorhaben.

Eine andere Reaktion ist kaum zu erwarten gewesen. Die Kassenärztliche Vereinigung, von den Umsätzen aus Praxen wie meiner finanziert, immerhin bleiben drei Prozent aller Umsätze bei der abrechnenden Stelle in Schwerin, hat im Moment mit sich selbst genug zu tun. Sie ist gerade dabei, einen riesigen Verwaltungspalast auf einem Hügel vor den Toren der Landeshauptstadt bauen zu lassen. Damit sie die Probleme der Ärzte in Zukunft noch besser verwalten kann. Mir wäre lösen, statt verwalten, lieber.

Bei einem Plauderabend in der Aids-Hilfe macht ein Bursche aus der Runde den Vorschlag, in den Kellerräumen unter der Praxis eine Sauna für Schwule zu eröffnen. »Das bringt doch Kohle und ich muß dann nicht immer nach Hamburg oder Berlin düsen, wenn ich mal Bock auf Kerle habe. Oder wäre das für dein Ärztehaus branchenfremd?« fragt er mich mit schelmischem Blick. »Wäre es natürlich nicht«, lache ich. »Ganzkörpermassagen und Streckbankbehandlung könnten wir bei passender Diagnose wahrscheinlich sogar als Physiotherapie über die Krankenkassen abrechnen. Nur müßten mich dann meine Arzthelferinnen vermutlich ständig aus dem Keller zurück in die Praxis zerren. Die Gefahr der Ablenkung durch nettaussehende Besucher wäre bestimmt zu groß.« Doch auch diese Variante streiche ich nach diesem Abend nicht ganz von der Liste der in Frage kommenden Möglichkeiten für die Finanzierung des Ärztehauses. Diese Idee hat was. »Endlich mal einer, der mitdenkt«, sage ich am nächsten Morgen zu Anne in der Praxis.

So lustig wie ich findet das Anne, die hinter ihrem Praxistresen sitzt, gar nicht und streckt mir als Antwort ihren in ein Taschentuch gewickelten Zeigefinger der rechten Hand entgegen. Beim Aufsägen einer Ampulle hat sie sich geschnitten. Die Wunde blutet stark.
 So ist meine kleine Schwester. Andere hätten schon laut klagend an der Praxistür auf mich gelauert, um mir von ihrem Unfall zu erzählen. Anne hingegen hört sich in Ruhe meine Geschichten an und wartet ab, bis sie dran ist. Auch als ich ihr im Behandlungsraum die Wunde mit zwei Stichen nähen muß, gibt sie keinen Ton von sich. Tapfer hält sie aus, was die meisten Patienten, die sonst zu mir kommen, nur mit viel Theater überstehen.
 Als alles erledigt ist, räumt sie wie immer unseren kleinen »OP« auf, setzt sich in die Anmeldung und kümmert sich um den Praxisalltag.

Juni 1992
Vor dem Haus blüht der Flieder. Weiß und lila. Solche Tage im Juni mag ich besonders. Noch nicht so heiß, trotzdem viel Sonne und blauer Himmel. Kein »Deprigrau« mit Nässe und Kälte. Aber eben auch noch keine erdrückende Schwüle, die Schweißgeruch und Hitzepickel verbreitet. Optimales Klima für mein Wohlbefinden.
 Die Praxis läuft gut an. Es hat sich herumgesprochen, daß man auf dem Klinikberg wieder zum Arzt gehen kann. Wenn im Kühlhaus jemand einen Zuckerschock erleidet oder im Netzboden ein betrunkener Arbeiter von einer Mauer herabstürzt, bin ich meist der am schnellsten erreichbare Praktiker, und so langsam kennen mich die Leute aus den Firmen der näheren Umgebung. Trotzdem haben wir nicht gleich den Zulauf wie alteingesessene Ärzte, die in ihren Polikliniken bleiben konnten. Dazu kommt, daß ich am Anfang meiner Berufskarriere stehe und mir erst mal einen Namen machen muß. Deshalb reicht das erwirtschaftete Geld nach der ersten vollständigen Abrechnung noch lange nicht aus, um alle Betriebskosten zu decken. Gut, daß ich das kleine finanzielle Polster der Bundeswehrabfindung nutzen kann. Um die finanzielle Situation und auch meine

Fähigkeiten in der Notfallmedizin zu verbessern, melde ich mich jetzt häufiger als nötig zum kassenärztlichen Notdienst. Das freut vor allem Kollegen, die durch ihren Praxisalltag bereits so sehr belastet sind, daß sie sich nur sehr ungern auch noch die Nächte im Rettungswagen um die Ohren schlagen möchten. Oder die älteren Ärzte, denen solche Touren schon körperlich schwerfallen.

Manchmal ist es ziemlich hart: die ganze Nacht über auf den Beinen und dann am nächsten Morgen wieder voller Praxistag. Doch mir macht es Spaß. Die Rettungsassistenten sind tolle Kollegen.
 Einmal werden wir kurz nach Mitternacht zu einem Mann gerufen, bei dem Verdacht auf einen Herzinfarkt besteht. Als wir in seiner Wohnung ankommen, liegt er schon tot auf dem Fußboden im Flur. Nachbarn stehen daneben und erwarten, daß endlich jemand was tut. Ich beginne mit den eigentlich überflüssigen Wiederbelebungsmaßnahmen. Zuerst versuche ich, ihn zu intubieren. Doch die Leichenstarre hat schon eingesetzt, und die Sache gestaltet sich schwierig. Ich stelle mich so ungeschickt an, daß ich ihm die Haut am Mundwinkel verletze und beinahe auch einen Frontzahn abbreche. Dem Rettungsassistenten gefällt ganz und gar nicht, was ich da mache. Er nimmt mir Tubus und Laryngoskop aus der Hand und übernimmt die Sache selbst. Dabei zeigt er mir noch einmal ganz genau, wie es am besten funktioniert. »So Doc, jetzt füllst du den Totenschein aus und beendest den ganzen Aufwand hier. Der Mann ist schon mindestens eine Stunde im Jenseits, deine ganze Mühe hier ist völlig umsonst. Wir verschwenden nur Zeit und kommen beim nächsten Patienten, der uns wirklich braucht, zu spät.«
 Beim Ausfüllen der Formulare zittert mir die Hand. Ich schäme mich, so unsicher gehandelt zu haben. Der Rettungsassistent scheint es mir anzusehen. Bevor er mit seinen Koffern die Wohnung verläßt, kommt er noch einmal zu mir an den Tisch. »Ich bin jetzt seit zwanzig Jahren dabei«, meint er. »Du hättest mich mal zu Beginn erleben müssen. Und du machst das hier erst seit ein paar Wochen. Also Kopf hoch und keine Angst. Noch ein paar solcher Einsätze und du hast das voll drauf.« Er behält recht. Es dauert nicht lange und die Routine stellt sich ein. Außerdem kommt endlich genug Geld in die Kasse.

Bei Sven im Café läuft es nicht so gut. Die Schwierigkeiten sind vielfältiger Art. Beim Einkauf der Lebensmittel muß er zum Beispiel im Großmarkt nach »Westniveau« bezahlen, obwohl die Leute aus unseren Betrieben vielerorts nicht einmal siebzig Prozent der Westlöhne erhalten. Außerdem sind viele von uns noch nicht bereit, für ein warmes Mittagessen sechs oder sieben Mark zu löhnen, selbst wenn es sich um eine der wirklich großen Portionen von Svens Hausmannskost handelt. Die Ossis haben fast alle noch die alten Preise in ihren Gedächtniszellen. Zwei fünfzig für ein Essen. Verlangt Sven fünf Mark, bleiben die Gäste weg und machen sich zu Hause belegte Brote für die Arbeit zurecht. Das kommt sie billiger. Bietet er zu Preisen an, die die Leute bezahlen wollen, bleibt kein Gewinn. 60000 Mark haben wir in sein Café mit 15 Plätzen investiert. Auch das will erst einmal erwirtschaftet sein. Morgens bietet Sven belegte Brötchen zum Frühstück. Was gut angenommen wird. Doch vor allem das Mittagsgeschäft ist keines.

Aber ein Teil von Svens Problemen entspringt seinem Charakter. Er ist ein Mann, der die Welt viel zu oft nur durch die pessimistische Brille betrachtet, der schnell von Depressionen befallen und nicht selbst damit fertig wird. Als wir uns kennenlernten, habe ich schon einmal so eine Phase bei ihm erlebt.

Ich fand überall Schachteln mit Schmerzmitteln gegen Migräne und sämtliche andere Arten von Kopfweh, deutliche Zeichen des Medikamentenmißbrauchs. Ich hasse Dauerdepressionen. Ich verachte Trübsalblasen und Jammerei. Ich kann mit Flucht in die Sucht wenig anfangen, es ist eine fremde Lebenswelt für mich. Nichts fürchte ich so sehr, wie selbst davon befallen zu werden. Damals fragte ich Sven, was ihn bedrücke, welche Schwierigkeiten er habe. Aber keine Antwort. Ich vermutete, es könnte in seinem Wesen begründet sein. »Damit eins klar ist:« sagte ich in aller Deutlichkeit, »ich möchte gern dein Freund sein, der mit dir zusammen das Leben meistert. Doch eines will ich in einer Beziehung niemals sein. Therapeut, Arzt oder Seelenklempner. Das ist mein Beruf. Das ist, was ich die meiste Zeit des Tages tun muß und dort auch gerne tue. Aber es taugt in meinen Augen niemals für die Basis einer Liebesbeziehung. Ich könnte beispielsweise niemals einen Alkoholiker lieben. Deshalb macht mir deine Tablettenabhängigkeit Angst.«

Ich wußte, Sven war wegen Angststörungen in einer Psychotherapie. Damit hatte ich keine Probleme. Wir alle haben mal den einen oder anderen Psychoschaden. Ich konnte und wollte das nicht bewerten. Ich liebte ihn. Und dann verschwanden die Pillenpackungen, und Sven wurde allmählich fröhlicher. Über Kopfschmerzen hörte ich ihn nur noch sehr selten klagen, ich bildete mir ein, es wäre überstanden. Denn nun erlebte ich einen ganz anderen Sven. Zum Beispiel als wir zum ersten Mal in Budapest auf der Váci utca standen, Musik erklang und wir inmitten all der Menschen die bunten Lichter der Reklamen und Schaufenster bewunderten. Sven konnte vor Freude die Tränen nicht zurückhalten. Zu solcher Rührung fähig zu sein, war etwas, um das ich ihn beneidete. Ich war immer viel zu kühl, solche Reaktionen zeigen zu können.

Ich bewundere das immer wieder an ihm. Ein gutes Essen, eine schöne Stadt, eine Autofahrt durch den Frühling, und er kann sich wie ein kleiner Junge freuen. Diese jähe Freude genieße ich immer in vollen Zügen. Doch seltsam war und ist: Die Freude muß ihm bereitet werden. Er ist nicht der Typ, der sich die Freuden des Lebens selbst zu verdienen imstande ist und an diesem »Selbstverdienen« Vergnügen findet. Darin sind wir grundverschieden. Gerade der Weg zum Ziel bereitet mir den meisten Spaß. Das ist die Triebkraft, die mich am Leben hält.

1. 7. 1992
Unsere Anschrift ändert sich. Bis heute hatte jede Firma einen Briefkasten am Hauptverwaltungsgebäude. Ein Postfach war Ersatz für die Adresse. Jetzt darf die Post ihre Kunden im Gelände endlich direkt beliefern. Wir müssen nicht mehr jeden Tag Arztbriefe, Rechnungen und Pharmareklame abholen, sondern bekommen sie frei Haus. Was für ein Fortschritt! Der natürlich seinen Preis hat, denn so müssen bereits ein halbes Jahr nach Praxiseröffnung zum ersten Mal die Praxisstempel und die Briefköpfe geändert werden. »Mich auf diese Weise an Arbeitsbeschaffungsmaßnahmen zu beteiligen, muß ich wohl noch lernen«, sage ich zu Anne. Meine Schwester besänftigt mich. »Du darfst das nicht so verbissen sehen«, entgegnet sie. »Es ist doch für einen guten Zweck.« Als ich die Rechnungen für all den Aufwand bezahlen muß, bin ich dennoch etwas verbissen.

Mitte Juli 1992
Inzwischen kommt immer mehr Kundschaft zu Sven ins Café. Zum Mittag reichen die Plätze oft nicht mehr aus. Die Kapazität seiner kleinen Küche ist ausgereizt. Er könnte viel mehr Portionen verkaufen, doch das geben Töpfe und Pfannen schon nicht mehr her. Eigentlich alles Zeichen, daß nun auch seine Geschäfte laufen müßten. Aber die Gewinnspanne ist nach wie vor schlecht, und Sven ist mit der vielen Arbeit bereits restlos überfordert.

Eine zusätzliche Kraft kann er nicht bezahlen. Deshalb hilft ihm seine Mutter ein paar Stunden am Tag. Sie ist Vorruheständlerin und könnte sich eigentlich freuen, wieder gebraucht zu werden und mit Leuten in Kontakt zu kommen. Doch es gelingt ihr nicht, diese Einstellung zu finden. Sie will alles auf eine Weise perfekt machen, wie sie es im eigenen Haushalt gewohnt ist. Und überfordert auch sich damit. Ihr Körper antwortet mit Zipperlein verschiedenster Art. Ihr Gesicht verkündet allen, die es nicht wissen wollen: »Sehen Sie nicht, wie ich leide?« Wenn die Fenster der Gaststube zum Lüften geöffnet sind, zieht es ihr zu sehr. Sind sie geschlossen, bekommt sie keine Luft. Die Essensdünste verursachen ihr Übelkeit. Den Wünschen der Gäste einen kleinen Schritt voraus zu sein, ist für sie unmöglich. Sven bekommt zwar Entlastung in vielen seiner Handgriffe, doch seine Nerven werden dafür nur noch umso mehr belastet. Bis sie schließlich blank liegen. Wie aber soll man seiner Mutter sagen, sie möchte lieber wieder nach Hause gehen, ohne sich im selben Atemzug den Vorwurf des Undanks einzuhandeln?

Sven sehnt sich immer stärker nach seiner früheren Arbeit zurück. Wir müssen beide einsehen, daß ihm die Voraussetzungen zur Arbeit in der Selbständigkeit fehlen, die inneren wie die äußeren. Wir verkaufen das Café an einen Interessenten, der aus der Branche kommt. Zum Glück kann Sven einen Verkaufserlös aushandeln, bei dem er unter dem Strich kaum Verlust macht, wenn man nicht die unzähligen Stunden der eigenen Arbeit an den Räumen hinzu rechnet. Allein der Abbau der alten Röntgenanlage aus seinem Gastraum war ein Abenteuer für sich, die Grundstücksverwaltung des Hafens fühlte sich dafür nicht verantwortlich. Große Medizintechnikfirmen, wie Siemens, wollten für die Demontage und Entsorgung 10 000 Mark haben. Das hätten wir niemals bezahlen können. Zum Glück fanden wir einen kleinen Familienbetrieb, der das Ganze für einen Tausender erledigte. Allerdings mußten wir den Metallschrott selbst in die Container tragen. Manche Teile konnten wir zu viert kaum anheben. Drei Tage Schwerstarbeit.

Als Sven sein kleines Café an den Nachmieter übergibt, bin ich traurig. Ich habe es geliebt: mit seinen modernen Möbeln, viel Chrom und Glas und einer Traumküche, wie ich sie zu Hause gerne hätte. Viel Rot, Grün, Schwarz und Weiß. Eine gelungene Kombination meiner Lieblingsfarben.

Und ich bin auch ein bißchen wütend, denn die Hafenverwaltung bezieht fortan Mieteinnahmen durch Räume, die erst durch uns wieder vermietbar geworden sind. Doch lange fließen die Taler nicht. Der Nachmieter ist zu »berufserfahren«. Er ist alkoholkrank. Morgens, noch bevor er die ersten belegten Brötchen verkauft hat, steht schon das dritte Bier auf dem Tresen. Das Café kommt schnell in einen schlechten Ruf. Die Gäste laufen weg, und es rechnet sich überhaupt nicht mehr. Die endgültige Pleite ist nicht zu verhindern. Bald stehen die frisch renovierten Räume leer.

Sven findet eine Arbeit in einem Supermarkt in Lübeck. Nun führen wir eine Wochenendehe. So hatten wir uns das nicht vorgestellt. Aber lieber eine Ende mit Schrecken, als ein Schrecken ohne Ende.

Dafür nehmen ganz andere Pläne Gestalt an. Mir kommt zu Ohren, daß überregionale Zentren für Betriebsärzte in einem Bundesmodellprojekt besonders gefördert werden sollen. In jedem der fünf neuen Bundesländer eins. Die mit der Förderung beauftragten Herren Professoren besuchen meine Kollegen, die in der alten Investbaracke gegenüber der Poliklinik ihr Betriebsarztzentrum unterhalten, zur Besichtigung ihrer Arbeitsverhältnisse.

In der Baracke wellt sich der Fußboden, unter manchen Schränken wächst schon das Gras von draußen durch. Die sanitären Einrichtungen sind völlig marode, die Abflußrohre von Pappelwurzeln zugesetzt und ständig verstopft. So gut diese junge Einrichtung fachlich auch arbeitet, an diesem Standort kann nichts investiert werden. Die Lage im Gewerbegebiet ist ansonsten ideal. Das bringt mich auf eine Idee. Ich zeige den Besuchern meine Praxis. »Genau so müßte unser Modellprojekt aussehen«, sagt einer der Professoren beeindruckt. Man müßte noch ein paar medizinische Geräte dazustellen, eine kleine Röntgenanlage installieren, dann könnten wir hier sofort loslegen.«

»Warum eigentlich nicht?« frage ich. »Wenn Sie alles, was hier steht, nach Vorlage der Rechnungen bezahlen, dann baue ich am anderen Ende des Flures alles noch einmal neu auf und ziehe mit der Praxis dort ein.

Der Professor ist begeistert. »Für die Zeit des Bauens könnten Sie Ihre Praxis noch in unseren Räumen parallel zur Arbeit der Betriebsärzte mitbetreiben«, geht er sofort auf meinen Vorschlag ein. »Das Ärztehaus würde dann über drei Fachrichtungen verfügen. Allgemeinmedizin, Stomatologie und Arbeitsmedizin. Das wäre doch toll«, freut er sich mit mir und beginnt sofort zu rechnen und sich alles aufzuzeichnen. Für die Eigenleistungen kann er keine Mittel locker machen. Als Ausgleich schlägt er vor, ich könne auf Honorarbasis einige Stunden in der Woche für das Zentrum Untersuchungen durchführen. »Das würde Ihre Praxisauslastung verbessern und wir brauchen sowieso Verstärkung«, sind seine Argumente. Ganz einfach greift plötzlich ein Rädchen ins andere. Ich bin total happy.

Anfang August 1992
Ich fahre nach Berlin zum Hauptsitz der Treuhand in die Leipziger Straße, um mir einen kompetenten Ansprechpartner zu suchen, der sich für Rostock zuständig fühlt. Ich muß dort jemanden finden, der sich für uns einsetzt.

Von einem freundlichen Mann mit schweizerischem Dialekt werde ich zum Alexanderplatz geschickt, wo die Liegenschaftsgesellschaft der Treuhand schaltet und waltet. Dort soll ich mich an einen Herrn

Strunz wenden. Obwohl ich an diesem Tag nirgends angemeldet bin, sind alle hilfsbereit, zuvorkommend und freundlich. Auch die mindestens zwei Zentner Lebendgewicht, denen ich am Alexanderplatz gegenübersitze und die mächtig schwitzen. Aber nicht, weil ich den Herrn mit meinen direkt gestellten Fragen bedränge. Die bringen ihn nicht aus seiner Ruhe. Es ist nur der heiße Sommertag.

Herr Strunz zeigt sich in allerbester Sachkenntnis. In der Hand hält er das Wertgutachten für den gesamten Klinikberg mit allen vier Gebäuden. Wie sehr ich mich seit langem um die Privatisierung des Ärztehauses bemühe, darüber weiß er genau Bescheid. Er kennt sogar schon die Pläne für mein Zusammengehen mit dem Betriebsarztzentrum und lobt meine Begeisterung, nach der Wende selbst etwas tun zu wollen. »Sehen Sie mal, diese Fotos habe ich selbst auf Ihrem Berg geschossen.« Er reicht mir ein paar Aufnahmen herüber. »Ich bin sogar bei Ihrer entzückenden Schwester in der Praxis gewesen und habe mir von ihr alles zeigen lassen. Hat sie Ihnen nichts davon erzählt?« Hat sie nicht, denke ich, verärgert darüber, daß mir Anne so wichtige Dinge nicht übermittelt hat und sage: »Vermutlich war ich bei Hausbesuchen unterwegs, und meine Schwester muß vergessen haben, es aufzuschreiben.«

»Wenn ich in Rostock wohnen würde, hätten Sie gleich einen neuen Patienten«, sagt der Dicke freundlich.

Alles Taktik. Denn bald höre ich auch aus seinem Mund die mir bekannten Hinhalteparolen der DDR-Abwicklungsbürokratie. Dies gehe nicht, weil jenes nicht geht. Da er mir Einblick ins Wertgutachten gewährt, kenne ich jetzt wenigstens die Preise. 400 000 Mark soll die Poliklinik mit dazugehörigem Grundstück kosten. Und die Absicht, ein Verfahren der Einzelvergabe an mich zu nutzen, wie es die Gesetze der Treuhand erlauben, besteht nach wie vor.

Ich bitte ihn, die Dinge zu beschleunigen. Erzähle ihm von meiner Arbeit mit HIV-Patienten und dem Aufbau von Schwerpunktpraxis und Tagesklinik. »Es eilt, ich kann nicht ewig warten. Die Hafenverwaltung lebt von der Verwaltung, das ist mir klar. Doch das kann doch nicht ständig so weitergehen!«

Das sieht der Dicke durchaus ein, doch meine Geschichten über HIV und Aids interessieren ihn jetzt anscheinend viel mehr. Die Komplimente hinsichtlich meiner bisherigen Arbeit werden schmeichelnder und immer persönlicher: »Ich will ja gerne alles für Sie tun, wo Sie doch ein so gutaussehender, hübscher junger Arzt sind.« Das Schmalz seiner Worte tropft schon wie der Schweiß auf seiner fetten Stirn. Langsam geht mir auf, was ihn an mir in Wahrheit interessiert. Doch zu solcher Art Geschäften bin ich nicht bereit. Zwei Zentnern Fett unterwerfe ich mich nie und nimmer im Leben freiwillig. Für kein Geld und kein Haus der Welt. Schließlich bin ich ja auch noch ein wenig Ästhet.

Der Koloß von einer Treuhandtrine verspricht, sich zu kümmern und mich bald wieder in Rostock zu besuchen. »Dann könnten wir doch mal bei einem guten Essen die Einzelheiten besprechen«, schlägt er vor. Über sein Kümmern würde ich mich freuen, auf das Essen kann ich gut und gerne verzichten, sage ich ihm.

25. 8. 1992
Sven und ich gerieten, als wir um eine Straßenecke im Stadtteil Lichtenhagen einbiegen, in eine riesige Menschenmenge. Überall stehen Polizeiwagen, einige brennen. Am Hochhaus in der Güstrower Straße, wo sich eine Aufnahmestelle für Asylbewerber befindet, werden Steine und Molotowcocktails gegen die Fassade geworfen. Erste Flammen schlagen aus den unteren Wohnungen durch zerborstene Fensterscheiben. Keine drei Jahre nach der »Revolution« ist die Revolte ausgebrochen. Ein Bürgerkrieg der Verlierer gegen die Schwächsten der Gesellschaft. Fassungslos sehen wir mit an, wohin das mutige »Hinter-der-Gardine-stehen« beim Kampf um eine neue Gesellschaft geführt hat. Mir ist genauso zumute wie damals, als Chefkoch Hackepeter und sein Kochsmaat die Zimmerpflanzen der Stewardeß ohne jedes Herz und Hirn zersäbelten.

Ein Herr mit Presseausweis am Lodenmantel und Videokamera auf der Schulter spricht uns mitten im Menschenpulk an: »Entschuldigen Sie bitte, meine Herren. Können Sie mir sagen, wo es hier zu den Ausschreitungen geht? Ich komme vom Fernsehen und muß darüber berichten.«

»Sind denn jetzt alle total verblödet?« fragt Sven und zerrt mich aus dem Hexenkessel ins Haus. Als wir die Treppen hinaufsteigen, zittere ich bei dem Gedanken, daß eines Tages auch das Haus auf dem Klinikberg brennen könnte, weil brave Bürger keine Aids-Kranken vor der Haustür haben möchten.

30. 9. 1992
Für die Räume der neuen Praxis wird ein neuer Mietvertrag abgeschlossen.

Die Hafenverwaltung bekommt somit noch mehr Mieteinnahmen aus dem Haus, ohne etwas dafür tun zu müssen. So hat man sich vermutlich den Kapitalismus vorgestellt. Und um es ihnen noch ein bißchen einfacher zu machen, vergebe ich alle Bauaufträge zur Sanierung des zweiten Bauabschnittes im Erdgeschoß an die im Betrieb des Hafens ansässigen Baufirmen. Die Leute, die dort arbeiten, gehören inzwischen schon überwiegend zum Kreis meiner

Patienten. Durch sie lebe ich, also sollen sie auch ein wenig durch mich leben. Auch wenn die Fischmehlanlage schon lange abgerissen wurde, ein bißchen stinken wir doch alle noch nach demselben Fisch. Und Fischköppe müssen zusammenhalten, denke ich.

Anfang Oktober 1992
Aids hat viele Gesichter. Immer häufiger habe ich damit in der Praxis zu tun.

Wieder muß ich einem Freund von seinem positiven Testergebnis berichten und ihn auffangen, so gut es geht. Ich suche nach Worten. Aber was erreicht die Ohren, was kommt an, wenn die Panik einsetzt und die Todesängste von einem Menschen Besitz ergreifen? Was kann ich in so einem Moment anderes tun, als ihn umarmen und ihm sagen: »Ich bin dein Arzt. Ich verlasse dich nicht. Ich werde dich auf eine besondere Art lieben, auch wenn es sonst keiner mehr tun sollte. Das ist nicht viel, ich weiß. Aber auf dieses Wenige kannst du dich verlassen, wenn du es nötig hast.« Viel mehr kann ich ihm zunächst nicht anbieten. Kein Penicillin, das mit dreimal einer Kapsel täglich nach zehn Tagen das böse Halsweh heilt. Es gibt gerade mal eine Substanz, die die Vermehrung der Viren ein wenig abzubremsen vermag. Doch bei vielen richtet sie mehr Schaden an, als ihnen zu nutzen.

Nach Tagen wie diesen träume ich nachts davon, eines Morgens beim Kaffee die Zeitung aufzuschlagen und wie damals im November, als man die Schlagzeilen »Die Mauer ist weg!« und »Berlin ist wieder Berlin!« nicht glauben konnte, lesen zu dürfen: »Heilung! Die Liebe ist wieder die Liebe!«

Die Feier, die dann auf den Straßen losgehen würde, stelle ich mir so fröhlich vor, daß sie durch nichts zu übertreffen wäre. Doch die Wirklichkeit ist alles andere als fröhlich. Selbst Menschen, die gar nicht infiziert sind, bringt das Virus vor Angst fast um.

Eine Patientin, sie ist HIV-negativ, aber psychisch völlig am Ende, leidet unter einer schweren Aids-Phobie. Nach vielen Jahren des Miteinanders haben sie und ihr Freund sich getrennt. Ihre Arbeit im Jugendmodewerk hat sie auch verloren. Dazu kommt ein weiterer Trennungkonflikt, den sie nicht bewältigt. Erst vor kurzem ist ihre Mutter gestorben, die sie sehr geliebt hat. Daß sie mit den dauernden Antikörpertests nicht weiterkommt und die Hilfe erfahrener Psychotherapeuten benötigt, kann ich ihr nur schwer vermitteln.

Ein weiterer Patient kämpft schon seit längerem gegen seine zahlreichen Infektionen durch die Immunschwäche an und verliert den Kampf.

Wie gut, daß mir die Aids-Hilfe ein echter Partner ist. Mit der täglichen Betreuung meiner Patienten wäre ich allein völlig überfordert. So bekomme ich wertvolle Hinweise, oder kann in der Gesprächsgruppe meine Schwierigkeiten in bestimmten Situationen noch einmal im Beratungsteam beleuchten lassen. Das entlastet und bereichert mich gleichzeitig.

Als ich vor dem Abgeben der ersten HIV-Blutprobe im Labor anfrage, ob ich die Probenröhrchen irgendwie besonders kennzeichen soll, wird die junge Laborantin am anderen Ende der Leitung hektisch: »Natürlich. Um Himmels Willen, Doktor! Das Röhrchen in zwei oder drei Plastebeutel hüllen, das Ganze dann in ein festes Behältnis. Und mit großen roten Buchstaben VORSICHT HIV! draufschreiben!« gibt sie ihre Anweisungen an mich durch.

»Und die Röhrchen, von denen Sie nicht wissen, was drin ist? Was ist mit denen? Meinen Sie nicht, daß man im Umgang mit Blut generell dieselben Regeln und Unfallverhütungsvorschriften einhalten muß?« frage ich durch den Hörer zurück. Worauf eine kleine Weile Stille herrscht. »O.K.«, sagt sie plötzlich ganz ohne Hektik in der Stimme. »Schicken Sie alle Röhrchen so wie immer und wickeln Sie um die HIV-Probe den Schein, damit wir das Blut gleich weiterverarbeiten können.« Auch die Laborantin hat es begriffen. Angst wächst aus Unkenntnis. Gegen Angst kann man was tun, indem man lernt. Sie ist anscheinend bereit dazu.

23. 10. 1992 – 25. 10. 1992
Ich besuche einen Langzeit-EKG-Kurs in Kühlungsborn. Das ist nicht mein erster, aber ich habe noch kein Zertifikat. Das jedoch brauche ich, denn ich möchte das Spektrum unserer Praxisleistungen erweitern. Ein Kollege aus dem Bund der Allgemeinmediziner hat mich auf die Idee gebracht, wir könnten nach Vorbild schon bestehender Apparategemeinschaften in Westdeutschland mit mehreren ärztlichen Kollegen Langzeit-EKG-Geräte anschaffen und die Vorteile der Kooperation nutzen. Wer diese Untersuchung an einem seiner Patienten plant, leiht sich ein Gerät aus. Ein Kollege spezialisiert sich auf die Auswertung. Dieser eine könnte ich sein. Mit EKG-Auswertungen komme ich klar. Neben den hausärztlichen Leistungen, die viel praktische Arbeit bedeuten, käme mir ein kleines Spezialgebiet gerade recht. Ich bliebe dadurch auch mit anderen Ärzten im Gespräch. Wir könnten uns fachlich austauschen, wie es früher üblich war, wenn wir das Problem eines Patienten nicht allein lösen konnten. Die Computerauswertung kann zudem zu jeder Tageszeit erfolgen, was den Praxistag viel flexibler und ökonomischer werden läßt.

Schon auf dem EKG-Seminar gewinne ich die ersten Mitstreiter für die Apparategemeinschaft. Eine ältere Ärztin freut sich: »Endlich mal wieder jemand, der nicht nur vor seiner eigenen Praxistüre kehrt. Klar mache ich da mit«.

6. 11. 1992
Meine Freundin Christa aus der Unternehmensberatung, die inzwischen als meine Maklerin alle Praxisversicherungsverträge abgeschlossen hat, stellt mir 100 DM für die Mitbenutzung ihres Kopiergeräts in Rechnung. Ich muß an die Tage denken, als wir in den Räumen im Obergeschoß, die sie vor ein paar Monaten im Haus bezog, ebenso wie in Praxis und Café die alten Tapeten abspachtelten, die Scheuerleisten rausrissen, den alten Fußbodenbelag entfernten. Für Container zum Abtransport des Sperrmülls sorgte ich. Christa mußte kurzfristig aus ihren alten Geschäftsräumen raus. Ich vermittelte ihr einen ordentlichen Mietvertrag mit 10-Jahres-Laufzeit, den die Hafenverwaltung wie gewohnt erst nach langem Drängen herausrückte.

Diese Rechnung über den Hunderter tut mir, ehrlich gesagt, ein wenig weh. Nun besitzen wir einen eigenen Kopierer. In den Ordner mit einer Sammlung von kleinen Gedichten kommt ein neues Blatt hinzu. Ich notiere: »Vergleiche/früher hatten wir gemeinschaftsantennen/der SPRUNG zum heute besteht bei uns allen endlich in der eigenen schüssel/«

26. 11. 1992
Die Bauarbeiten für die neue Praxis sind in vollem Gange. Noch einmal erbringe ich die Eigenleistungen für Abriß und Entsorgung und schaffe Baufreiheit für die Handwerker. Auch diesmal hilft mir Anne, meine kleine Schwester, bei allem sehr. Sven ist die Woche über immer in Lübeck und kann mir nicht mehr die Unterstützung wie vor einem Jahr geben. Aber wenigstens verdient er unser Haushaltsgeld, das wir bitter nötig haben, denn was die Praxis abwirft, wird von den neuen Investitionen wieder aufgefressen. Zum Beispiel für die Grundausrüstung des Langzeit-EKG-Systems: ein Computer, vier tragbare Recorder zum Aufzeichnen der 24-Stunden-EKG, ein schnell arbeitender Laserdrucker für das Ausdrucken der Befunde. Preis alles in allem über 70 000 DM. Ein paar Tage später müssen weitere acht Geräte besorgt werden, so groß ist die Nachfrage. Um das alles finanzieren zu können, schließe ich einen Vertrag mit einer Pharmafirma ab, die sich für Werbeaufdrucke mit ihrem Firmenlogo auf Befundbögen im Gegenzug verpflichtet, drei Jahre lang mit 7000 DM pro Jahr die Apparategemeinschaft zu unterstützen. Dieses Sponsoring kommt somit allen Ärzten zugute, davon kaufen wir Klebe-

elektroden, bezahlen einen Kurierfahrer, den wir stundenweise einstellen. Hier findet kein Herzklappenskandal statt. Ich habe deswegen kein schlechtes Gewissen. Die Treuhand verkauft Großbetriebe zum »symbolischen Preis von einer DM«, wie sie das nennt, an Multimillionäre und besorgt dann noch Fördermittel, damit die Käufer nicht zu hart an den von ihnen geschluckten Brocken zu knabbern haben. Als man einen von ihnen bei dem Versuch schnappte, mit den Kreditgeldern in die Karibik zu reisen, durfte er gegen eine Millionenkaution wieder auf freien Fuß. »Kann er ja auch locker bezahlen von seinen kleinen Lottogewinnen. Gelt?«, um mal wieder mit den Worten meiner Großmutter Hanna zu sprechen.

31. 12. 1992
Etwa 1000 Kassenpatienten besuchten im ersten Jahr unsere Praxis. Dazu kommen etwa 200 Privatpatienten, die hauptsächlich wegen Arbeitsunfällen behandelt und über die private Gebührenordnung mit den Berufsgenossenschaften abgerechnet werden. Umsatz: 208000 DM. Wenn man bedenkt, daß in dieser Summe die Einnahmen aus der Veräußerung der ersten Praxis enthalten sind, ist das nicht viel.

Januar 1993
Das neue Jahr beginnt unerfreulich. Die Leute der Möbelfirma, die mir bislang viel Ärger bereiteten, klagen kurz vor Ablauf der Verjährungsfrist ihr Geld, das ich wegen der Lieferterminüberschreitung nicht zahlte – auf ein Angebot zur Regelung warte ich noch immer – in Höhe von 10000 DM ein. Nun muß ich mir einen Anwalt nehmen und sogar zweimal vor Gericht erscheinen. Ich wünschte, ich hätte damals gleich alles bezahlt und meinen Ärger mit einem Schnaps hinuntergespült.

Ich mache die ersten Erfahrungen mit dem Unterschied zwischen Recht und Gerechtigkeit, denn es gelingt mir nicht, die Logik der anderen nachzuvollziehen. So bekomme ich dafür, daß ich im Recht war, wie es im Urteil mit großen Lettern geschrieben steht, 3000 DM als Schadenersatz für einen Monat Verdienstausfall zugesprochen. Aber für die restlichen 7000 DM muß ich 13 % Zinsen für das inzwischen vergangene volle Jahr bezahlen, und der Anwalt und die Prozeßkosten betragen auch noch einmal insgesamt fast 4000 DM. So zahle ich für die Möbel am Ende 20000 statt 17000 DM, die sie gekostet haben. Es fällt mir nicht leicht, darüber zu lachen.

Dafür freue ich mich, daß die Apparategemeinschaft gut angenommen wird. Fünfzehn Ärzte, Allgemeinmediziner und Internisten, nutzen die Vorzüge dieser Gemeinschaftsarbeit. Ihre Patienten müssen nirgendwohin überwiesen werden, bekommen die Geräte in der Praxis ihres Arztes angelegt und dort auch wieder abgenommen, und sie erhalten aus dem Munde ihres Doktors das Untersuchungsergebnis mitgeteilt. Je mehr Befunde ich am Computer erstelle, desto sicherer werde ich im Umgang mit der Methode. Die EKG-Auswertung ist oft richtig spannend und bereitet mir große Freude.

5. 3. 1993
In der Praxispost finde ich eine Mitteilung:
Sehr geehrte Damen und Herren, wir möchten Sie darüber informieren, daß die von Ihnen angemieteten Räume ab sofort der Rechtsträgerschaft einer neugebildeten Immobiliengesellschaft unterliegen. Der Mietvertrag, den die Hafengesellschaft mit Ihnen abgeschlossen hat, wird von dieser Gesellschaft übernommen und hat nach wie vor seine Gültigkeit.

Das Hafengelände ist in verschiedene Zonen eingeteilt worden. Einige davon bleiben Hafen, andere sind als zu privatisierende Flächen von der Stadt und der Treuhand eingestuft worden. Dazu gehört auch der Klinikberg. Nach dieser »Aufspaltungsregelung«, wie sie genannt wird, könnte es nun mit der Privatisierung schnell gehen, erzählt mir mein neuer Ansprechpartner, ein Herr Fuchs, rothaarig und hager. Er freut sich mit mir. »Ginge es nach mir, hätten wir die leidige Angelegenheit längst aus der Welt geschaffen, Herr Deutsch«, sagt er bei einer Tasse Kaffee und einer Zigarette, die ich bei ihm angeboten bekomme.

20. 3. 1993
Bei einer Weiterbildungsveranstaltung der Ärztekammer in Rostock zum Thema »Diagnostik und Therapie von Aids« sitze ich mit einem meiner HIV-Patienten im Hörsaal der Frauenklinik. Wir verfolgen aufmerksam die Ausführungen über Immunzellen, opportunistische Infektionskrankheiten, Chemotherapien und Epidemiologie. Nur sehr wenig wird zur psychosozialen Situation von Betroffenen gesagt, kaum ein Wort über Diskriminierung, Ausgrenzung, Ängste. Die Ärztekammer verkündet, daß sich in Rostock kaum Ärzte und Zahnärzte bereiterklären würden, Patienten mit HIV zu behandeln. Ich stehe auf und wehre mich gegen solchen Unfug. »Bei uns in der Praxis wird alles Menschenmögliche für HIV-Patienten getan. Auch unser Zahnarzt schickt niemanden weg«, sage ich in ziemlich zornigem Ton. Dann verlassen wir das Auditorium und ich bin bestürzt. »Die tun doch gerade so, als würden sie Pionierarbeit leisten. Dabei ist es anderenorts längst üblich, sich diesem Problem nicht nur mit Worten zu stellen!« Ich schimpfe wie ein Rohrspatz. Mein Patient beschwichtigt mich: »Immerhin findet endlich mal so eine Veran-

staltung statt, und immerhin gibt es schon mal ein paar Leute, die etwas tun wollen.« Er versucht, das Ganze positiv zu sehen und hat vermutlich recht damit.

1. 4. 1993
Das neue Betriebsarztzentrum ist eröffnet und beginnt seine Arbeit in den Räumen meiner »alten« Praxis. Wir ziehen mit allen Praxisutensilien in unsere neuen Zimmer ein. Wieder einmal feiern wir Praxiseröffnung. Alles ist noch gemütlicher geworden als beim ersten Versuch, stellen Anne und ich fest, als wir uns das Ergebnis des »zweiten Bauabschnitts« betrachten: Die Möbel und der Teppichboden sind in ihren weinroten Farbtönen gut aufeinander abgestimmt. Es gibt noch mehr Nischen mit Bildern und grünen Pflanzen. Durch die gläserne Haupteingangstür fällt Licht auf den Flur. Es ist heller und freundlicher als in der alten Praxis. Mein Sprechzimmer kann sich jetzt sogar eine Sofaecke leisten, es ist viel größer als das vorherige.

Die Patienten sind auch begeistert. Und das Schönste: endlich keine Bauarbeiten mehr! Der Praxisalltag normalisiert sich. Nach zwei Jahren können wir uns erstmalig voll und ganz auf unsere eigentlichen Aufgaben konzentrieren, und nach der Sprechstunde gibt es auch wieder Freizeit zum Erholen. Erst jetzt merke ich, wie sehr ich ein wenig Erholung nötig habe. Es wird wieder Frühling und mir fällt auf, daß ich ja auch noch ein Mann bin.

Bei einem Saunabesuch in der Schwimmhalle fällt das auch einem jungen Bengel auf. Als wir im Schwitzraum alleine sind, will er es genauer wissen. Die Antwort auf die Frage, die seine Hände meinem Schwanz stellen, fällt eindeutig aus. Der Lenz ist da, und ich bin ein ganzer Kerl.

Wieder zu Hause, zappe ich noch durch ein paar Fernsehkanäle. Obwohl es schon später Abend ist, bin ich nicht müde und will noch nicht zu Bett gehen. Bei einem amerikanischen Märchenschinken aus dem Hollywood der frühen fünfziger Jahre bleibe ich hängen. »Das goldene Schwert« heißt der Film laut Fernsehzeitung. Ein stockschwuler Rock Hudson, als arabischer Prinz in bunte Tücher gehüllt, jubelt in die Kamera: »Es leben die Frauen, die schönsten Geschenke, die der Himmel je hervorgebracht hat!« Alles Lüge, denke ich aufgekratzt in Erinnerung an den Jungen aus der Sauna und lasse den schönen Abend noch ein wenig in mir nachklingen.

2. 4. 1993 – 4. 4. 1993
Wieder ein Weiterbildungswochenende, diesmal in Dresden zum »Stand der Erkenntnisse in Diagnostik und Therapie der HIV-Infektion

und Aids-Erkrankung«. Wenig Neues für die Arbeit mit den Patienten. Nicht eine wesentliche Erkenntnis über Therapiemöglichkeiten an der Wurzel des Übels. Das AZT, ein Medikament, das viele als Rattengift für Schwule deklarieren, hat die hohen Erwartungen nicht erfüllt. Ein paar ähnliche Medikamente sind in Erprobung, haben aber zum Teil noch schlimmere Nebenwirkungen. Die Schulmedizin scheint machtlos im Kampf gegen das Virus zu sein. Deshalb diskutieren sich die Teilnehmer des Seminars über alle möglichen und unmöglichen alternativen Heilformen die Ohren heiß. Jeder präsentiert ein anderes Kraut, dem er wahre Wunder hinsichtlich seiner heilsamen Wirkung andichtet. Eine ältere Frau ist felsenfest davon überzeugt, daß Beifußtee und Ginkgoblätter das Virus vernichten können. Ich höre mir ihre Geschichten an und bin skeptisch: Mit Beifuß hat meine Großmutter immer die Weihnachtsgans gestopft, und Ginkgo ist nach meinen Erfahrungen in der Praxis noch nicht mal besonders wirksam in der Besserung von Durchblutungsstörungen. Aber zumindest schaden diese Kräuter nicht und wenn es hilft, der Industrie die Geldbörse zu füllen und der Frau mehr Sauerstoff in die Gehirnzellen bringt, ist es doch in Ordnung. Ein junger Mann schwört auf Johanniskraut, ein zweiter auf Mistel, ein dritter auf Thymusextrakt. Eine Frau doziert lang und breit über die Venusfliegenfalle, sie hat Erfahrung damit. Vermutlich ist sie selber hineingetappt.

Shiitake-Pilze, Krallendorn, Braunelle. Das ganze Pflanzenreich scheint, den Aussagen der Seminarteilnehmer nach zu urteilen, imstande, dem Virus den Garaus machen zu können. Nur leider funktioniert es immer bloß in irgendwelchen Reagenzgläsern, keiner von ihnen kann auch nur mit dem kleinsten wissenschaftlichen Beweis antreten, um seine Behauptungen zu untermauern. Die infizierten Menschen werden weiter krank und sterben. Daran ändern sämtliche Vitamincocktails, Akupunkturnadeln, homöopathischen Verdünnungen, Massageformen und Ozontherapien nichts. All dieser ganze Zirkus mag gut für die Seele sein, vermittelt Zuwendung und gibt den Patienten das Gefühl, daß jemand etwas mit ihnen unternimmt, sie nicht allein läßt. In der aussichtslosen Situation der meisten ist auch dieses Wenige sehr viel, ich sehe es in ihren hoffnungsvollen Gesichtern. Trotzdem geht es mir immer schlechter, je länger ich ihnen zuhöre. Ich habe ständig das Gefühl, daß sie betrogen werden und sich sogar selbst gerne betrügen lassen wollen. Alles in mir sträubt sich dagegen.

Gut erscheint es mir trotzdem, an dieser Fortbildung teilgenommen zu haben. Ich lerne Ärzte verschiedener Kliniken kennen, die ich meinen Patienten empfehlen kann, wenn ich mal nicht mehr weiter weiß. Außerdem hat dieses Wochende noch einen völlig anderen Aspekt. Ich komme raus aus meiner Klitsche, sitze abends in einer Szenekneipe in der Dresdner Neustadt und genieße den Ausbruch aus meinem arbeitsintensiven Alltag. Gerate dabei an Männer, deren Blicke ich fast nicht mehr zu deuten verstehe. Na ja, fast. Es funktioniert schon noch ganz gut.

Gleichzeitig merke ich, wie sehr mir mein Sven fehlt. Wir sehen uns jetzt so selten. Da ich die Woche über allein bin, gewöhne ich mich an ein Single-Leben. Kommt er am Wochenende heim, muß ich mich erst langsam an ihn und seine Nähe gewöhnen. Bis das erreicht ist, fährt er auch schon wieder los.

Daß Sven die Wäsche beim Bügeln anders zusammenlegt als ich, daß er das Geschirr anders in den Schrank einsortiert, daß er eine andere Art hat, die Bude aufzuräumen, das alles hatte ich schon längst einmal akzeptiert. Jetzt stört es mich auf einmal wieder.

Meine Freizeit in der Woche ist sehr knapp. Am Wochenende würde ich gerne mal was anderes tun, als einkaufen, aufräumen und Wäsche waschen. Sven bringt seine Sachen ja auch noch mit. Er möchte nur essen, schlafen, ausruhen. Ich will raus, etwas erleben, mal was anderes hören und sehen als nur Patienten und Probleme.

Allmählich entwickelt sich eine Konstellation, die mir überhaupt nicht gefällt. Bin ich seine Mutter, die für ihn zu putzen und zu flitzen hat, frage ich mich immer öfter, sage aber nichts. Fresse alles in mich rein und ertrage es. Und werde immer unruhiger. »Warum schaust du denn so oft auf die Uhr?« fragt mich Sven. »Weil ich sehen will, ob sich die Zeiger noch drehen«, ist dann eine meiner typischen, unwirschen Antworten. Ich muß aufpassen, daß meine unaufhörlichen Gereiztheiten nicht unsere Freundschaft beschädigen. Oder ist es schon soweit, daß wir uns nichts mehr zu sagen haben?

Sven fällt es immer schwerer, ständig zwischen Rostock und Lübeck zu pendeln. Ihm gefällt der Lauf der Dinge ebensowenig wie mir und auch ihm begegnen Männer, die mehr für ihn sein könnten als eine flüchtige Begegnung. Überall gibt es interessante, gutaussehende, liebenswerte Menschen. Und Sven hat Angst vor möglichen Konsequenzen. Irgendwann kommt der Punkt, an dem wir uns entscheiden müssen. Entweder getrennte Wege oder gemeinsam weitergehen. Sven bekommt Arbeit in Rostock. Damit fallen die Würfel für ein Zusammenbleiben. Vieles wird auf einmal leichter. Aus unruhiger, oberflächlicher Hechelei wird endlich tiefes Durchatmen. Ich habe das Gefühl, meine Seele wird wieder bis in alle Ecken gut belüftet.

25. 6. 1993–27. 6. 1993

In Gestalt eines Patienten, der Heroin drückt und HIV-positiv ist, wird mir auch noch die Dimension von Sucht und Drogen nahegebracht. Der Bursche hängt noch nicht lange an der Nadel und will clean werden. Einen Platz für eine Entgiftungstherapie zu bekommen, kostet mich einen ganzen Vormittag. Der schüchterne junge Mann, gerade erst neunzehn geworden, ist glücklich. Nach dem zehnten Telefonat kann ich ihm endlich konkrete Hilfe anbieten. Ein Bett in einer Lübecker Klinik.

Diese Begegnung ist der Auslöser dafür, an einer Weiterbildung der Deutschen-Aids-Hilfe, diesmal unter dem Motto »Substitution, neue Untersuchungs- und Behandlungsrichtlinien, 4. Änderung der Betäubungsmittelrichtlinien« teilzunehmen. Ich fahre nach Göttingen. Wieder eine Premiere: Ich wohne mit Junkies und Ex-Usern, die mit der Ersatzdroge Methadon behandelt werden, in einem Zimmer zusammen, ich treffe auf Menschen, die sich nicht nur gegen ihre Diskriminierung als HIV-Positive, sondern auch noch gegen ihre Sucht wehren müssen und dies tun, so gut es eben in ihrer schwierigen Lage geht. Die meisten sind so sehr geschwächt, daß es schon an ein Wunder grenzt, daß sie noch die Kraft aufbringen, sich zu organisieren.

Hier begreife ich erst richtig, was es heißt, sich nicht gänzlich aufzugeben, das Loslassen des Strohhalmes nicht zuzulassen. Nur wer wirklich eine Therapie will, ist auch für eine Therapie zugänglich. Und wer keine Therapie will, für den muß es wenigstens Menschlichkeit geben.

Als ich nachts von merkwürdigen Geräuschen im Zimmer wach werde und mitbekomme, daß die Unruhe vom Kiffen bei dem einen und Schuß setzen bei dem anderen Zimmergenossen herrührt, habe ich trotzdem arge Probleme, mich in diesen Lebenswelten zurechtzufinden. Hier spüre ich, wie schnell die Grenze meiner Toleranz überschritten werden kann und wie theoretisch vieles ist. Manches von der Praxis, die mir hier geboten wird, möchte ich eigentlich gar nicht näher kennenlernen. Wie gut, daß Bea von der Rostocker Aids-Hilfe mitgekommen ist. Am Morgen muß ich mir bei ihr erst einmal Luft machen.

Bea hat meine Reaktion schon erwartet und amüsiert sich köstlich darüber, wie ich schimpfe, maule, meckere und zetere. Mein Verhalten, meine Unbeholfenheit und meine Vorurteile passen absolut in ihr Bild von Ärzten, ein Bild, das von tiefem Mißtrauen und einer »Ärzteallergie«, wie sie es nennt, geprägt ist.

Auf der Heimfahrt mit dem Auto über Hamburg und Lübeck nach Rostock übersehe ich auf der Herrenbrücke über die Trave beinahe eine Absperrplanke. Um ein Haar rauschen wir in den Fluß. Bea ist keinen Moment lang geschockt. Sie schüttelt nur mit dem Kopf. »Ich sag's ja immer. Doktoren!« winkt sie verächtlich ab.

Wie sehr so ein Wochenende anstrengen kann, merke ich, als ich zu Hause todmüde ins Bett falle. Sven ist da, schließt mich in seine Arme und fängt mich wieder auf.

Juli 1993
Wir müssen unsere neuen Praxisstempel schon wieder in den Müll werfen. Die Bundesrepublik Deutschland führt neue Postleitzahlen ein und schafft so neue Nachfrage an Briefbögen und Stempelplatten. Der Büromaterialhandel boomt. So funktioniert Marktwirtschaft. Im Kleinen geht es mit der Wirtschaft voran, im großen ganzen sieht es anders aus.

Die Immobiliengesellschaft ist längst im Amt, die Eigentumsverhältnisse des Hafens mit der Stadt sind geregelt. Der hagere Herr Fuchs klärt mich mal wieder auf: »Sie müssen das so sehen, Herr Deutsch. Die Fischwirtschaft-AG ist ein von der Treuhand zu privatisierender Betrieb. Die Hafengesellschaft ist eine Tochter, die aus der Fischwirtschaft hervorgegangen und von der Gesellschaftsform her eine GmbH ist. Hauptgesellschafter in dieser GmbH ist die Stadt. Die Immobiliengesellschaft war früher Tochter der Hafengesellschaft, die jetzt abgespalten und selbständig ist. Sie untersteht aber in ihren Entscheidungen dem Aufsichtsrat der Fischwirtschaft-AG in Abwicklung. Und die Treuhand stellt bei unseren Verkäufen nichts weiter als einen Geschäftsbesorger dar.« Mir wird ganz schwindlig bei der Fahrt in seinem gedanklichen Kettenkarussell. Ihm scheint das, was er mir da erzählt, ganz normal zu sein. Unbekümmert redet er weiter: »Das verkompliziert unsere Geschäfte. Deshalb müssen Sie etwas Geduld mit uns haben. Wir haben ein neues Wertgutachten über den Klinikberg in Auftrag gegeben. Wenn das vorliegt, können wir verhandeln. Wir tun wirklich alles, um Sie zu unterstützen.« Nach solchen Gesprächen ist mein Schädel voll mit meinen Problemen.

Aber andere Leute haben auch Sorgen. Ein Patient, ein Bosnier, ist vor dem Bürgerkrieg nach Deutschland geflüchtet. Er klagt über heftige Bauchschmerzen, ständigen Durchfall, Übelkeit und Schlafstörungen. Als ich ihn über den Krieg in seiner Heimat ausfrage, bricht er in Tränen aus. Zwei Brüder, seinen Vater, einen Onkel und eine Nichte hat er durch Bomben, Granaten und Kugelhagel verloren. Dann sollte er selbst zum Abschlachten eingezogen werden. Davor konnte er sich in letzter Minute retten. Die Bilder des Leids, das er erleben mußte, bekommt er nicht mehr aus dem Kopf. Was habe ich eigentlich für Probleme, frage ich mich nach dieser

Sprechstunde. Und wenn ich wirklich mal welche kriegen sollte: Wohin flüchte ich dann? Wer wird mich aufnehmen?

Der Sommer will nicht so richtig in Gang kommen. An den wenigen freien Abenden fahre ich zum Strand und suche die Sonne. Ich vermisse die Wärme. Da Sven eine Tätigkeit außerhalb von Rostock angenommen hat, ist sein Arbeitstag so lang, daß ich ihn fast so selten zu Gesicht bekomme wie damals, als er in Lübeck war.

Andere Männer am Strand vermissen Sonne und Wärme ebenso wie ich. Daß ich Sex als Mittel zum Abbau von Frust benutze, merke ich zunächst gar nicht. Ich beginne, mich mit Zärtlichkeiten zu belohnen wie ein Trinker zu Beginn seiner Alkoholikerkarriere. Mit dem typischen Feierabendbier fängt alles an. Dann sind es manchmal drei Kerle, mit denen ich an einem einzigen Abend Sex habe. Auf welchem Trip ich da bin, fällt mir erst auf, als ich mit Bea von der Aids-Hilfe darüber spreche. »Du bist auf dem besten Weg dazu, sexsüchtig zu werden«, sagt sie mir in ihrer direkten Art mitten ins Gesicht. »Ich werde dich zu einem Selbsterfahrungswochenende schicken. Am besten, ich melde dich gleich im Waldschlößchen an«, überlegt sie laut. »Nicht noch ein Weiterbildungswochenende!« wehre ich ab. »Ich habe so schon kaum noch eine freie Minute für mich.« Bea geht an den Schrank neben ihrem Schreibtisch. Sie holt einige kleine Schachteln heraus und drückt sie mir in die Hand. »Dann nimm wenigstens ein paar von den Cruisingpacks mit. Da sind Gleitgel und Kondome drin. Ich hoffe doch, du gehst nicht ohne Gummis auf die Piste.« Für den Fall, daß ich nicht genügend auf mich aufpasse, droht sie mir an, nie wieder mit mir zu verreisen und mich zu enterben. »Ich bin immer lieb«, verspreche ich artig.

Anfang August 1993
Um am Thema Aids und Drogen dranzubleiben, fahre ich doch zur nächsten Weiterbildung, diesmal nach Traidendorf in Bayern. Dort lerne ich ein nettes Mädchen kennen, mit dem ich mich stundenlang unterhalte. Ein kleines, zierliches Püppchen mit kurzem Rock und Rüschenbluse. Damit sie ihren Polasaft, also ihr Methadon, bekommt, muß ich sie und einige andere Seminarteilnehmer jeden Tag nach Regensburg zum Arzt fahren, wo eine Kollegin die Substitution übernommen hat. Polasaft muß entsprechend Methadonprogramm in den meisten Fällen vor den Augen des Arztes oder der Schwester eingenommen werden. Nur wer schon länger im Programm ist, darf übers Wochenende die »Take-home-Dosis« mitnehmen.

Die kleine Frau arbeitet als Domina in einem Bordell. Bindet achtzehnjährige Knaben und fünfundsechzigjährige Rentner mit Handschellen an Bettgestelle aus Metall, knebelt sie, peitscht sie aus. Läßt sie stundenlang ohne ein Wort, ohne einen Blick, ohne jede Beachtung im Käfig seelisch verhungern. Letzteres ist das Schlimmste, was sie ihren Kunden antun kann. Und zugleich das Beste, denn das macht sie geil.

Ich bin beeindruckt von ihrer Welt und was sie so alles darüber zu berichten hat. Welch ausgeklügelte Methoden sie kennt, damit sich ein Arschloch endlich mal wie ein Arschloch fühlen kann. Wie eine gutausgebildete Psychologin, die einen Fachvortrag vor Kollegen hält, erzählt sie mir: »Man sagt ja, ein guter Zahnarzt ist der, bei dem man keine Schmerzen hat, wenn er einem im Mund herumbastelt. Bei uns ist das anders. Da muß es schon ein wenig wehtun. Oder ein wenig mehr. Je nach Geschmack. Im Mund, an den Brustwarzen und im Hintern. Dazu haben wir die gleichen Instrumente, die du auch in deiner Praxis hast, und wir haben genauso studiert, damit umzugehen. Die Freier lieben es. Aber man muß aufpassen. Daß man sich nicht zu sehr von denen über den Tisch ziehen läßt. Die lassen bei uns ihren Seelenkitsch ab und ihren Frust und alles. Kostet alles extra. Logisch. Oder würdest du das anders machen?«

So unterschiedlich sind unsere Berufe nicht, denke ich. Sie berichtet so begeistert, so voller Feuer und Flamme über ihr Tun, daß es mir fast wie ihre Berufung vorkommt. Aber dann wird ihre Stimme dünner. »Es hat mich trotzdem runtergezogen«, sagt sie leise. »Ich bin auf Heroin gekommen und daran fast verreckt.« Sie zündet sich eine Zigarette an. Nach zwei tiefen Zügen wird sie wieder fröhlicher: »Zum Glück kriege ich jetzt den Polasaft und bin raus aus der Szene. Das hat mir das Leben gerettet.«

Die kleine Hure ist HIV-positiv. Hat nur noch 200 Helferzellen in einem Mikroliter Blut. Etwa 500 bis 1000 braucht sie wie jeder Mensch für ein funktionierendes Abwehrsystem. Jeden Tag gehen ein paar Zigtausende davon bei ihr zugrunde. Eigentlich stirbt sie mit jeder Minute, in der wir reden, ein bißchen mehr. Und spricht von der Rettung ihres Lebens.

Mitte August 1993
Auf Wunsch einer Firma, die sich im Hafen ansiedelte und, als eine der wenigen Ausnahmen, noch etwas mit Fisch und Fischerei zu tun hat, übernimmt unsere Praxis wieder den Service, Schiffe auf Anfrage innerhalb von 24 Stunden mit der notwendigen Bordapothekenausrüstung auszustatten. Dazu arbeiten wir mit einer Apotheke im Rostocker Nordwesten zusammen. Früher gab es dafür die Hafenapotheke in der Investbaracke. Die Kunden unseres Service sind russische Seeleute. Sie nehmen auch immer häufiger unsere ärzt-

liche Hilfe in Anspruch, wenn sie mit ihren Hochseetrawlern im Fischereihafen festmachen. Ich kann noch ein paar Brocken russisch, genug, um hinter die Beschwerden der Seemänner zu kommen und ihnen zu erklären, wie sie ihre Arznei einnehmen und sich weiterhin verhalten sollen. Unser Engagement spricht sich bei ihnen herum. Aber was tun wir schon?

Noch vor wenigen Jahren gab es hier in Mecklenburg-Vorpommern eine international anerkannte Schiffahrtsmedizin, zur Perfektion gebracht von einem Mann, der nach der Wende zunächst keine Anstellung mehr fand, dessen Bibliothek mit Tausenden von Büchern auf dem Müll landete und der mit Mitte Fünfzig vor den Scherben seines Lebenswerkes stand. Im Osten wegen »Systemnähe« gescholten, nahezu mittellos, fand er erst nach Monaten wieder Arbeit im größten Hafen Deutschlands, wo das, was er kann, anerkannt wird. Dieser Mann ist mein Vater. Das wenige, das wir tun, sind wir und bin ich ihm schuldig.

3. 10. 1993
Mein 32. Geburtstag.

26. 10. 1993
Die Kassenärztliche Vereinigung erteilt mir die Genehmigung zur Methadon-Substitution. Ich bin einer der ersten im Land, der Heroinabhängige substituieren darf; was in der Praxis heißt, ihnen täglich ihren »Polasaft« verabreichen zu können. Nach Bewilligung dicker Anträge bei der dafür zuständigen Kommission, versteht sich.

Bevor es damit richtig losgeht, schleppt mich Bea noch zu zahlreichen Seminaren. Zum Beispiel dem von J.E.S. organisierten: Junkies, Ex-Drogengebraucher und Substituierte will das heißen. Dort engagieren wir uns mit den Betroffenen und helfen beim Ausarbeiten von Resolutionen für eine vernünftige Handhabung der Betäubungsmittelverordnung im Interesse drogenkranker Menschen.

Durch meine Auseinandersetzung um eigenes Suchtverhalten in Bezug auf Sex verstehe ich nun auch andere Süchte besser. Dieses Verständnis läßt mich auch die Frage stellen: Wenn ich aus purer Genußsucht irgendwelchen Schwänzen hinterherrenne, um mich von ihnen bis zur Besinnungslosigkeit vögeln zu lassen, was unterscheidet mich dann von dem, der sich den goldenen Schuß setzt?

4. 11. 1993
Das zweite Wertgutachten zum Klinikberg liegt vor. Sein Verkehrswert beträgt über zwei Millionen D-Mark. Ich traue meinen Augen nicht. Unser Ärztehaus, im August 1992 durch das erste Gutachten

von der Berliner Treuhandliegenschaftsgesellschaft mit 400000 DM eingestuft, soll jetzt 880000 DM wert sein? Jeder Wertzuwachs ist doch lediglich Ergebnis unserer eigenen Investitionen. Will die Immobiliengesellschaft jetzt doppelt kassieren? Beziehungsweise dreifach? Die Miete hat sie ja inzwischen auch auf ihren Konten liegen. Ohne die durch uns getragene Sanierung wäre kaum eine müde Mark aus dem alten Kasten herauszuholen gewesen. Die im Berliner Wertgutachten einst mit Null bewerteten Baracken haben plötzlich wieder einen Wert. Eine Erklärung dafür kann mir niemand liefern. Das erste Gutachten ist längst verschwunden. Keiner mehr da, der sich daran erinnern kann oder will. Und der Dicke ist inzwischen seines Postens enthoben. Der Grund: »Ihm nachgewiesene Unregelmäßigkeiten«, erzählt mir eine Mitarbeiterin der Treuhand. Mit einer gehörigen Portion Sarkasmus frage ich sie: »Hat er etwa einen unschuldigen Jungunternehmer sexuell mißbraucht?«

25. 12. 1993
Zum ersten Weihnachtsfeiertag bin ich zum Kassenärztlichen Notdienst in der ehemaligen Poliklinik Mitte in der Paulstraße eingeteilt. Im Innendienst. Wie immer bei Feiertagsdiensten gibt es jede Menge zu tun. Als der Warteraum dann doch am Nachmittag leerbleibt, setzen wir uns zusammen, trinken Kaffee, essen Stollen und Pfefferkuchen. Ein mir bislang unbekannter Arztkollege berichtet von einem Erlebnis: »Denken Sie nur, Herr Kollege«, sagt er. »Da kommt vor ein paar Tagen ein junger Kerl zur Behandlung in meine Praxis. Mit Feigwarzen am Anus, mächtige Dinger. Wegen der gezeigten Symptome und weil er sich als Schwuli entpuppte, wollte ich ihn auf HIV testen lassen. Dabei sah er eigentlich gar nicht wie ein Homosexueller aus. Und ob Sie es glauben oder nicht: Lehnt der doch den Aidstest glattweg ab ... Daraufhin mußte ich ihn leider der Praxis verweisen. Soll er doch zu einem anderen Arzt gehen. Ich kann schließlich nicht riskieren, mich anzustecken. Und überhaupt: Bei allen anderen Laborwerten müssen sich die Patienten doch auch darauf verlassen, daß der Arzt für sie die richtigen und notwendigen Untersuchungen veranlaßt. Wo kommen wir hin, wenn jetzt jeder meint, machen zu können, was er will?«

Ich muß reichlich schlucken, schon wegen des »Schwulis«. Die Schwestern und ein weiterer Arzt schlucken ebenfalls, denn sie kennen mich schon seit langem. Für sie ist es selbstverständlich, daß Sven mich ab und zu vom Dienst abholt und mir zur Begrüßung einen Kuß gibt. Die meisten hier wissen, wer und was Sven für mich ist. Wir sind ein gut aufeinander eingespieltes Notdienstteam.

Eine Weile würge ich noch an meinem Pfefferkuchen, den ich

gerade esse. Dann spüle ich ihn mit ein paar Schluck Kaffee hinunter. »Zum Glück lassen wir Schwulis uns heute nicht mehr von jedem Weißkittel vorschreiben, welchen Test wir mit uns machen lassen und welchen nicht«, sage ich langsam und mit Betonung. »Wenn Sie glauben, Schwulsein sähe man den Leuten an, sollten Sie ein paar Weiterbildungen besuchen. Wenn Sie dazu keine Lust haben, kommen Sie doch mal in meiner Praxis vorbei und untersuchen mit mir gemeinsam ein paar HIV-positive Leute. Ich respektiere den Willen meiner Patienten. Ich habe kein Recht, gekränkt zu sein, weil ein verängstigter Mensch sich auch mal uneinsichtig zeigt. Ich würde mich vielleicht auch nicht testen lassen. Schmeißen Sie mich dann ebenfalls raus, wenn ich Ihre Hilfe brauche?« Der Herr Facharzt entschuldigt sich höflich. Es sitzen zu viele Leute am Tisch, da heißt es Haltung bewahren.

27. 12. 1993
Ich schaffe mir für rund 15 000 Mark eine neue Ergometrieanlage an. Nahezu die komplette unblutige Herzdiagnostik können wir jetzt in unserer Praxis durchführen. Von diesem Angebot wird zu meiner Freude immer häufiger Gebrauch gemacht. Die meisten Patientinnen mit vermeintlichen Herzrhythmusstörungen sind junge arbeitslose Frauen, die des Nachts aus Angst um den nächsten Morgen den Schlägen ihres Herzens lauschen und noch mehr Angst bekommen, wenn es mal unregelmäßig schlägt. Das aber macht jedes gesunde Herz hin und wieder, muß ich ihnen dann sehr geduldig erklären. Nicht immer zu meiner Freude, denn die Medizin, die ich ihnen verordnen müßte, um sie gesund zu machen, steht mir nicht zur Verfügung: eine Arbeit.

Von den Ersatzkassen bekomme ich eine Regreßforderung über dreitausend Mark für etwa fünfzehn Ampullen Impfstoff gegen die Hepatitis B. Diese Impfung wird nicht immer von den Krankenkassen bezahlt. Wenn es um Impfungen für Krankenhauspersonal geht, muß in diesem Falle der Arbeitgeber, also das Krankenhaus, zahlen. Wenn es um Angehörige von »Risikogruppen« geht, zahlen die Kassen. Ich habe auf jeden der betreffenden Krankenscheine »Hauptbetroffenengruppe« vermerkt. Das aber ist den Kassenverwaltern zu ungenau. Im Widerspruchsschreiben zu dem Regreßbescheid lasse ich meinem Zorn seinen Lauf: »Wünschen Sie, daß ich jeden Mitarbeiter der Krankenkasse, durch dessen Hände die Scheine bei der Bearbeitung gehen, davon in Kenntnis setze, welcher meiner Patienten schwul oder lesbisch ist, wer häufig seine Partner wechselt oder über ähnliche, die Neugier der Sachbearbeiter befriedigende Einzelheiten?« frage ich die »sehr geehrten Damen und Herren«.

Postwendend erhalte ich Bescheid. Der Regreß wird niedergeschlagen. Das möchte man natürlich alles gar nicht wissen, schreibt man mir und der Hinweis »Hauptbetroffenengruppe« genüge auch in Zukunft. Na also. Doch obwohl die Sache damit vom Tisch ist, bin ich unzufrieden. Auch dieser Briefwechsel kostet wieder eine Menge Zeit, die niemand bezahlt, und wie so oft frage ich mich, ob es den anderen Kollegen wohl ähnlich geht wie mir.

Doch Gedankenaustausch findet kaum noch statt. Fast jeder wurschtelt in seiner Praxis allein vor sich hin. Was ist nur aus uns geworden? Liegt es wirklich nur an mangelnder Zeit? Manchmal denke ich an meine Arbeit im OP zurück. Was, wenn so ein OP-Team heutzutage auch Konkurrenz statt Zusammenarbeit zur Methode machen würde und die Schwester beim Anreichen der Instrumente ständig schneller sein will, als es die Hände des Operateurs sind oder der Assistent schon zunäht, wenn er eigentlich noch die Haken zu halten hätte? Für den Fall, daß ich mal auf den Tisch muß, weil mir irgendetwas rausgeschnitten werden soll, kann ich mir nur wünschen, daß die Chirurgen noch nicht von den Kassenärzten gelernt haben und ihren Job in der gewohnten Weise tun.

31. 12. 1993
Am Silvestermorgen bin ich allein in der Praxis. Bevor die Feier zum Jahreswechsel beginnt, erledige ich noch die Quartalsabrechnung und ziehe Resümee über das zu Ende gegangene Jahr. 2 600 Patienten besuchten unsere Praxis. Umsatz: 142 000 DM. Wieder befällt mich bitterer Sarkasmus. Im Gegensatz zu einem Handwerker verdiene ich als selbständiger Arzt eine Schweinekohle, denke ich. 55 Mark pro behandelter Nase für eine Betreuung von drei Monaten, also ein Quartal, rechne ich aus. Davon sind nur solche Lächerlichkeiten wie Miete, Personalgehälter, Verbrauchsmaterialien, Telefon und PKW, Versicherungen, Zinsen und Tilgungsraten zu zahlen. Aber dafür werden keine Steuern fällig. Mein zu versteuernder Gewinn ist die gemachte Erfahrung.

Als ich alle Papiere fertig habe und mir die Hände wasche, fällt mein Blick in den Spiegel. Ist das mein Gesicht, denke ich. Von den Lippen ist jedes Lächeln verflogen. Schmerzhaft vermisse ich meinen Humor. Nach zwei Jahren als Kassenarzt muß ich mir eingestehen, daß ich einen typischen Fall von »Burn-out-Syndrom« verkörpere. Ich bin gefühlsmäßig erschöpft und enttäuscht, fühle mich permanent überfordert, spüre innere Verhärtung und gehe auf immer größer werdende Distanz zu mir und anderen. Müdigkeit, schon beim Gedanken an die Arbeit, befällt mich zunehmend. Liege ich im Bett, kann ich nicht schlafen. Diffuse körperliche Beschwerden wie

Mattigkeit und Schwäche verdränge ich und vernachlässige eigene Bedürfnisse. Ich bin zynisch geworden, fühle mich deshalb schuldig und versuche, alles zu verdrängen. Was ist mit mir los, frage ich mich andauernd. Aus dem ständigen Grübeln komme ich kaum noch heraus. Jede Kleinigkeit bausche ich zum Problem auf. Nichtigkeiten bringen mich sofort auf die Palme.

Sven sieht mich oft nur an und fragt: »Was mahlen denn deine Denkmühlen schon wieder? Schalte doch die Maschinen mal ab, Epi!«

Mal abgesehen von all dem Tun als Manager und Unternehmer ... Mal abgesehen von meinen eigenen Problemen und Nöten ... Auch die Welt um mich herum läßt mich nicht kalt. Überall schließen die Betriebe. Die Leute verzweifeln. Sie kommen immer häufiger in meine Sprechstunde: mit verschiedensten Störungen, bei denen körperlich wenig oder gar nichts faßbar ist. Wie soll ich ihnen helfen? Oft sind sie völlig frustriert, das ist ihre Krankheit, die aber genauso ernstzunehmen ist, wie Magengeschwüre oder eine Leberentzündung. Doch sie leiden an etwas, das wesentlich schwieriger zu behandeln ist. Oft treten diese Patienten sehr fordernd auf, lassen sich länger krankschreiben als nötig wäre. Wollen ärztliche Atteste, äußern Rentenbegehren. Flucht in die Krankheit in einem mir bisher nie bekannten Ausmaß! Fast jeder zweite braucht Antidepressiva oder Psychotherapie. Und selbst, wenn man davon mal absieht: Jeder von ihnen benötigt sehr viel Zeit. Zeit wird aber nicht honoriert. Bei Vertragsärzten gilt nicht: Zeit ist Geld. Ich komme nur mit zehn Rezepten pro Stunde und den dazugehörigen Punktwerten weiter.

Für mich als Arzt, mit vielleicht noch viel zu viel Sozialismus im Dickschädel, stellen sich viele Fragen: Ich kann mich nicht darüber freuen, wenn die Leute immer häufiger zum Doktor rennen müssen, nur weil ich jetzt wie ein Unternehmer denken und den Gewinn sehen muß, der am Ende dabei herausspringt. Ich glaube auch nicht an die Allmacht der Medizin. Ich weiß, wie schnell meinesgleichen an die Grenzen des Machbaren stößt, auch wenn die Medien der Öffentlichkeit ständig weismachen wollen, möglich sei alles. Der Bürger müsse nur einfordern. Ich teile diesen Machbarkeitswahn nicht.

Irgendwann ist auch die Zeit für ein Ende. Möglichst in Würde und natürlich nach Möglichkeit erst, wenn es wirklich Zeit dafür ist. Mir ist klar, daß ich ab einem bestimmten Punkt, in Bezug auf mir zur Verfügung stehende Heilmittel, hilflos bin. Und dennoch. Ich besitze doch noch meine Menschlichkeit. Oder etwa nicht? Hat mein Zynismus die Humanität schon zerstört? Oder erreiche ich den, der mich über diesen Endpunkt meiner Hilflosigkeit hinaus trotzdem nötig hat, noch?

So sehr ich mich mühe, eine Bewältigungsstrategie für mein Ausgebranntsein zu finden, in Balintgruppen oder Supervisionen meine Konflikte abzubauen, es gelingt mir nicht. Im Gegenteil, all diese Veranstaltungen machen die ohnehin knappe Freizeit noch knapper und ich vernachlässige die Dinge, die mich vielleicht am ehesten wieder ins Gleichgewicht bringen könnten: Sauna, Sport, Spazierengehen, Kino, Konzert oder Theater.

Ich bin nicht mehr locker, werde irgendwie immer verschlossener. Oft ertappe ich mich bei dem Wunsch, etwas ganz anderes machen zu wollen. Vielleicht eine kleine Pension führen, Leute beherbergen ... Oder auf den Strich gehen. Mit klaren Regeln: Körper gegen Cash. Als Arzt werde ich von manchem Patienten schlechter als ein Stricher behandelt. Ich muß auf alle Marotten eingehen, meine Seele wird als Mülldhalde für jeden Mist benutzt. Körperlich, psychisch und sozial werde ich davon immer mehr ausgepowert. Aber ich ziehe ja freiwillig auf diese Schlachtbank, krümme den Rücken, damit man mir noch mehr Sorgenpäckchen draufschmeißt. Ich muß total bescheuert sein. Jeder Stricher, jede Nutte würde mir einen Vogel zeigen.

Die Frage der Bezahlung für meine Dienste bleibt meist offen. Es gibt keine festen Preise für erfolgreiche Beratung oder Abrechnungspunkte für das Tragen fremder Leute Last. Wie gut, daß ich wenigstens noch nicht so weit bin, mit dem Saufen anzufangen. Ob es schon viele Alkoholiker unter meinen Kollegen gibt?

Fußstampfen vor der Praxistür reißt mich aus meinen trüben Gedanken. Da trampelt sich jemand den Schnee aus den Profilsohlen seiner Stiefel. Sven holt mich ab. Ich lösche überall das Licht, dann schließe ich die Praxistür für dieses Jahr endgültig ab.

Anfang Januar 1994
Die Investitionen in die Apparategemeinschaft, die Hauskosten und die immer noch parallel zur Sanierung zu zahlende Miete haben mich an den Rand der Zahlungsunfähigkeit gebracht. Die für meine Kredite zuständigen Mitarbeiter der Bank sehen, mein Kontokorrentkredit wird nicht in dem Tempo abgebaut, wie sie sich das vorstellen. Über Nacht kündigen sie den laufenden Betriebsmittelkredit und setzen den Überziehungsrahmen von vorher 50000 DM auf 20000 DM herab. Ich bin praktisch von einem zum anderen Tag pleite.

Vor zwei Jahren, als ich von der Bank zur feierlichen Eröffnung ihrer neuen Hauptfiliale zu Sekt und Kunstgenuß inmitten ausgestellter Plastiken und Bilder eingeladen war, zählte ich noch zu den erlauchten Gästen. Jetzt sitze ich wie die gehetzte Kreatur bei der Hasenjagd vor meinem gar nicht glücklich aussehenden Betreuer.

Der kleine Mann mit dem schütteren Haar macht den Eindruck, als sei es sein Geld, das ihm verlorenzugehen droht. Sein Haar scheint ihm meinetwegen auszugehen. »Es tut mir ja sehr leid, Herr Doktor, aber ihre bisherigen Bilanzen und betriebswirtschaftlichen Auswertungen bereiten mir große Sorgen.« In tiefer Traurigkeit bewegt er sein Haupt hin und her.

Wenn er wüßte, wie leid mir das erst tut! »Da müssen Sie sich aber ganz schnell etwas einfallen lassen«, äußert er noch und ich wage gar nicht zu fragen, ob ihm denn etwas Passendes in den Sinn kommen könnte. So leid tut es mir, daß es ihm so leid tut.

»Bis zum Ende der Woche ist der Kredit getilgt«, höre ich jemanden sagen. Das muß ich gewesen sein. Nun strahlt der kleine Mann im feinen Anzug wieder über das ganze Gesicht. »Na dann haben wir ja gar kein Problem mehr. Das freut mich aber. Dann wünsche ich Ihnen noch einen recht schönen Tag, Herr Deutsch.« Er schüttelt mir die Hand und verschwindet wieselflink in seiner Chefetage.

Den habe ich nun, den wunderschönsten Tag, den ich mir vorstellen könnte. Ich freue mich mit ihm, denn nun darf ich mir etwas einfallen lassen. Es gibt da eigentlich nur eine Hoffnung. Mein Vater kommt mit dem Auto zum Kindergarten, holt mich aus dem Schneesturm raus und bringt mich sicher heim. Meine Hoffnungen erfüllen sich. Vater schießt mir von der »eisernen Reserve« meiner Eltern einen persönlichen Kredit von 40 000 DM vor und macht damit mich und unsere Praxis wieder liquide. Die Hasenjagd wird abgeblasen, die Hunde haben mich nicht gekriegt. Dennoch bin ich reichlich abgehetzt. Aber Glück gehabt. Es geht weiter und wie immer nach Plan.

Als ich am Freitagabend vom Geldautomaten einen Hunderter ziehe, um ein paar Lebensmittel für das Wochenende einzukaufen, springt mir auf einer riesigen Reklametafel der Deutschen Bank folgender Text ins Auge:

Träumen hat Zukunft. Die Zukunft ist manchmal ein Traum. Und wie das mit Träumen so ist, manchmal sind sie zu groß, um sie alleine zu verwirklichen.

Dann ist es gut, einen Partner zu haben, der einem dabei hilft. Dem man vertrauen kann. Vielleicht sind Sie ja gerade selbst dabei, Ihre Zukunft zu planen, Ideen zu entwickeln. Wenn Sie das Gefühl haben, daß wir Ihnen helfen können, Ihre Entscheidung durchzusprechen, durchzurechnen oder durchzuführen, rufen Sie uns an. Oder kommen Sie vorbei.

Vertrauen ist der Anfang von allem.

Mitte Januar 1994
Vertrauen ist auch der Anfang in meiner alltäglichen Arbeit.

Nicht nur das HIV-Virus selbst dringt zunehmend in unsere Praxisalltag ein. Auch die Ängste, sich damit infiziert zu haben, führen in letzter Zeit immer häufiger dazu, daß vor allem Schwule, meist um die dreißig Jahre alt, zu mir in die Sprechstunde kommen. Oft sogar von weit her. Sie schildern Symptome wie Leistungsknick, Lymphknotenschwellungen, Durchfall, Hautflecken, Fieberanfälle, die den Verdacht immer in dieselbe Richtung lenken. Erworbene Immunschwäche durch HIV. Die meisten kann ich beruhigen.

In Gesprächen, die viel Geduld erfordern, kommen die seltsamsten Lebensgeschichten zur Sprache. Auch bei jenem jungen Mann aus Dresden, der einen so weiten Weg aus dem Süden in den Norden macht, um sich von mir untersuchen zu lassen. Mit schweißnassen Händen sitzt er nervös und ängstlich auf seinem Stuhl.

»Ich bin fremdgegangen«, murmelt er mit schuldvoll gesenktem Blick wie bei einer Beichte. »Seit fünf Jahren habe ich einen festen Freund. Er war immer wie ein Vater zu mir. Ist auch wesentlich älter. Ich bin 24 und er schon Mitte Vierzig. Er hat sich immer um mich gekümmert, mir nach der Wende, als ich von meinen Eltern weggelaufen bin, ein neues Zuhause gegeben. Ich habe mal kurze Zeit angeschafft, doch er hat mir wieder einen vernünftigen Job besorgt, und ich verdiene jetzt anständiges Geld. In meinem Beruf als Möbeltischler, den ich gerade noch zu DDR-Zeiten ausgelernt habe. Als die Mauer fiel, ging ich für eine Weile rüber. Nur weg. Mein Alter hat gesoffen, seit seine Firma dichtgemacht hat, meine Mutter ließ sich schlagen. Ich wollte raus. Dann lernte ich meinen Freund kennen, der 'ne Zeit lang Freier bei mir war. In Frankfurt. Am Bahnhof hab ich mich rumgetrieben. Na ja, der war wie ich aus Dresden und ich bin dann mit ihm wieder zurück. Habe auch 'nen Test machen lassen, weil ich mich auf dem Strich auch ein paar Mal ohne hab' bumsen lassen. Aber ich hatte Glück. Ich war sauber. Kein Virus. Wir hatte eine feine Zeit zusammen. Ich durfte bei ihm wohnen, hatte mein eigenes Zimmer. Alles prima. Doch in den letzten Wochen hat er sich ganz schön verändert. Ist nur noch frustig, weil er auf Arbeit ständig von seinem neuen Chef herumkommandiert wird. Bringt manchmal Kerle mit auf die Bude und ist gemein zu mir. Irgendwie ist er auch älter geworden und hat damit Probleme. Wir verstehen uns nicht mehr so gut, und ich wollte schon längst weg von ihm. Ich habe mich so schuldig gefühlt, weil ich ihm doch so viel verdanke. Aber ich wollte auch mal 'nen Jungen in meinem Alter kennenlernen. Das hat er nie erlaubt. Nun war er ein paar Tage weg, und ich bin seit langem mal wieder um die Häuser gezogen.

In der Kneipe war so ein Typ, der mir gefiel, und ich habe ihn mitgenommen. Wir hatten keine Gummis dabei und haben es so gemacht. Mein Freund hat mitgekriegt, daß was lief und mich rausgeschmissen.

Das ist jetzt ein halbes Jahr her. Mußte mir dann eine eigene Wohnung suchen. Dann ist noch ein Kollege von mir krankgeworden, den ich sehr mag. Und jetzt habe ich Angst, daß ich Aids habe. Unter den Armen drückt das immer so, sind wohl Knoten oder Drüsen oder wie man das nennt. Nachts wache ich schweißgebadet auf. Wenn ich zum Sport gehe, was ich regelmäßig tu', um fit zu sein, überfällt mich ganz plötzlich die Angst. Ich laufe rot an, habe überall Ausschlag und träume oft, wie ich im Sarg liege.«

Er schiebt seine Hände unter die Sitzflächen seiner Hose, um sie am Stoff zu trocknen. Als er seine Sorgen losgeworden ist und sich ein klein wenig erleichtert fühlt, versuchen wir, gemeinsam die Lage einzuschätzen, in der er sich befindet. Seine realen Aids-Ängste, sich infiziert zu haben, sind relativ einfach zu handhaben. Es gibt diese von ihm geschilderte, risikoreiche Situation. Vielleicht ein begründeter Verdacht, infiziert zu sein. Die damit verbundenen Sorgen können sich durch einen negativen Test nehmen lassen. Sollte er aber mit dem Ergebnis »Positiv« ausfallen, ist die Situation auch klar. So schlimm es auch sein mag, das erst einmal zu verdauen. Ich könnte ihm helfen, seine Ängste zu bewältigen. »Die Katastrophe zu beklagen, ist immer noch Zeit, wenn sie passiert ist«, sage ich ihm.

Zunächst besprechen wir alle möglichen Konsequenzen des Antikörpertests, und dann nehme ich ihm Blut ab. Eine Woche des Wartens liegt vor ihm. Doch, obwohl ich ihm mitgeteilt habe, daß das Testergebnis erst nach diesem Zeitraum vorliegt, ruft er jeden Tag bei mir an, hat sich sogar meine Privatnummer von der Telekomauskunft besorgt und will jedesmal wissen, ob ich schon den Befund habe.

Dann ist der Test da: Negativ. Doch die Symptome meines Patienten werden seinen Berichten zufolge sogar schlimmer. Untersuchungen bringen nichts Neues. Keine Lymphknoten, keine Hautveränderungen. Keine anderen klinischen Befunde. Er schwitzt. Klar. Er hat panische Angst. Für ihn steht wider jeden ärztlichen Rat, wider jeden Befund zweifelsfrei fest: »Ich weiß, daß ich Aids habe!« Seine Schuldgefühle, sein Verlassensein behindern ihn wie eine Amputation. Das erzeugt Wut, führt zu Aggressionen, die sich vorwiegend gegen ihn selbst richten und in der Überzeugung gipfeln, sich mit HIV angesteckt zu haben. Das Virus und sein eigener Körper werden zu Objekten seiner Angst. Sein Zwang, sich immerzu waschen zu müssen, sein Verhalten, von dem Sätze künden wie: »In letzter Zeit muß ich mich dauernd kontrollieren, ob ich auch alles richtig gemacht habe« und seine ständige Forderung, den Test nochmal und nochmal überprüfen zu lassen, verraten mir sein Vollbild der Aids-Phobie. Er ist auf dem besten Wege dazu, einer von denen zu werden, die von Praxistür zu Praxistür laufen, von Beratungsstelle zu Beratungsstelle, um sich immer wieder testen zu lassen, nichts und niemandem glauben und jedem erzählen: »Die Ärzte haben mich verpfuscht, niemand kann mir helfen!«

Als ich ihn mit dieser Vision provoziere, kann er sogar ein wenig lachen. So will er nicht enden, erklärt er mir, doch meine Versuche einer Erläuterung dieser Hypochondrie oder Phobie und mein Rat, durch Fachleute wie Psychiater, Psychotherapeuten oder Psychologen Hilfe zu finden, lassen ihn dennoch zu einem für mich sehr merkwürdigen Schluß kommen: »Warum muß ich zur Psychotherapie, Herr Doktor. Ich dachte, Sie wären der Spezialist für das Virus.«

Gut, daß es die Supervision in der Aids-Hilfe gibt, wo in unserem Kreis, alles Leute aus unserem Beratungsteam, auch ein Psychologe sitzt, wo wir erfahren, was man in solchen Momenten fühlt, was »es« mit uns macht und wie man »damit« umgehen kann.

Manchmal übrigens, wenn wir so richtig beim »Supervidieren« sind, kriege ich Schweißausbrüche, Hautausschlag und Luftnot. Ob ich eine Psycho-Blabla-Phobie haben könnte?

Wie gut wäre es, könnte ich solche Patienten für einige Tage in unserer Tagesklinik aufnehmen, um sie dort Schritt für Schritt für eine Behandlung vorzubereiten, die ihrer psychischen Situation angepaßt wäre: in Kooperation mit Psychotherapeuten oder anderen Fachleuten. Wenn es mir doch nur gelänge, der Treuhand, der Immobilienverwaltung, der Kassenärztlichen Vereinigung und der Bank die dringende Notwendigkeit des Aufbaus der Schwerpunktpraxis klar zu machen. Aber es gelingt mir einfach nicht. Weder die Bank, noch der »Fischladen« ziehen mit. Es gibt zwei Sachen, die mir gewaltig nach Fisch stinken. Das eine davon ist der »Fischladen«.

Und das andere? Muß ich die Schuld bei mir suchen? Was ist bei mir faul und stinkt? Ich fühle mich alleingelassen und unverstanden. Und ich reagiere zunehmend unsachlich. Meine Ungeduld und Ohnmacht, mein Ausgelaugtsein, mein Mangel an Schlaf bewirken, daß ich nicht immer den richtigen Ton finde. »Ach fick dich doch selber!« sagt Sven, als ich mal wieder jegliche Beherrschung verliere, nur weil ihm eine Filtertüte mit Kaffeegrund aus der Hand rutscht und den Fußboden vollkrümelt. Das bißchen Schmutz ist schnell weggewischt, unsere gegenseitigen Kränkungen hinterlassen ihre Spuren.

25. 1. 1994
Allein komme ich nicht weiter. Also beauftrage ich die Firma Penny und Partner aus Segeberg, die während eines Fortbildungswochenendes empfohlen wird, eine Bank zu finden, die das Haus und den

Teil des Klinikberges, auf dem das Haus steht, finanziert. Der Firmenchef schickt einen Vertreter zu mir nach Rostock – ein Herr mit Specknacken und Schweinchenaugen, der ein kleinkariertes, grüngelbes Sakko zu schwarzen Knitterhosen trägt. Mit ihm handle ich aus, daß ein Vertragshonorar nur bei Erfolg fällig wird, beziehungsweise dann, wenn *durch das Fehlverhalten des Antragstellers dazu beigetragen wird, ein angebahntes Geschäft platzen zu lassen.*

Auch bei manchem Patienten habe ich das Gefühl, daß dessen Beschwerden eher verhandelt, als behandelt werden sollen. Ein älterer Herr erscheint in der Praxis. Wie auf einem Einkaufszettel hat er sich notiert, was er sich alles bei mir besorgen will. Schmerzpillen gegen die ständigen Kopfschmerzen, einen Säureblocker gegen das ständige Sodbrennen, Abführmittel gegen die ständigen Verstopfungen und ein Mittel für sein Herz, weil es in letzter Zeit ständig aus dem Takt gerät. Dann braucht er noch eine Kur, und ich soll einen Antrag auf Erwerbsunfähigkeit stellen, weil er bei den vielen Leiden selbstverständlich nicht mehr arbeitsfähig ist. »Der Supermarkt befindet sich zwei Straßen weiter«, sage ich, als er seinen Zettel vorgelesen hat. »Sollten wir uns nicht erst einmal unterhalten, vielleicht den Dingen auf den Grund gehen?« wage ich zu fragen.

»Ich bin schon genug untersucht worden. Es haben sich eine Menge Doktoren an mir versucht. Alle unfähig, sage ich Ihnen«, zetert er sofort los. »Sie wurden mir empfohlen. Ich hoffe, Sie enttäuschen mich nicht«, knurrt er mürrisch, und mir platzt der Kragen. Der gut gekleidete Herr riecht nach Alkohol. »Die Kopfschmerzen könnten vom Trinken kommen. Die Schmerzpillen machen Sodbrennen, die Säureblocker führen zu Verstopfung und die Abführpillen machen Herzrhythmusstörungen!« sage ich zornig und füge hinzu: »Eine ziemlich einfach zu erklärende Kettenreaktion, für deren weitere Unterhaltung ich weder Rezept noch Rentenantrag lockermache. Allenfalls eine Überweisung zum Psychiater. Und ich begleite Sie gleich dorthin, denn Leute wie Sie geben mir den letzten Rest.« Dem Patienten, oder sollte ich eher Kunden sagen, klappt der Unterkiefer herunter. Irgendetwas ganz Böses liegt ihm auf der Zunge. Bevor er es herauslassen kann, schneide ich ihm das Wort ab: »Zum Glück gibt es nicht nur die freie Arztwahl, sondern auch die freie Patientenwahl. In diesem seltenen Fall mache ich davon Gebrauch. Die Konsultation ist beendet, ich möchte Ihre hausärztliche Betreuung nicht übernehmen, rate Ihnen aber dringend, sich behandeln zu lassen.« So schnell wie er zur Tür hinaus ist, kann ich gar nicht gucken.

31. 3. 1994
Die Ärztekammer Mecklenburg-Vorpommern veranschlagt den Kammerbeitrag für mich. Berechnet wird das so: Bei einem Umsatz von gerundet 140000 DM wird man laut Staffeltabelle mit 480 DM eingestuft. Auf meinem Steuerbescheid vom Finanzamt für 1993 steht aber unter »Zu versteuerndes Einkommen:« ein lächerlicher Betrag von 15122 DM. Nach Abzug der Versicherungsbeiträge und einem Verlustabzug vom Vorjahr bleibt nichts mehr zu versteuern. Bei einem Einkommen von 500 Mark im Monat muß ich an meine Kammer also ein volles »Monatsgehalt« als Beitrag bezahlen. Das halte ich für einen Skandal. Viele andere Kollegen ebenso, aber der Herr Kammerpräsident belehrt uns in der Ärztezeitung eines Besseren.

Ich überlege, ob ich das Blatt abbestelle. In letzter Zeit regt es mich sowieso auf, daß in jeder Ausgabe Name und Fotos vom Kammerpräsidenten häufiger zu lesen und zu sehen sind, als ich es von Honecker im »Neuen Deutschland« gewohnt war. Da der Bezugspreis für die Zeitung aber bereits mit dem Kammerbeitrag abgegolten ist, bin ich dazu verdonnert, sie auch weiterhin zu empfangen. Alles Murren ist zwecklos. Freiheit bedeutet heutzutage eben auch frei zu sein, jedermann nach Herzenslust in die Taschen greifen zu können. Selbst wenn diese schon leer sein sollten. Dummheit ist, wenn man diese Freiheit willkommen heißt. Bei den Kammerwahlen wird der Präsident mit großer Mehrheit wiedergewählt. Ich gehöre nicht zu dieser großen Mehrheit.

1. 5. 1994
Es ist schön, ein bißchen länger schlafen zu können als sonst. Es ist Feiertag. Vor gar nicht langer Zeit wurde er noch Kampftag aller Werktätigen genannt, fällt mir ein, als ich gut gelaunt spät aufstehe. Statt wie früher eine rote Mainelke, stecke ich mir zur Feier des Tages das Red Ribbon, die rote Aidsschleife, ins Knopfloch. »Proletarier aller Länder, vereinigt euch!« denke ich beim Festmachen des kleinen Steckverschlusses an der Oberhemdtasche. »... aber möglichst nicht ohne Gummi!«

Anfang Juni 1994
Die Treuhandliegenschaftsgesellschaft Rostock schreibt das Grundstück Klinikberg in der Ostseezeitung aus. Im Anzeigentext steht geschrieben, daß auch unter Wert verkauft werden kann. Das Wertgutachten ist also gar nicht bindend, wie bei allen Treuhandverkäufen auch. Sonst wäre es nicht möglich, daß gigantische Chemiebetriebe wie Leuna für nur eine einzige DM veräußert werden. Also setze ich mich brav hin und schreibe mein Gebot: 600000 DM für den Teil des

Berges, auf dem die mich interessierenden Gebäude liegen, 7000 Quadratmeter nebst Poliklinik, Investbaracke und Pappmachébude mit Wellasbestdach. Zusätzlich biete ich 200 000 DM als Option, wenn die Immobiliengesellschaft die unbrauchbaren Baracken abreißt und eine beräumte Fläche hinterläßt. Parkplätze braucht eine Tagesklinik schließlich auch.

Mein Gebot ist das einzige für diesen größeren Teil des Klinikberges, das am Stichtag in der Liegenschaftsgesellschaft vorliegt. Der Inhaber einer Heizungsbaufirma, der in der Investbaracke ein paar Räume gemietet hat, gibt ein zweites Gebot für den kleineren Teil ab. Er will den alten Kindergarten ausbauen. Auf diesen Gedanken habe ich ihn in vielen Gesprächen gebracht und mich freut, einen so guten Partner zu bekommen. Mit ihm gemeinsam könnte ich mir eine Zukunft auf unserem Hügel vorstellen. Ein Mann, der Ruhe ausstrahlt und sich bei jeder Bitte, mit der ich mich an ihn wende, etwas einfallen läßt, sogar wenn die Bitte noch gar nicht ausgesprochen ist. Er überrascht mich immer wieder. Vor ein paar Tagen sah er zum Beispiel, daß der rechte Hinterreifen meines Autos einen Platten hatte. Als er in die Praxis kam, wollte er mir nicht etwa nur kundtun, daß etwas nicht in Ordnung sei. »Gib mir mal deinen Autoschlüssel«, sagte er nur in seiner bescheidenen Art. »Ich muß mal an deinen Kofferraum, das Ersatzrad rausholen.« Ich mußte mich noch um zwei Patienten kümmern. Als ich mit Anne in der Mittagspause den Schaden ansehen wollte, war nicht nur der kaputte Reifen gewechselt, sondern es lag sogar schon ein neues Ersatzrad im Kofferraum. »Als Doktor mußt du doch einsatzbereit sein«, erklärte er mir sein schnelles Handeln. »Stell dir vor, ich liege im nächsten Moment irgendwo auf der Straße und du mußt mich retten, wie willst du dann zu mir kommen?« Er ist ein Wessi, ich bin ein Ossi. Bei uns ist das kein Gegensatz. Ein besseres Beispiel für deutsche Einheit, als uns beide, kenne ich nicht. Daraus muß sich doch was machen lassen.

Die Gebote sind registriert und werden vom Vorstand des Liegenschaftsdienstes beraten. Zur gleichen Zeit bekomme ich von Penny und Partner folgendes mitgeteilt: Die Rheinboden Hypothekenbank will entsprechend meinem Gebot finanzieren, wenn meine Eltern bereit sind, ihr Haus und Grundstück in Mecklenburg als Sicherheiten abzutreten.

Mitte Juni 1994
Drei Tage lang habe ich damit zu tun, eine Grippe auszukurieren. Keine große Sache, aber die Praxis muß geschlossen bleiben. Ich liege im Bett und denke darüber nach, was wäre, wenn ich mal län-

gere Zeit ausfallen würde. Gerade die HIV-Patienten wären besonders davon betroffen. Ich kenne keine andere Einrichtung in der Nähe, die sich ihrer Probleme von heute auf morgen annehmen könnte.

Kaum habe ich Husten und Schnupfen überstanden, schaue ich mich nach einem geeigneten Arzt um, der zu mir und meinen Patienten passen könnte. Eine Gemeinschaftspraxis würde manches vereinfachen. Für Vertretung wäre gesorgt, beim nächsten Fieber könnte ich viel beruhigter in die Federn kriechen.

Bei einem Ärztestammtisch, wo sich an einen Vortrag über Bluthochdruck das übliche Essen im Kollegenkreis anschließt, spreche ich einen schwulen Kollegen an, der das Klientel unserer Praxis genauso betreuen könnte, wie ich.

Er hört sich meinen Vorschlag und meine Probleme an und schreckt davor zurück. Wahrscheinlich mit Recht. Könnte ich das alles hier mit den Augen eines Außenstehenden betrachten, würde ich bestimmt auch denken: Sind das nicht ein paar Felsbrocken zuviel, die Sisyphos da den Berg hinaufschleppen will?

Am nächsten Tag besucht er mich in der Praxis, um sich ein genaueres Bild von dem zu machen, was ich ihm beim Abendessen erzählt habe. Ich würde auch von hier verschwinden, denke ich, als er wieder geht und es zu keiner Zusammenarbeit kommt. Vermutlich kann kaum ein anderer so viele Schwierigkeiten an sich ziehen, wie ich das immer wieder schaffe. Wie kommt das nur? Was ist es, daß Ilona immer schwule Männer anzieht und mein Freund Kai immer auf Leute trifft, denen er Geld pumpt, das er dann nie wieder sieht? Und wie bringe ich es nur fertig, immer wieder ein Magnet für Depressive und Schwache zu sein? Nicht nur für Patienten, ja sogar für Freunde, die bei mir ihren Kummer lassen. Warum ziehe ich nicht Personen an, die mich und meine Vorhaben unterstützen, die Geld haben oder wenigstens guten Willen und gute Ideen. Oder gar alles zusammen! Typen in großen Autos, in teuren Klamotten und mit dicker Geldbörse haben sich nie bei mir gesammelt.

Warum halten mich nur so viele Leute für stark genug, ihre Probleme lösen zu können? Warum sieht niemand, daß ich mich auch mal anlehnen will? Liegt das am Strickmuster, nach welchem meine Mutter mich und all die vielen Ringelpullover mit ihren flink klimpernden Nadeln Masche um Masche links herum zusammengeknüppert hat? Hat sie zu viele Maschen fallengelassen? Oder ist der Pullover beste Qualität und ich trage ihn nur verkehrtherum?

Beim nächsten Ärztestammtisch erzählt mir der Kollege, der nicht mein Praxispartner geworden ist, daß es gar nicht mal die vielen Unwägbarkeiten rund um Haus und Praxis seien, sich für eine andere Gemeinschaftspraxis zu entscheiden. Er habe Angst vor dem täglichen Umgang mit HIV. Als schwuler Mann möchte er nicht auch noch bei der Arbeit ständig an diesen Sexkiller erinnert werden. »Es reicht schon, wenn der Gedanke daran im Bett die Lust tötet«, sagt er.

Ebenfalls Juni 1994
Ich teile der Immobiliengesellschaft mit, daß ich meine Zahlungen der Kaltmiete einstelle, um zu verhindern, daß weiter auf meine Kosten für den Vermieter ein unangemessener Wertzuwachs an der Immobilie entsteht. Zunächst nimmt man dies ohne größeren Widerstand zur Kenntnis. »Wir wollen ja sowieso an Sie verkaufen«, ist die Antwort.

29. 6. 1994
Ich erhalte die Genehmigung der Kassenärztlichen Vereinigung zur Abrechnung der Ziffern des Einheitlichen Bewertungsmaßstabes für Ärzte auf dem Gebiet Neurologie und Psychiatrie. Für die Praxis bedeutet das nicht nur Zugewinn an abrechenbaren Leistungen, sondern auch die Möglichkeit, Zeit honorieren zu lassen. In den letzten Wochen suchen immer mehr Lehrlinge unsere Praxis auf. Wie zum Beispiel die »Gebrüder Lump und Latsch«, wie Anne die beiden Jungs aus dem Aus- und Fortbildungszentrum nennt, welches sich am Fuße des Klinikbergs in unserer unmittelbaren Nähe befindet. Hier werden sozial benachteiligte Jugendliche von Sozialpädagogen gefördert, damit sie eine Berufsausbildung abschließen können.

Immer wenn »Lump« kommt, um den begehrten gelben Schein zu holen, der ihm von der Arbeit freigibt, bringt er auch »Latsch« mit. Was das betrifft, sind die beiden unzertrennlich. Hat der eine Durchfall, klagt der andere über Migräne. Immer aber schildern sie Symptome, die von mir als Arzt nicht objektiviert werden können und mich dazu veranlassen, die Worte zu sagen, die sie hören wollen: »Legen Sie sich erst mal zwei Tage ins Bett und erholen sich. Wenn es schlimmer wird, kommen Sie wieder oder rufen sofort an.« Die Rezepte finde ich oft zerrissen im Papierkorb vor der Praxis. Stelle ich sie deswegen zur Rede, machen sie einige Tage Pause vom »Arztshopping« oder suchen zur Abwechslung mal eine andere Praxis auf. Doch auch das kriege ich mit, denn die Krankenkassen schicken sofort Briefe mit Anfragen, ob die Diagnose des Kollegen mit der von mir zuletzt gemeldeten in Zusammenhang steht. Inzwischen habe ich beide so weit, daß sie ehrlich sagen, wenn sie keinen Bock auf Arbeit haben. So muß ich mir wenigstens nicht ständig Gewissensbisse machen, ein Symptom nicht ernst genug genommen zu haben. Der Kreis dieser besonderen Patienten ist inzwischen auf fast

Fünfzig im Quartal angewachsen. Nun kann ich auf ihren Krankenscheinen kontinuierliche Betreuung psychosozial benachteiligter Jugendlicher abrechnen, was etwa 20 DM pro Fall für drei Monate Geduld ausmacht. Ohne die Genehmigung der Kassenärztlichen Vereinigung gab es dieselbe Betreuung zum Nulltarif.

Ende August 1994
Bei einem Aids-Seminar in Schmitten im Taunus fragt mich beim Mittagessen ein stämmiger Boy aus Berlin, während ich gerade eine heiße Nudelsuppe schlürfe, ob ich HIV-negativ oder -positiv sei. Ich bin überrascht über die mir so unvermittelt gestellte Frage, vergesse, in die heiße Brühe zu pusten und verbrenne mir den Mund.

Mit pelziger Zunge sage ich zunächst etwas nuschelnd, daß ich mich vor sieben Jahren zum letzten Mal habe testen lassen: »Da war ich negativ. Jetzt will ich es eigentlich gar nicht mehr wissen. Ich möchte weder mich noch andere in diese Schubladen stecken lassen: Positiv. Negativ.« Während ich irgendwelche oberflächlichen Sätze von mir gebe, schießt mir das Blut in den Kopf. Jeder am Tisch muß doch sehen, wie ich lüge! Habe ich mir erst das Maul an der Suppe verbrannt, sind es jetzt die Lügen, die dieses pelzige Gefühl noch verstärken.

Der Junge, der nach Kraftsport und Körperkult aussieht, findet meine Einstellung ganz passend. Er bezeichnet sich als bewußten Testverweigerer. »Aus ähnlichen Gründen wie die von dir genannten«, sagt er.

Vielleicht liegt es daran, daß ich auf dem Seminar nach Wochen erstmals wieder ein wenig Zeit für mich habe, seine Frage löst bei mir fast so etwas wie einen Nervenzusammenbruch aus. Plötzlich sage ich: »Blödsinn! Ich würde gerne so denken. Dabei habe ich panische Angst vor dem Ergebnis. Ich glaube, ich habe neulich großen Mist gebaut.«

Behutsam nimmt er mir den Suppenlöffel, der in meiner Hand zittert, fort und legt ihn auf dem Teller ab. Dann zieht er mich vom Stuhl hoch und wir verlassen die Runde. Wir gehen aus dem Hotelrestaurant in den Garten, setzen uns auf eine Bank und rauchen. Auch die Zigarette zittert zwischen meinen Fingern. Nun kann ich reden, endlich mit jemandem reden: »Verhalten habe ich mich beim Sex eigentlich immer safe, soweit ich weiß. Nur einmal nicht. Das war diesen Sommer, vor wenigen Wochen. Ich hatte mal wieder die Nase voll vom täglichen Diktat der Punktwerte der kassenärztlichen Gebührenordnungen und Sven war nicht da. Ich fuhr zum Strand hinaus. Badete, lag am Ufer im warmen Sand, der mich wie eine zweite Haut einhüllte, und schlief ein wenig. Ausgebrannt und leer habe ich mich gefühlt. Aber dort draußen konnte ich das alles mit den Kleidern ablegen. Hin und wieder kam ein gutaussehender Kerl vorbei. Die Augen bekamen mal wieder was Schönes zu sehen, das Herz klopfte mal wieder etwas freudiger in meiner Brust. Ich wanderte ein wenig den Strand entlang, als mir ein von weitem toll aussehender Bengel hinterherlief. Näherkommend erkannte ich in ihm meinen ›Stasiinstallateur‹, den ehemaligen Führungsoffizier Micha.«

Nun muß ich etwas ausholen und ihm erklären, was es mit Micha und mir auf sich hat. Dann nehme ich den Faden wieder auf: »Sechs Jahre lang hatten wir uns nicht gesehen. Es gab viel zu erzählen. Sympatisch waren wir uns auch diesmal auf Anhieb. Micha mußte sich in den letzten Jahren echt durchs Leben schlagen. Bekam immer mal einen Job, verlor ihn wieder. Er mußte für die Kinder fast alles zahlen, was er verdiente. Seine Frau wußte inzwischen über seine wirklichen sexuellen Wünsche Bescheid, wollte aber keine Trennung. Die Familie sollte im Interesse der Kinder nach außen hin weiterfunktionieren. Doch immer erpreßte sie ihn irgendwie, Dinge zu tun, die er nicht wollte. Bis hin zum gelegentlich fälligen Pflichtbeischlaf. Seine Kinder liebte er sehr. Er wollte sie auf keinen Fall missen oder im Stich lassen. Ich glaube, er war bestimmt ein guter Vater, denn so wie ein lieber Papi wirkte er auch auf mich. Er hatte seit unserer letzten Begegnung mächtig viel graue Haare bekommen. Von weitem schienen sie noch blond. Erst aus der Nähe konnte ich sehen, wie sehr in relativ kurzer Zeit Gesicht und Haar gealtert waren.

Seine Geschichte ging mir total an die Nieren. All die von ihm ertragenen Erniedrigungen hielten mir irgendwie einen Spiegel vors Gesicht. In ihm glaubte ich, meine eigene Not zu sehen. Meine Beziehung zu Sven, war sie nicht auch schon beinahe kaputt, weil wir kaum noch Zeit füreinander hatten? Dazu all die Leute mit ihren Depressionen, die täglich in meiner Sprechstunde aufkreuzten. Arbeitslosigkeit, Werteverlust, Gefühle der Nutzlosigkeit brachten immer mehr Alkoholiker, Neurotiker, psychosomatisch Kranke aller Art und sonstwie »verkorkste Leute« zu mir. Nur noch Gejammer und Beschwerden, statt etwas gegen die Entwürdigung zu tun. So kam es mir vor. Oft sah ich nur noch das Negative. Das Gute, zum Beispiel all die Kraft, die ich als Arzt auch immer wieder von den Kranken zurückbekam, allein ihr Vertrauen, das sie mir entgegenbrachten, indem sie mich aufsuchten, ich verlor es mehr und mehr aus den Augen. Mit schlimmen Folgen. Ich ließ zu, mich selbst von der ganzen Depressivität um mich herum anstecken zu lassen und brannte dabei völlig aus.

Und ich tat viel zu wenig, mir einen Ausgleich dafür zu verschaffen. Im Gegenteil. Meine ganze Streberei nach großen Zielen ... Ich hatte mir doch längst mehr auf den Teller getan, als ich aufzuessen imstande war.

In Micha sah ich mich. Überdeutlich groß und scharf, wie in einem Vergrößerungsglas. Ich hatte das Gefühl, ihn fest in meine Arme nehmen zu müssen, weil ich wollte, daß jemand mich in seine Arme nimmt, und ich wollte ihn ein wenig beschützen. Weil ich selber Schutz suchte. Aber das war noch längst nicht alles. Ich war auch geil auf ihn. Mein Körper konnte sich noch gut daran erinnern, was wir beide schon einmal miteinander gespürt und füreinander empfunden hatten. Wieder erlebte ich nun die wunderbar sanften Berührungen seiner Hände, zärtliches Streicheln und dann wieder die wilde Gier aufeinander. Beißen, Pressen, Schlagen und Stoßen. Dazu dieser tolle warme Sand, dieser wunderbare Sommerabend. Ich vergaß alle Regeln, die sonst in meinem Kopf waren. Das Kondom blieb unbenutzt im Rucksack liegen. ›Fick mich!‹ schrie ich in das Rauschen der Wellen. ›Fick mich, bis ich nicht mehr kann! Benutz mich! Liebe mich! Mach mich fertig! Los, gib es mir!‹ Klar, daß er es mir kräftig gab.

Jeder Orgasmus ist wie ein kleiner Tod, sagen die Leute. Ich starb wohl einen ziemlich großen, als er in mir kam. Und fühlte mich zunächst großartig ... Erst auf dem Nachhauseweg machte ich mir Vorwürfe, allein schon wegen Sven, den ich nie im Leben ernsthaft in Gefahr bringen wollte.«

»Wahrlich kein Thema für die Mittagsrunde«, murmelt der Berliner. »Komm mal her, ich glaube, du brauchst jemanden, der dich ein wenig festhält!« Seine Arme sind stark. Wie er mich auffängt, das erinnert mich an meinen nie gehabten, aber stets ersehnten großen Bruder, den ich mir noch immer so sehr wünsche und den ich in Sven nie wirklich gefunden habe, wie mir scheint.

»Im Leben passieren einem oft solche merkwürdigen Dinge«, höre ich ihn »weit oben«, über der breiten Brust, auf der ich meinen Kopf bette, sagen. »Beruhige dich. Du kannst nicht jeden Tag mit der Angst aufstehen, was dir alles zustoßen könnte, was alles geschehen sein könnte. Natürlich hast du gegenüber deinem Freund jetzt noch mehr Verantwortung als vorher. Aber die Verantwortung liegt auch genauso bei ihm. Beide müßt ihr wissen, was ihr tut. Wenn du den Test machen läßt, was weißt du dann? Für einen kurzen Augenblick, daß du gesund bist, wenn er negativ bleibt. Und wenn nicht? Daß du auf der Stelle stirbst? Einen Krebstest als Persilschein gibt es doch auch nicht. Und wieviele andere Krankheiten kann man ebensowenig austesten oder vorhersagen. Und dann: Ein Test, der eine unheilbare Krankheit prophezeit, die man mit nichts und gar nichts heilen kann, wie grausam ist so etwas! Wie an einem gedeckten Tisch zu sitzen und verhungern zu müssen.«

Seltsam, wie die Kraft seiner gewaltigen Oberarmmuskulatur auf mich überströmt. Oder kommt sie aus seinem kräftigen Herzmuskel?

Anfang September 1994
Nach nicht enden wollendem Hin- und Hertaktieren der Treuhand, der Immobiliengesellschaft und der Bank mit ständig wechselnden Zu- und Absagen stellt sich bei mir ein Stimmungstief ein, wie ich es noch nie erlebt habe. Ohne eigentlichen Grund bin ich nur noch traurig, will ins Bett und dort bleiben, will nichts mehr tun. Mein Wille scheint gebrochen zu sein. Nichts interessiert mich mehr. Ich grüble, ohne zu Ergebnissen zu gelangen. Denke wirres Zeug, Dunkelheit macht mir Angst. Wenn ich eine Treppe hinuntergehen muß, fürchte ich jedes Mal, zu fallen. Ich nehme Medikamente, um durchschlafen zu können. An einem Abend sind es ein paar Tabletten zuviel, ich verschlafe die Sprechstunde.

Sven findet die Medikamentenschachtel. Es ist, als ob er mich bei einem Suizidversuch ertappt hätte. Von mir kennt er das nicht, Tabletten schlucken. Ich spiele alles herunter, wehre ab, aber Sven läßt nicht locker. Er holt einen Freund, der auch Arzt ist, zu uns nach Hause.

Der ist besorgt über meinen Zustand. Rät mir, drei Tage auszuspannen. Es ist ihm peinlich, mich als Kollegen näher zu meinen Sorgen zu befragen. Er ist sensibel genug, meine Intimsphäre in Ruhe zu lassen. »Dein Lebenslicht brennt von zwei Seiten«, scherzt er. Ich weiß nicht, ob er mich damit aufmuntern oder ob er seine Besorgnis ausdrücken will. Drei Tage Pause, dann wieder voller Praxisbetrieb.

Ende September 1994
Ich bekomme ein vielversprechendes Angebot für den Klinikberg. Es läßt mich wieder hoffen, daß sich die Mühen nun endlich gelohnt haben. Schlagartig geht es mir besser, sind alle Gehirnknorpelknötchen verschwunden und aufgelöst. Das Konzept der Finanzierung sieht günstig aus: Die Mieteinnahmen aller Hausnutzer bedienen nicht nur die Kosten für Zins und Tilgung des Kredits über 620 000 DM, sondern reichen auch für die übrigen Kosten wie Versicherungen, Steuern, Grünanlagenpflege und den Ausbau der HIV-Tagesklinik im Keller des Hauses. So ginge die Rechnung auf, wenn auch gerade mal so, Rücklagen könnten nicht gebildet werden. Auch an Gewinn ist nicht zu denken. Die Herren von der Immobiliengesellschaft se-

hen das anders, sie meinen, der Kauf für sechshunderttausend Mark wäre für mich das Schnäppchen schlechthin. Sollen sie dummes Zeug reden. Wichtig ist, daß endlich gehandelt wird.

Immerhin ist unser kleines Ärztehaus auf dem Klinikberg inzwischen trotz aller Widrigkeiten sozusagen aus Ruinen auferstanden. Nebenan, im Kindergarten, wo die Katzen in leerstehenden, völlig demolierten Zimmern umherstreunen, sieht man, was vier Jahre Untätigkeit von Treuhand und Immobiliengesellschaft vollbracht haben. Ich bin voller Bitterkeit, doch die bringt mich nicht weiter. Ich gehe zur Bank, lege meinem Kundenbetreuer die Zahlen auf den Tisch, und als der wie gewohnt auf seinen Haarausfall anstelle einer Antwort auf meine Fragen anspielt, verlange ich kurzerhand, den Chef zu sprechen.

Der empfängt mich tatsächlich, nimmt sich sogar viel Zeit für mich. Bevor ich aber lange erklären kann, was ich auf dem Klinikberg schon alles ausgebaut habe, fährt der sehr väterlich wirkende Bankchef zusammen mit mir in seinem Daimler zum Ort des Geschehens. Wir steigen gemeinsam die wackelige Eisenleiter zum Dachboden hinauf und die Treppen zum Keller hinab. Er bleibt vor jedem Firmenschild in unserem Haus stehen, hört sich die entsprechende Geschichte dazu an und wird immer stiller. Dann besichtigt er in aller Ruhe die Praxisräume. Im Diagnostikzimmer läßt er sich jedes der teuren Geräte erklären und will wissen, was es im einzelnen gekostet hat. In der Anmeldung muß Anne ihm das System der Patientenverwaltung am Computer demonstrieren. Auf dem Flur wundert er sich über Zeichnungen aus Zeiten der DDR-Hochseefischerei. »Ja, was hier hinter Glas gerahmt hängt, ist auch für meinen Geschmack ein wenig sozialistisch-realistisch«, kommentiere ich seine in Falten gezogene Stirn und die Zeichnungen. »Aber es sind alles Originale von einer fünfundsiebzigjährigen Patientin. Ihre Arbeiten entstanden im Arbeiter-Volkskunstzirkel. Sie schenkte sie mir vor längerer Zeit. Als die Dame ihre Bilder dann beim nächsten Arztbesuch gerahmt an den Wänden wiedersah, vergaß sie vor Freude darüber alle Schmerzen im kaputten Knie.«

Der Bankvater ist gerührt. Seine Stirn ist jetzt wieder glatt wie ein frischgedruckter Geldschein. Dann läßt er sich von Anne einen starken Kaffee kochen. Wir setzen uns in die gemütliche Sofaecke meines Sprechzimmers. »Wie haben Sie das bloß alles von dem bißchen Geld aus unseren Praxiskrediten zustande gebracht?« fragt er schließlich. Beantworten kann ich seine Frage nicht. Auch für mich ist es manchmal ein großes Rätsel, wie wir das geschafft haben. Bevor er wieder in seine Bank fährt, verspricht er, so schnell wie möglich mit Angeboten wiederzukommen. Fast umarmt er mich, als er die Praxis verläßt, doch das erscheint ihm dann doch zu väterlich. Also klopft er mir auf den Rücken und boxt mich ein wenig in die Seite. Wie ein guter Freund. Fast gewinne ich den Eindruck, die Bank meint das mit dem Vertrauen doch ernst. Nur die kleinen Bankangestellten wissen noch nichts davon.

19. 9. 1994
Ich teile dem Herrn im kleinkarierten Sakko von Penny und Partner schriftlich mit, daß ich die Dienste seiner Firma nicht in Anspruch nehme, weil ich inzwischen meine Hausbank dazu gebracht habe, mich zu unterstützen.

20. 9. 1994
Ich schreibe einen Brief an die Treuhandliegenschaftsgesellschaft, hängt doch von deren Zusage die rasche Realisierung des Hauskaufs ab.

Nach nahezu vierjährigen Bemühungen um die Entwicklung eines Ärztehauses für das Industriegebiet Marienehe bin ich an einem Punkt angelangt, an dem entweder durch Ihre Einrichtung eine fördernde und helfende Entscheidung fällt oder ich bin gezwungen, Abstand von meinem Vorhaben zu nehmen.

Und ich führe aus, daß ich erst auf die Zusage aus dem Jahre 1991, Erbbaupachtrecht zu erhalten oder kaufen zu können, meine Arbeitskraft und über 300 000 Mark investierte und aus einer Ruine eine Arbeitsstätte für jetzt sechs Unternehmen mit 26 Arbeitsplätzen schuf. All diese Bemühungen steigerten den Wert des Objektes nicht unerheblich. Deshalb schlage ich folgendes vor:

Übertragung zu einem reellen Preis an die bisherigen Investoren. Im Gegenzug verpflichte ich mich, das Gebäude zu sanieren und damit nicht nur Arbeitsplätze zu erhalten, sondern auch neue zu schaffen und für den Raum Marienehe die ärztliche Versorgung zu gewährleisten. Zudem sind wir die einzige Schwerpunktpraxis für Patienten mit HIV-Infektion und für die Substitutionsbehandlung Heroinabhängiger in Mecklenburg. Die bisherige Situation, dem Vermieter Miete und alle Sanierung zu bezahlen, treibt uns in den Ruin.

29. 9. 1994
Nach einem Gespräch mit dem Chef der Immobiliengesellschaft verfasse ich ein Gesprächsprotokoll in Form eines Briefes:

Für Ihren Versuch, bei der Aufsichtsratssitzung mit Herrn Huber sprechen zu wollen, was die Frage der bisherigen umfangreichen Investitionen in meine Praxisräume betrifft, wäre ich Ihnen sehr dankbar, eine teilweise Übernahme der Kosten könnte unsere Situation wirklich entlasten und die Verhältnisse normalisieren. Ich wäre für weitere Unterstützung sehr dankbar und will auch meinerseits alles tun, um die Entwicklung positiv voranzutreiben. Ich habe durch meine

Arbeit im Haus mehrere Mieter gebunden, die an die Immobiliengesellschaft zahlen und somit Ihr Ergebnis positiv bilanzieren. Wenn Sie daran interessiert sind, werde ich auch weiterhin in diesem Sinne wirken.

Wieder einmal bekomme ich aus dem Munde der Immobiliengesellschafter die Zusage zum Hauskauf. Und gleich darauf wieder die Absage. So geht es seit Juni. Ich zahle deshalb keine Kaltmiete mehr und lasse dafür das ehemalige Café mit neuen Fenstern versehen. In einen der Räume zieht eine Medizintechnikfirma ein. Für den großen Raum suche ich eine Physiotherapeutin als freie Mitarbeiterin der Praxis, die die wachsende Nachfrage auf diesem Gebiet bei uns vor Ort abdecken soll.

Ich habe Glück, die Immobiliengesellschaft steht nach der Aussprache endlich mal auf meiner Seite, nimmt meine Bemühungen ernst und bewirkt, daß der Konkursverwalter der Fischwirtschaft die Mittel für die Fenster und die Haustür unserer Praxis lockermacht und auf mein Praxiskonto für Investitionen überweist. Das freut die Bank, denn nun sehen meine Bilanzen schon viel positiver aus. Zwar hält mich die Immobilienfirma weiter mit dem Kauf des Hauses hin, aber ich habe endlich mal durch Hartnäckigkeit einen Sieg zu verbuchen. Leider bleibt mein Gesprächspartner nicht mehr lange Chef der Immobilientruppe.

30. 9. 1994 – 1. 10. 1994
Ich nehme am 1. Norddeutschen Heidetreff in Soltau in der Lüneburger Heide teil. Die Deutsche Arbeitsgemeinschaft niedergelassener Ärzte in der Versorgung HIV-Infizierter e. V. lädt mich ein.

Bei der Einladung zu dieser Veranstaltung durch einen Pharmareferenten, der mich in meiner Praxis aufsucht, werde ich gefragt, ob meine werte Gattin auch mitkommen möchte. Ich sage ihm, daß ich meinen Gatten mitnehmen würde, wenn er nichts dagegen hat. Er lacht und hat überhaupt nichts dagegen. »Ganz im Gegenteil«, sagt er.

Auf der Veranstaltung berichten die Ärzte verschiedenster Zentren über die von ihnen gemachten Erfahrungen bei der HIV-Therapie. Irgendwie gibt es wenig Grund zur Hoffnung, daß sich auf diesem Gebiet Entscheidendes getan hat.

Sven und ich machen einen wunderschönen Herbstspaziergang. Bei Sonne und blauem Himmel raschelt unter unseren Füßen das bunte Laub. Wir spielen Verstecken, sind ausgelassen wie kleine Buben. Ich merke, wie sehr ich beides brauche, meinen Sven und die Fröhlichkeit. Am Abend sitzen wir bei Kesselgulasch und Roter Grütze im Bierzelt vor dem Hotel. Das geräumige Doppelbett genießen wir ebenso.

1. 10. 1994
Ein historischer Tag für die deutschen Kassenärzte. Die Chip-Karte wird ins Abrechnungswesen eingeführt. Der althergebrachte Krankenschein wandert ins Museum. Es soll alles einfacher werden in der Patientenverwaltung. Fragt sich nur für wen. Zumindest für die Kassen ergeben sich ungeahnte Beschäftigungsmöglichkeiten. Zum Beispiel, alle drei Monate die Gebührenordnungen ändern zu können oder die Kassennummern auszuwechseln. Mal die Krankenkassen zu zentralisieren, also aus Regionalkassen eine große einheitliche Krankenkasse zu basteln, um dann im gleichen Atemzug wieder große Kassen zu regionalisieren und viele kleine Stellen für sie einzurichten. Das alles in atemberaubenden Tempo, wo sowieso nur noch Computer mithalten können.

In der Abrechnung mit den Kassen fällt mir auf, daß der Punktwert extrem gefallen ist. Zu Beginn meiner Kassenarzttätigkeit bekam ich noch durchschnittlich 8 Pfennig pro Punkt als Vergütung, jetzt gerade mal 6,5 Pfennig. Wenn ich zum Beispiel ein Langzeit-EKG auswerte, bekomme ich dafür 500 Punkte. Machte also früher 40,00 DM. Heute erhalte ich nur noch 32,50 DM für dieselbe Arbeit. Ich werte am Tag bis zu 25 EKG aus. Verlust zu früher 187,50 DM. Überall sonst steigen die Preise. Wenn jemand meint, mit dem Preis seiner Leistungen seine Ausgaben nicht mehr bezahlen zu können, erhöht er den Preis für seine Leistung. So machen es zum Beispiel die Müllabfuhr, das Wasserwerk und die Stromversorger der Stadt, wie ich an deren Rechnungen ständig mitverfolgen kann. Als Kassenarzt aber muß ich zusehen, wie bei mir die Preise sinken, und kann nichts dagegen tun. Wie soll das zu einem betriebswirtschaftlich erträglichen Umgang mit mir selbst führen? Doch irgendwie muß ich das auf die Reihe kriegen. Ganz nebenbei zu all der anderen Dramatik im täglichen Praxisalltag. Ich arbeite immer mehr, bekomme aber immer weniger, nicht zu reden von verdienen.

Schaue ich mir meinen vom Steuerberater erstellten Jahresabschluß an, staune ich: An mir verdienen die Versicherungen fast 20 000 DM pro Jahr. Meine Personalkosten belaufen sich auf 30 000 DM. Für die Miete blättere ich noch immer 24 000 DM hin und so weiter. Das alles muß ich erwirtschaften, um überhaupt arbeiten zu können. So finanziere ich Arbeitsplätze, nur mich selbst kann ich kaum noch bezahlen.

2. 10. 1994
Ein Brief von Herrn »Kleinkariert« von Penny und Partner als Reaktion auf die Stornierung unseres Vertrags:

Wir würden es begrüßen, wenn Sie die von uns erbrachten Leistungen mit einem Betrag in Höhe von DM 2 300,00 (incl. MwSt.) honorieren und auf unten genanntes Konto überweisen. Sollte die Treuhand den Kaufpreis noch einmal herabsetzen und Sie eine neue Finanzierung über uns wünschen, würden wir Ihnen gerne behilflich sein.

Der von mir ausgehandelte Vertrag war vielleicht doch nicht so wasserdicht, wie ich meinte. Nun tropft es aus seiner undichten Stelle und ich kann mich wieder mal über meine eigene Unwissenheit ärgern. Dazu habe ich keine Lust und überweise die Taler. Ich begreife, was Erfolgshonorar bedeutet.

3. 10. 1994
Ich bin 33 Jahre alt geworden. Und kein bißchen weise. Die Dummheit ist untrennbarer Bestandteil meines Lebens. Ich könnte auch Forrest Gump heißen. Nur verfüge ich leider nie über sein so selten dämliches Glück. Mit 33 kam auch ein Herr Jesus ans Kreuz, um die Menschen zu erlösen.

Anfang November 1994
Mein Brief an die Treuhand und das Gespräch mit dem Chefbanker bewirken, daß endlich alle Beteiligten an einem Tisch zusammenkommen. Mehrfach treffen wir uns. Abwechselnd mal in der Treuhand, bei einem Herrn mit schmalen Schultern und breitem Schlips und seiner Sachbearbeiterin mit Strenge im Blick wie eine Domina. Dann wieder in der Bank. Mit allen gemeinsam findet eine weitere Führung auf dem Klinikberg statt. Ich werde erstmalig ernstgenommen und wieder selbstbewußt.

Als mich eines Abends im Schuhladen eine Verkäuferin fünf Minuten vor Ladenschluß nicht mehr bedienen will und mir ein säuerliches »Wir schließen jetzt!« entgegenflötet, verlange ich auf der Stelle den Geschäftsführer zu sprechen. Vorher habe ich in solchen Situationen immer einen Rückzieher gemacht. Eine Viertelstunde lasse ich mir Zeit, in aller Ruhe ein Paar passende Schuhe zu finden. Dann gehe ich, ohne Schuhe gekauft zu haben, erhobenen Hauptes aus dem Laden.

Die Partner von Bank und Treuhand staunen, was seit 1991 alles entstanden ist. Die Treuhand veranlaßt, daß das Wertgutachten neu erstellt werden soll. Die Summen für Grundstück und Gebäude auf dem Teil des Klinikberges, den ich erwerben will, sollen so zusammengerechnet werden, daß am Ende der Rechnerei ein Kaufpreis von 600 000 DM herauskommt. Dafür hat die Immobiliengesellschaft zu sorgen. Sie verspricht, ihren Wertgutachter damit zu beauftragen.

Investitionen sollen Vorrang haben, bestätigt die Treuhand. Dennoch streift mich der Gedanke, wenn man auf diese Weise nach Belieben die Gutachten fälschen kann, dürfte man sich nicht »Staatlich geprüfter Gutachter« nennen. Oder ist Willkür gleichzusetzen mit staatlich geprüft? Korrekter wäre es da wohl zu sagen, das Gutachten weist zwar den und den Wert aus, aber am Markt sind nur soundsoviel DM zu erzielen. Das ist ja nichts besonderes. Auf dem Gebiet der ehemaligen DDR werden so die meisten Betriebe verkauft. Angebot und Nachfrage. Es muß also seine Gründe haben, warum nach außen hin alles so hingebogen werden soll, wie man es jetzt tun will. Aber besagte Gründe bleiben mir verborgen. Ich mache mir keine weiteren Gedanken darüber, denn ich will endlich den Hauskauf über die Bühne bringen. Es sieht so aus, daß die Treuhand ihr Mögliches dazu tut.

Welch unvorstellbarer Tag des Glücks. Alle zeigen sich wirklich einmal einig.

16. 11. 1994
Dunkle Wolken ziehen über der gerade aufkommenden Freude auf. Die Bank legt ihre Karten offen. Sie verlangt Sicherheiten für 620 000 DM Kredit. Das Unternehmenskonzept genügt ihr nicht. Sie möchte nicht nur, daß mein Vater eine Bürgschaft über 150 000 DM übernimmt, sondern auch die Beleihung des Hauses meiner Eltern im Werte von 350 000 DM. Zusätzlich sei von mir eine Kapitallebensversicherung über 200 000 DM abzuschließen. Die Praxis mit ihrem Inventar ist der Bank ohnehin schon über die Praxiskredite übereignet worden, ebenso haben sie die Sicherheit über alle Zahlungen der Kassenärztlichen Vereinigung. Bei Grundstück und Haus bestehen sie auf die Eintragung an erster Stelle im Grundbuch. Meinen schönen blauen Schlafanzug wollen sie anscheinend nicht.

Wie die Bank, so die Versicherung. Kein Wunder. Ist doch die eine die Tochter der anderen. Die Gebäudeversicherung schätzt die bei ihr zu versichernde Immobilie dank meines jahrelangen Zutuns auf einen Wert von 3,1 Millionen DM. Noch eine Übung für mich, zu lernen, was Gutachten in Deutschland bedeutet. Doch das nur nebenbei. Wichtig ist, die Bank würde mit der Immobilie, von mir unter Wert gekauft, im Falle eines Konkurses meinerseits, einen prächtigen Fisch am Haken haben. Unter diesem Aspekt sind die Sicherheiten, die sie fordert, eigentlich nichts als Erpressung. Spiele ich nicht mit, gibt es keine Finanzierung. Ich wehre mich dennoch und meine Eltern bleiben bis auf die Bürgschaft draußen. Ihr Häuschen wird nicht beliehen, der Zufluchtsort der Familie bleibt vor Banken und Versicherungen unangetastet. Wieder ein kleiner Kampf gewonnen. Doch das Vertrauen ist endgültig dahin.

16. 12. 1994
Für vollständige Unterlagen zur Vorlage bei der Bank sind die Baupläne von 1956, als die Gebäude entstanden, erforderlich. Die Immobiliengesellschaft erklärt mir gegenüber, es gäbe keine Grundrisse mehr. Durch den Technischen Leiter des Hafens erfahre ich: Alle Pläne sind da. Er leiht sie mir für zwei Tage aus. Ich kopiere sie für fast 400 DM im CopyShop, und habe, was ich brauche. Warum immer wieder Schwierigkeiten? Warum genügt nicht ein Anruf und jemand antwortet kompetent? Haben diese ständigen Spielchen vielleicht gar damit zu tun, daß ich schwul, also anders als andere Männer bin? Will man mir zeigen, daß solche wie ich sich an die Regeln halten müssen, wenn schon nicht an die biologischen, dann an bürokratische? So zu denken, wäre das nicht mächtig unsouverän, eine Art soziale Hypochondrie? Oder muß ich einfach nur begreifen, daß Schwierigkeiten normal sind und nicht immer alles glattgeht?

21. 12. 1994
Ein mittlerer Bankangestellter ruft mich an und teilt mir die Konditionen für die Kredite zum Hauskauf mit. Die Finanzierung würde nun endgültig stehen. Ich könne mich also getrost auf meinen Termin bei der Notarin vorbereiten und das Haus zu den ausgehandelten Konditionen erwerben. Als er mir das sagt, bin ich gerade mit dem Nähen einer Kopfplatzwunde fertig. Ich muß mich erst mal zu Anne in die Rezeption setzen. Sie kocht Tee und besorgt was zum Essen. Sie sieht mir an, daß ich eine kleine Stärkung brauche. Jetzt, wo der Druck von der Seele weicht, spüre ich nichts als Erschöpfung. Wir können es nicht glauben: monatelanges Hin- und Her-Verhandeln scheint ein Ende zu finden. Da klingelt wieder das Telefon. Diesmal ist es der Chefbanker. Es wäre noch nichts klar, er müsse bei so großen Krediten das Vier-Augen-Prinzip einhalten. Das heißt, ein weiterer hoher Vorgesetzter der Bank muß von dem Geschäft genauso überzeugt sein wie er selbst. Ein paar Stunden vorm letzten Treuhandtermin vor dem Vertragsabschluß beim Notar erscheint der Bankchef mit seinen zwei »zusätzlichen Augen«. Obwohl die Zeit schon drängt, läßt sich der hinzugekommene Herr nun seinerseits in aller Gemütlichkeit durch das ganze Haus führen, alle Pläne erklären, alle Zahlen nennen. Dann sind auch seine beiden Augen genügend beeindruckt. Nun also doch. Die Kredite werden fließen. Ich kann zur Treuhand aufbrechen. Es wird höchste Zeit, das akademische Viertel ist längst überschritten.

22. 12. 1994
Treuhand, Immobiliengesellschaft und Epi Deutsch unterschreiben vor den amtlichen Augen der Notarin die Urkunde, die besagt, daß

am 1. Februar 1995 der Besitzübergang vollzogen wird. Sie besagt aber auch, daß der Vertrag zunächst vom Aufsichtsrat der Fischwirtschaft in Abwicklung und der Treuhandmutter in Berlin genehmigt werden muß. Das sei jedoch reine Formsache. »Wir würden hier schließlich nicht zusammensitzen, wenn wir nicht davon ausgehen könnten, daß dem so ist«, sagt die Notarin und die anderen nicken bestätigend.

Der Vertrag sagt auch, daß die Baracken auf dem Hof vor der Poliklinik auf meine Kosten abzureißen sind. Dazu gibt es kein Geld von der Treuhand. Eine Frist für den Abbruch steht nicht im Vertragstext.

Noch wenige Minuten vor der Unterschrift kommt die Immobilienfirma plötzlich mit einer zusätzlichen Forderung in Höhe von 61 000 DM für die notwendigen Sanierungen am Heizungssystem. Die kann ich nicht abwehren, sonst platzt der Vertrag. Ich werde erneut unter Druck gesetzt. Diese zusätzlichen Kosten kann ich durch die von mir ausgehandelten Kredite nicht abdecken. Ich kann in der Bedrängnis auch nicht mehr die Bank anrufen und fragen, ob der Kredit erhöht werden kann. Trotzdem unterschreibe ich. Die Praxis läuft inzwischen so gut, daß die Finanzierung gesichert ist, rechne ich in der Eile nach. Immerhin bin ich auf meinem Geschäftskonto seit Dezember mit über 10 000 DM endlich konstant im Plus. Die Zahlungen der Kassenärztlichen Vereinigung sind stabil, die der Privatärztlichen Abrechnungsstelle ebenso. Ich nehme keinen Betriebsmittelkredit mehr in Anspruch, die Deutsche Bank kann mich zumindest an diesem Punkt nicht mehr in die Enge treiben. Die Rückzahlungen des ERP-Darlehens haben plangemäß begonnen. Das Geld dafür ist da. Eine alte Heizung sollte nun nicht der Grund sein, alles abzublasen. Soviel Selbstvertrauen habe ich bei allem Ringen um die Sache wohl gewonnen. Das rede ich mir ein und habe Mühe, die Hand ruhig zu halten.

Dann steht mein Name unter all den anderen auf dem Papier. Ein paar Unterschriften und ich kann gehen. Nach Feiern ist mir nicht zumute. Ich möchte jetzt einen Moment der Besinnung mit mir allein verbringen. Es ist kurz vor Weihnachten. Die Praxis ist bis nach den Feiertagen »wegen Urlaub geschlossen«. Vom Treuhandbüro aus fahre ich direkt ans Meer. Kein Mensch treibt sich dort an diesem kalten, aber trockenen Dezembertag herum. Ich renne den Strand entlang. Alles um mich herum ist grau. Das Wasser, der Himmel, die Dünen. Es ist eben Dezember. Aber für mich ist Sommer. Die Sonne lacht mir zu, der Himmel ist auf Hochglanzblau poliert. Die Bäume sind grün und mir ist warm.

31. 12. 1994
3000 Patienten besuchten im dritten Jahr die Praxis. Umsatz: 183000 DM. Das sind jetzt konstant 750 Patienten pro Quartal. Die Praxis läuft gut. Wir haben allen Grund, Silvester zu feiern. Das tun wir mit einigen Freunden gemeinsam und ausgiebig in unserem Haus, in dem großen Gastraum von Svens früherem Café, den wir ganz nebenbei noch mal gründlich überholt haben. Vor den neuen Fenstern habe ich blaugrüne Jalousien angebracht. Auch die Rauhfasertapete an Decke und Wänden habe ich noch einmal übergeweißt, Deckenstrahler angeschlossen und eine Spüle installieren lassen.

Hier wollen wir nächste Woche einziehen und solange wohnen bleiben, bis wir in der Etage darüber die Zweiraumwohnung saniert haben. Dann müssen wir unsere Möbel nur noch eine Treppe höher tragen und der Umzug ist beendet. Als wir auf dem Klinikberg auf das neue Jahr anstoßen, stehen zu Hause schon die gepackten Kisten und Koffer.

Sven und ich sind stolz wie die Könige, es endlich geschafft zu haben. Für 1995 nehmen wir uns vor, bei aller noch vor uns stehenden Arbeit auch ein wenig mehr für uns zu tun, uns mal wieder einen kleinen Urlaub fernab allen Geschehens zu gönnen. Das heißt, eigentlich ist es mehr ein Wunsch von Sven als von mir. Seit sich Erfolge einstellen, habe ich keinen Grund, über die viele Arbeit zu klagen. Es macht mir Freude zu sehen, wie alles vorangeht. Wenn das, was ich tue, einen Sinn ergibt, ist mir das Erholung genug.

Sven hat andere Gründe »mal rauszukommen«, wie er das nennt. Mit dem Café ist er gescheitert, viel Gras ist bei ihm noch nicht über die Sache gewachsen, und wer wohnt schon gern an einem Ort, der ihn dauernd an ein Versagen erinnert. Ich kann seine zwiespältigen Gefühle verstehen, aber unsere Entscheidung kann jetzt nicht anders aussehen. Die Miete für unsere Wohnung ist im eigenen Haus besser angelegt. Das muß auch Sven einsehen. Der Klinikberg soll unser neues Zuhause werden.

1. 1. 1995
Im Fischereihafen wurden die Straßen zunächst mit Nummern, dann mit Großbuchstaben gekennzeichnet. Auf Beschluß der Stadt Rostock werden sie jetzt mit Namen bedacht. Zum dritten Mal in drei Jahren muß ich neue Stempel anfertigen lassen. Neue Briefbögen muß ich nicht mehr drucken lassen. Dafür habe ich jetzt die Computer. Aber wieder muß ich allen Patienten und Geschäftspartnern die neue Adresse mitteilen. Somit gilt auch für 1995 von Anfang an: Leute müssen beschäftigt werden, egal womit und was immer es kosten möge.

12. 1. 1995
Die Bank besteht auf Tilgung der Hauskredite über eine Kapitallebensversicherung, die ich natürlich bei ihrer Tochterfirma abschließen muß. Da die Versicherungsleistung über 200000 DM liegt, wird ein HIV-Test gefordert. So steht es im Kleingedruckten des Vertrages. Vorläufiger Versicherungsschutz besteht ab sofort, teilt mir die Versicherung mit und die Bank stellt die Mittel bereits bereit, obwohl das Ergebnis der ärztlichen Untersuchung noch nicht einmal vorliegt. Die Avalprovision, also die Bereitstellungskosten von 12000 DM, wird sofort fällig und abgebucht. Wird der Kredit dann zum Beispiel zum Anfang nächsten Monats tatsächlich abgerufen, bekomme ich 10000 DM davon zurück. So gönnt sich die Bank einen Vorschuß auf Leistungen, die sie erst mal erbringen muß. Vom Großkapital lernen, heißt siegen lernen. Fällt mir in Anlehnung an eine alte SED-Parole dazu ein.

13. 1. 1995
Ich verschicke die erste Mieterinformation an alle Firmen im Haus:
Demnächst wechselt das »Ärztehaus« den Besitzer. Die Mietverträge werden übernommen, wie sie sind. Änderungen bei den Betriebskosten durch Umstellung der Heizung werden Ihnen rechtzeitig mitgeteilt. Bitte beachten Sie das neue Konto für die Mietzahlung.

27. 1. 1995
Der Aufsichtsrat in Berlin tagt, um den Vertrag zu genehmigen. Alle, auch die Immobiliengesellschaft, gehen davon aus, daß es so und nicht anders geschieht. Der Fischereihafen wartet sehnsüchtig auf das Geld, um damit zu arbeiten, wird mir am Telefon versichert.

30. 1. 1995
Der Aufsichtsrat informiert die Immobiliengesellschaft in einem Brief, daß der Vertrag nicht genehmigt wird, weil kein aktuelles Verkehrswertgutachten vorliegt, keine Verwertung der Restflächen für den Kindergarten zu erkennen ist und maßgebliche Unterlagen nach der Richtlinie der Treuhand TLG 1/94 nicht zum Termin vorlagen. Wenn diese Faktoren aus der Welt seien, könnte im Umlaufverfahren die Zustimmung gegeben werden, erzählt mir Herr Fuchs. Mir wird klar, daß hier seitens der Immobilienverwalter einiges versäumt wurde. Das schließe ich auch aus seinem Verhalten, als er mit hochrotem Kopf in der Tür steht und beim Reden ins Stottern gerät. Ich fordere ihn auf, mir den Brief in Kopie zu überlassen.
 Erneut muß ich den Mietern schreiben: *Der Stichtag der Übergabe des Hauses, wie notariell vereinbart, hat sich verzögert. Genauere Informationen*

durch die Treuhand erhalte ich erst in den nächsten Tagen. Bitte bereits getätigte Überweisungen zurückbuchen und abwarten. Es wird immer peinlicher.

31. 1. 1995
Endlich habe ich das Schreiben der Fischwirtschaft in Abwicklung an die Immobiliengesellschaft in der Hand:

Entsprechend der Wirksamkeitsvoraussetzungen im § 21 (3) des o. g. Vertrages wurde mit schriftlicher Vorlage der Antrag auf Genehmigung dieses Vertrages dem Aufsichtsrat der Deutschen Fischwirtschaft AG i.A. zu seiner Sitzung am 27. 1. 95 vorgelegt. Der Aufsichtsrat hat eine Entscheidung über die Genehmigung des Vertrages vorerst zurückgestellt, da nach seiner Überzeugung die Anforderungen aus der TLG-Richtlinie Nr. 1/1994, insbesondere die Ziffer 8.1. (Verkehrswert) bzw. eine Dokumentation zu einer Einzelvergabe entsprechend Ziffer 9.3. nicht vorlagen. In diesem Zusammenhang wurde auch einer Genehmigung unter dem Vorbehalt der nachträglichen Vorlage der vorgenannten Unterlagen und Prüfung in Verantwortlichkeit des Abwicklers der Deutschen Fischwirtschaft AG i. A., nicht zugestimmt.

Der Aufsichtsrat erachtet es zugleich als geboten, eine Entscheidung über die gesamte Immobilie herbeizuführen, um dem Entstehen nicht verwertbarer Restflächen entgegenzuwirken. Hiervon ausgehend bitten wir Sie, möglichst kurzfristig ein aktuelles Verkehrswertgutachten der Immobilie nach den Anteilen der vereinbarten bzw. vorgesehenen Verkäufe durch einen zugelassenen Gutachter erstellen zu lassen, die Vertragsverhandlungen mit dem Bewerber zur zweiten Teilimmobilie zu intensivieren und einen unter dem Vorbehalt der Genehmigung durch den Aufsichtsrat abgeschlossenen Vertrag vorzulegen, ebenfalls die, durch die TLG die für die Vergabeentscheidung maßgeblichen Unterlagen lt. TLG-Richtlinie Nr. 1/94. Es besteht das Einverständnis des Aufsichtsrates zu einer Entscheidung im Umlaufverfahren zwischen seinen Sitzungen, sobald alle geforderten Unterlagen vorgelegt werden.

Wir bitten Sie, die TLG Rostock darüber zu informieren, daß der Aufsichtsrat der Deutschen Fischwirtschaft für eine Vertragsgenehmigung mit Bezugnahme auf die TLG-Richtlinie in jedem einzelnen Fall die Vorlage eines aktuellen Verkehrswertgutachten fordert, auch wenn eine öffentliche Ausschreibung oder eine Einzelfallentscheidung der TLG erfolgt ist. Wir gehen davon aus, daß bei Vorlage der vorgenannten Unterlagen der Aufsichtsrat eine Genehmigung des o. g. Vertrages nicht versagen wird, solange der vereinbarte Kaufpreis nicht unter dem Wertgutachten liegt.

Nichts, was zu begreifen wäre, eine wahre Meisterleistung des Nichts. Irgendwann, wenn alles vorliegt, soll irgendwas entschieden werden. Ich bin wieder dort angelangt, wo ich schon ein paar Mal war. Ganz am Anfang. Doch für mich ist nun Schluß. Soll ich nun auch noch Monat für Monat Bereitstellungszinsen für 620 000 Mark zahlen? Zusätzlich zur Miete? An die, die sich Verkäufer nennen und in Wahrheit doch viel lieber Vermieter bleiben wollen? Wieder sind meine Zusagen an andere Partner keinen Pfifferling wert. Ich habe keine Wahl mehr. Ich kann nur noch alles beenden, bevor der Schaden mich zum Konkursrichter führt. Ich muß endlich die Vernunft siegen lassen.

1. 2. 1995
Die Immobiliengesellschaft hat mal wieder Namen und Gesellschafter gewechselt. Ein Herr Doktor ist jetzt der Boß, meine bisherigen Kontaktpersonen wechselten in andere Bereiche. Ich habe den Eindruck, einer schiebt dem anderen Pöstchen und Gewinne zu. Mit dem Wechsel der Geschäftsführer ergeben sich natürlich auch grundlegend neue Positionen, Meinungen, Verfahrensweisen. Ich müßte völlig von vorne anfangen. Dazu habe ich keine Kraft mehr.

15. 2. 1995
Es ist nun schon über eine Woche her, daß ich in der Praxis eines befreundeten Kollegen war, um die Untersuchung für die Lebensversicherung vornehmen zu lassen. Das Erheben der klinischen Befunde zu meinem Gesundheitszustand geht schnell über die Bühne. Ich bin körperlich fit, von außen gesehen fehlt mir nichts. Bei der Blutentnahme denke ich noch, was Geld doch alles bestimmen kann. Und wenn nun die Bank verlangt hätte, daß ich mir überflüssige Fettpölsterchen absaugen oder eine Vorhautbeschneidung vornehmen zu lassen habe? Wie weit würde ich das Spiel mitspielen? Über all diese Gedanken merke ich nicht mal den Nadelstich.
Gewöhnlich dauert es eine Woche, bis das Ergebnis aus dem Labor kommt. Der Kollege wollte sich melden, aber ich höre nichts von ihm. Zehn Tage sind bereits vergangen. Ich rufe in der Praxis an. Beim ersten Mal ist er auf Hausbesuch. Beim zweiten Mal versorgt er einen Notfall. Beim dritten Mal riecht es wieder nach Ausrede. Für mich gibt es nur eine Erklärung. Also sage ich der Schwester: »Bitte richten Sie dem Doktor aus, daß er sich nicht weiter bemühen muß. Er kann mir das positive Testergebnis auch mit der Post zuschicken. Zum Glück benötige ich die nicht stattgefundene Beratung nicht. Ich habe mit der Möglichkeit dieser Variante des Testergebnisses rechnen müssen.« Dann lege ich den Hörer auf und fahre zu den anstehenden Hausbesuchen. Ich muß bei einer älteren Frau den Verband am offenen Bein wechseln, nach einem Frischoperierten schauen und einem Aids-Patienten die wöchentliche Dosis an Immunglobulinen infundieren.

Am Abend richtet mir Sven aus, ich soll in die Praxis des Kollegen kommen. »Er hat am Telefon geweint«, sagt Sven und ist auch völlig hilflos. Nun wissen wir alle Bescheid. Ich habe nur noch Angst um Sven.

16. 2. 1995

Nicht nur der Suchtest ist positiv, auch der Bestätigungstest. Für die Laborärztin und meinen Kollegen ist ein positiver HIV-Test nahezu undenkbar. Sie versuchen mir oder eher sich selbst einzureden, daß die eine oder andere Testzone nicht eindeutig ausgeschlagen hätte. Ich soll alles noch einmal in einem anderen Labor überprüfen lassen. Ich lasse es geschehen und nehme Sven gleich mit zur Untersuchung. Wir lassen uns beide Blut abnehmen und auch gleich unseren Immunstatus kontrollieren. Auch der PCR-Test wird in Auftrag gegeben, also nicht nur die auf den Viruskontakt gebildeten Antikörper, sondern auch der Nachweis des Virus selbst, soll erbracht werden.

Nun heißt es für uns beide, qualvoll lange Tage des Wartens zu überstehen.

Eines weiß ich schon jetzt genau. Alles geht den Bach runter, keine Versicherung, kein Kredit, kein Haus, keine Wohnung, keine Praxis. Ende der Veranstaltung. Ende der Existenz. So in etwa stürzt die Lawine den Berg hinab. Und später wird jeder schlau zu reden haben und ausschließlich das Virus zur Erklärung meiner Niederlage heranziehen. Mit dem Platzen des Vertrags ist der Stein ins Rollen gekommen. Den darauf folgenden Steinschlag kann nichts und niemand mehr aufhalten.

21. 2. 1995

Der Test von Sven ist negativ. Ich kann ein wenig aufatmen. Wenigstens er kommt mit heiler Haut davon. Wenigstens ihn hat meine Unvernunft, mich wider besseres Wissen nicht geschützt zu haben, nicht infiziert. Auf mein PCR-Testergebnis muß ich noch warten. Mein Immunstatus aber liegt schon vor: 800 Helferzellen (Normalbereich 500–2200) und 1000 Suppressor-Zellen (Normalbereich 200–1200) schützen mich zur Zeit in einem Mikroliter Blut vor den Widrigkeiten der Umwelt in Form aller möglichen Krankheitserreger. In meinem Abwehrsystem scheint noch alles in bester Ordnung zu sein. Nicht jedoch in meinem Gehirn. Dort blinken längst alle roten Lämpchen, sind längst alle Notsirenen angesprungen. Das Kontrollzentrum auf der Erde schlägt Alarm. Der Flug zum Mond muß dringend abgebrochen werden.

Zunächst einmal muß ich mit ein paar Menschen reden, mich mitteilen können und Rat einholen. Wenigstens soviel ist mir klar: Ich werde nicht alte Fehler wiederholen und mir noch einmal Schweigen über Monate und Jahre auferlegen. Lieber mache ich neue Fehler.

Am Abend gehe ich mit Sven zu Bea. Sie freut sich, daß wir sie nach längerer Pause mal wieder zu Hause besuchen kommen, und schenkt uns ihren Lieblingsrotwein in schwere Gläser aus böhmischem Kristall ein. Aus der Küche holt sie frischgemachten Salat und ein paar Brötchen. Als sie den Grund für unseren Besuch erfährt, freut sie sich nicht mehr. Ihre Betriebsamkeit findet jähen Abbruch. Sie muß sich erst mal auf ihr altes Sofa setzen und ringt nach Luft. »Epi! Du auch?« ist alles was sie sagen kann. Bea kann ihre Tränen kaum zurückhalten. Dann versucht sie, die professionelle Beratungstante aus der Aids-Hilfe zu spielen. Es gelingt ihr nicht. Wir stehen uns viel zu nahe. »Hast du deine Eltern schon informiert?« fragt sie. Vermutlich nur, um irgendwas zu fragen.

»Ja, wir haben heute nachmittag telefoniert. Es war schrecklich, das am Telefon erzählen zu müssen.« Ich greife mir mein Glas und nippe ein wenig an dem trockenen Roten. Sonst schmeckt er mir wesentlich besser. Sven und Bea zieren sich, ihr Glas zu nehmen. »Nun stoßt schon mit mir an!« proste ich ihnen zu. »Zu feiern haben wir zwar nichts, aber die Flasche ist offen und der Wein ist genauso gut wie immer«, versuche ich sie aufzumuntern.

»Ach hör doch auf«, schimpft Bea. »So lustig, wie du tust, bist du nicht. Nimm dich doch wenigstens jetzt mal ein bißchen ernst.« Sofort bekommt sie Unterstützung von Sven. »Hör auf herumzuflachsen und sag mir lieber, wie es nun weitergehen soll«, sagt er müde. »Dazu wollte ich eigentlich euch befragen«, antworte ich kleinlaut.

Auf dem Heimweg bin ich ein bißchen betrunken. Meine Zunge ist deutlich schwerer geworden. Doch sonst fühle ich mich erleichtert, geredet zu haben und nicht schweigen zu müssen. Sein dürfen, was ich bin. Ein selbstbewußter Mann mit Virus. Diese Rolle mit Leben zu erfüllen, könnte doch eine interessante Aufgabe werden, denke ich und der Geist aus der Flasche scheint den Geist in meiner hohlen Birne mächtig vernebelt zu haben. Als ich an der frischen Luft ein wenig nüchterner werde, fange ich hemmungslos an zu heulen. Wütend schmeiße ich ein paar Mülltonnen um. »Ich will diese Rolle nicht!« schreie ich in die klirrend kalte Februarnacht. »Halt's Maul, du Blödmann, sonst rufe ich die Polizei!« ruft eine Stimme vom Häuserblock herunter.

22. 2. 1995
Die Immoilienfirma unter neuem Namen erklärt mir plötzlich, ich müßte laut Anweisung des Aufsichtsrats bis Jahresende die alten Baracken abreißen, sonst kommt der Vertrag auch im Umlaufverfahren nicht zustande. Diese Forderung wird mir mündlich überbracht. Stammt diese neue Idee vom Aufsichtsrat oder versuchen die neuen Herren damit Zeit zu gewinnen? Toller Einfall, auf diese Weise alles platzen zu lassen.

Zu diesem Zeitpunkt liegen mir allerdings schon drei Kostenvoranschläge für den Abriß der kleineren Baracke vor. Für das billigste Angebot habe ich bereits den Zeitpunkt des Besitzübergangs optiert. Die Hütte wäre also eigentlich schon weg. Die 15 000 Mark, die das Ganze kosten soll, bringe ich auf.

Doch bei der größeren Investbaracke liegen die Dinge etwas anders. Da ich die sechsstellige Summe, die ihr Abriß kosten würde, nicht so einfach aus dem Ärmel schütteln kann, habe ich sie an einen Bekannten zum Preis von einer DM pro Quadratmeter vermietet. Der Mietvertrag ist ab 1. 2. 1995 gültig, seine Firma ist längst eingezogen, da er und seine Handwerker über Nacht aus anderen Räumen ausziehen mußten. Zu diesem Zeitpunkt sind die Heizungsrohre zur Baracke schon gekappt. Aber der neue Mieter erklärt, auf eigene Kosten Heizung, Wassersysteme und E-Anlagen wieder instandzusetzen. Für ihn kein Problem, er hat alle Handwerker bei der Hand.

Der Doktor von der Immobilienfirma wirft mir wegen der Untervermietung Bereicherung und Vertragsbruch vor. Das ist mehr als lächerlich, doch lachen kann ich längst nicht mehr.

23. 2. 1995
Ich informiere die Deutsche Bank vom Verlauf der Ereignisse. Wir vereinbaren sofort ein Treffen. Alle meine Betreuer sind gekommen. Auch mein Vater ist da und steht mir zur Seite. Die Banker sehen die Situation genauso wie ich. Sie ziehen ihr Engagement zurück, das würde jede Bank in einem solchen Chaos der Unsicherheiten tun. Außerdem informiere ich sie, daß die Lebensversicherung des Deutschen Herolds vermutlich platzen wird, wenn sich der HIV-Test bestätigt. Darüber herrscht einige Fassungslosigkeit. Ich solle davon um Gottes Willen nicht weitersprechen, um nicht in Schwierigkeiten zu kommen. Die Väterlichkeit im Umgang mit mir schwindet zusehends. Ich spüre, wie kühl es im Raum auf einmal wird. Obwohl die Heizungen aufgedreht sind, fühle ich Kälte. Sie kommt aus Worten, Blicken und Gesten. Das ist das Aus, denke ich. Der letzte Tropfen, das Faß ist voll. Ich habe keine Kraft mehr. Die Summe, nicht der Einzelposten, entscheidet.

Ein Freund von mir pflegt immer zu sagen: »Die meisten Menschen scheitern nicht, die meisten Menschen geben auf.« Ich erkläre offiziell den Rücktritt von allen Verträgen. Ich gebe auf. Fünf Jahre nach einer Wende, die eigentlich nur ein Zusammenbruch war.

Nach nunmehr vier Jahren sinnlosen Segelns gegen den Wind, muß ich mich bemühen, ein tatsächliches Wendemanöver in meinem Leben zu vollbringen. Der Doktor der Immobilienfirma verschluckt sich fast, als ich ihm meine Entscheidung mitteile. Wegen Nichteinhaltung des Vertrages seitens der Verkäufer, steht es von mir geschrieben. Soll ihm der Bissen im Hals stecken bleiben.

Von jetzt ab werden die anderen alles so auslegen, als wäre ich zurückgetreten und sie seien ohne jede Schuld. Ich nehme mir vor, meine Feinde zu strafen, indem ich sie künftig einfach nicht mehr beachten werde. Ich will ihnen zeigen, daß ich als vernunftbegabtes Wesen auch zur Vernunft fähig bin.

Der Notarin entziehe ich die Geschäftsvollmacht. Mit einem Schreiben lasse ich den Aufsichtsrat der Immobilienfirma wissen, daß ich mich weiterhin um meine Patienten aus dem entstehenden Gewerbegebiet kümmern werde und hoffe, daß meine jahrelange Arbeit am Projekt »Schwerpunktpraxis für HIV-Patienten in Mecklenburg-Vorpommern« nicht umsonst war.

Ich informiere auch alle Mieter, daß die Immobiliengesellschaft die Mietverträge übernehmen und absichern will.

Ich werde alles mir mögliche tun, die Verantwortung Ihnen gegenüber, die ich übernommen habe, dahingehend zu tragen, daß Ihrer Firma kein Schaden durch diese Situation entsteht, bzw. Schadensbegrenzung anzustreben.

24. 2. 1995
Am Morgen werde ich im Kommandoton zum Doktor in die Immobilienfirma beordert. Und das mitten in der Sprechstunde, eine Patientin mit Migräneanfall ist bei mir. Ich verspreche, in zwei Stunden zu erscheinen.

Im Sesselhaus, eine Bezeichnung für das Verwaltungsgebäude aus DDR-Tagen, werde ich beschimpft, mich bereichern zu wollen und den Vertrag gebrochen zu haben. Die Baracken seien mit Null bewertet worden, und nun wolle ich aus ihnen Kapital schlagen. Ich würde böswillig hinter dem Rücken des Verkäufers handeln, und alle täuschen. Ich soll ein Protokoll unterschreiben, in dem ich das bestätige.

Zunächst bin ich irritiert. Doch dann platzt mir der Kragen. Was glaubt dieser Typ im Nadelstreifenanzug eigentlich, wie er mit mir reden darf? Auch meine früheren Ansprechpartner sind anwesend und schweigen betreten angesichts der Tonart, die dieser Herr Doktor angeschlagen hat. Ich muß mich endlich zur Wehr setzen.

Zunächst einmal stelle ich ihn mir nackt vor und muß lachen. Diese Methode hilft immer, jemandem die angsteinflößende Wirkung zu nehmen. Der Doktor ist verwirrt, weil ich so belustigt wirke. Nun versucht er es auf die sanfte Tour: »Diesen bösen Brief an den Aufsichtsrat hätte ich doch noch zurückbehalten, man kann den Damen und Herren doch so etwas nun wirklich nicht zumuten. Herr Deutsch, lieber Herr Deutsch, wir müssen doch diplomatisch sein. Ich bin bereit, diesen Brief zu vergessen, wenn auch Sie zu Zugeständnissen bereit sind.« Noch bevor er weiter erklären kann, stehe ich auf und werde laut, ich glaube, das erste Mal in meinem Leben: »Vier Jahre lang hat Ihre Firma alles getan, um meine Pläne zu verhindern. Was wollen Sie jetzt noch von mir? Ich bin nicht mehr Ihr lieber Herr Deutsch! Ich gehe in Zukunft Leuten wie Ihnen aus dem Weg. Leuten, die sittenwidrige Verträge abschließen. Leuten, die sich dank guter Verbindungen aus der Vergangenheit in ihren Sesseln halten konnten und an Fördermitteln und Mieten bereichern. Meine Dummheit macht, daß Sie mich auslachen können. Damit ist jetzt Schluß!«

Vor Empörung bebe ich am ganzen Leib. Ich möchte nur noch raus aus diesem Raum, weg von diesen Widerlingen, weg von dieser Welt.

27. 2. 1995
Entgegen aller Vernunft schreibe ich immer noch Briefe wie den, an den Doktor. Das mag an meiner Harmoniesucht liegen oder daran, daß mir das, was ich sagen wollte, erst im Fahrstuhl einfällt. Ich wehre mich gegen den Vorwurf der böswilligen Täuschung der Verkäufer. Dabei denke ich noch: Ist doch verrückt, daß ich es wieder bin, der sich entschuldigt und das Gespräch sucht. Mein gekränktes Ego produziert dann Sätze wie: *Ich habe mir nichts vorzuwerfen und erlaube es schon gar nicht, daß jemand wie Sie es in dieser bedrohenden Weise, wie am Freitag, tut. Meine Lebensuhr läuft langsam ab. Das erzähle ich Ihnen nicht, um Mitleid zu erwecken. Sie sollen aber verstehen, daß mich niemand mehr kränken kann. Es ist bedauerlich, daß ich nie die Gelegenheit bekommen werde, mein Projekt zu vollenden.*

28. 2. 1995
Da ich ja nun kein Eigentümer geworden bin, beantrage ich einen Mietvertrag für die fast fertig ausgebaute Wohnung. Sven und ich wollen schließlich nicht auf der Straße landen. Ich gehe mit meinem Antrag zur Immobilienfirma und spreche mit Fuchs. Der, mit dem ich früher oft zu tun hatte, empfängt mich wie immer freundlich. Mit

dem Doktor will ich nichts mehr zu tun haben. Kaffee und Zigarette nehme ich trotz Freundlichkeit auch von Fuchs nicht mehr an.

Ihm tue die ganze Entwicklung leid, sagt er und macht mir Hoffnung. Ich soll einen Antrag schreiben. Er will tun, was er kann.

1. 3. 1995
Ich schreibe den Antrag auf einen Mietvertrag. Ich bitte die Immobilienverwaltung, den Vertrag nicht an den Praxismietvertrag zeitlich zu koppeln, da für den Fall, daß ich meine Praxis aus gesundheitlichen Gründen aufgeben müßte, keine Sicherheit für mich bestehen würde.

7. 3. 1995
Die Arbeit in der Praxis geht auf vollen Touren weiter. Es gibt reichlich zu tun. Doch wenn ich ehrlich bin, kann ich mich kaum noch richtig darauf konzentrieren. Ich leide an immer schwereren Depressionen.

Ich paßte nicht in die alte Welt, und auch in die neue gehöre ich anscheinend nicht. Ich sehe keine Chance, diesem Teufelskreis zu entrinnen. Ich sehe nichts, was noch irgendeinen Sinn ergäbe und niemanden, der die Kraft aufbringen könnte, mich jemals wieder froh zu stimmen. Ich ziehe mich in mich zurück. Trauer füllt mich aus. Meinen Patienten und meinen Freunden teile ich nur noch das Notwendigste mit. In dem dicken Kabel, das mich mit der Außenwelt verbindet, reißt eine Faser nach der anderen. Ich habe nichts mehr zu sagen. Leben ist Bewegung und ständige Veränderung. Ich merke, daß ich nicht mehr dazu bereit bin.

Die Bestätigung meines positiven HIV-Testes nehme ich nur am Rande des Geschehens wie durch dicken Nebel wahr. Ich versuche, aufrecht zu gehen und sehe hinter mir vier Fußtapfen. Standhaft will ich sein und finde mich als vom Baum gefallenes Blatt im Laub. Schreien will ich, doch mehr als ein Flüstern schaffe ich nicht:

Der Himmel schreibt mir mit Wolkenkreide eine Botschaft auf seine blaue Tafel.
Gerade will ich sie entschlüsseln. Da kommt der Wind und löscht alles ab.
Die Nacht spinnt Mondlicht zu Silberfäden für einen Teppich aus Phantasie.
Gerade will ich ihn weben. Da kommt der Morgen und vertreibt meinen Traum.
Der Herbst zaubert mit bunten Blättern ein Gedicht auf die Wiese.
Gerade will ich es aufsagen. Da kommt der Winter und deckt Schnee über meine Verse.
Das Leben schafft mir Alternativen. Solange ich Raum und Zeit habe.
Gerade will ich wählen. Da kommt der Tod und legt mich fest.

8. 3. 1995
Ich will ordnen, was noch zu ordnen ist und führe ein Telefonat mit der Bank. Die hat noch immer keine Rückmeldung von der Notarin

über die Rückabwicklung des Vertrags. Ohne diese Papiere kann die Bank aber nicht die Kredite stoppen und die Zinsen und Bereitstellungsgebühren laufen voll weiter. Jeder Tag kostet mich fast 50 DM. Im Gespräch läßt der Banker durchblicken, man hätte ja auch ohne Lebensversicherung tilgen können. Es hätte da gewiß auch andere Möglichkeiten gegeben. Ich bin empört. Jetzt, wo ich HIV-Positiv getestet bin, gibt es auch andere Wege, die einen Test gar nicht erst erforderlich gemacht hätten. Vorher mußte es unbedingt und ausschließlich die Lebensversicherung sein. Vor lauter Wut erzähle ich ihm von meinem Bestätigungstest. Er läßt sich aus hilfloser Betroffenheit dazu hinreißen, mir Dinge anzubieten, die eigentlich seine Kompetenzen weit überschreiten. Er unterbreitet mir einen Vorschlag, wie ich auch ohne Lebensversicherung zu den Krediten kommen könnte. Ich unternehme einen letzten Versuch und muß bereits völlig von einer HIV-bedingten Hirnerweichung befallen sein, weil ich mich nochmals an die Immobilienverwaltung wende. Ich bin doch längst abgesoffen. Eine Wasserleiche im Fischereihafenbecken.

9. 3. 1995
Der Doktor teilt mir mit, daß wir nicht im Haus weiterwohnen dürfen. Er geht davon aus, daß ein anderer Käufer Eigenbedarf an diesen Räumen hat. Daher könne er einer Zweckentfremdung nicht zustimmen und dergleichen Unsinn mehr. Er bietet mir eine heruntergekommene Bude in einem ihrer Wohnheime im Neubaugebiet Schmarl an. Nun steht endgültig fest: Ich möchte nie mehr in meinem Leben eine Wohnung bewohnen, deren Vermieter solche Herren sind.

10. 3. 1995
Ein Freitag. Das 1. Quartal des neuen Jahres ist erst am 31. 3. zu Ende, doch schon jetzt haben über 700 Patienten die Praxis besucht. Ein neuer Rekord zeichnet sich ab. Bei diesem Zulauf können es 800 Scheine werden. Allen Unkenrufen zum Trotz, die mir an so einem schlechten Standort eine schlechtgehende Praxis vorhersagten.

Am Nachmittag muß ich zum Hausbesuch zu einem Patienten, dem die Frau weggelaufen ist, weil er alkoholkrank ist. Sein Chef will ihn aus der Firma rauswerfen, weil er während der Arbeit trinkt. Die Kündigung ist schon eingetroffen und liegt auf seinem Wohnzimmertisch. Nun will er nur noch sterben, er wisse nur noch nicht, wie. Aufnehmen will diesen suizidgefährdeten Mann niemand. Ich telefoniere mit vier Kliniken. Alle psychiatrischen Betten im Land sind belegt. Hier geht es nur noch mit Selbsthilfe weiter.

Zusammen mit einem hilfsbereiten Nachbarn gelingt es mir, ihn zu beruhigen und Maßnahmen dafür zu treffen, daß er in jedem Fall sofort die nötige Hilfe bekommt. Für notdürftige Betreuung ist so gesorgt. Er wird wenigstens nicht allein sein. Medikamente, die seine Situation verbessern, kann ich ihm kaum geben. Nur eine Spritze, die ihn ein wenig beruhigt und ihn die nächsten Stunden schlafen läßt. Die Probleme bewältigen muß er letzten Endes selbst.

Bis die Spritze ihre Wirkung entfaltet, versuche ich, ihm wenigstens mit ein paar Worten weiterzuhelfen. Doch was sagt man jemandem, der sich umbringen will? Und dazu noch, wenn man dasselbe vorhat?

Ich höre mich sprechen: vom Sinn des Lebens und dessen Höhen und Tiefen, durch die man muß. Trostworte, Schmeichelworte, er wäre doch noch so jung und sehe gut aus, die Frauen würden ihm doch sicherlich hinterherrennen. Und hoffe, er schaut nicht in einen Spiegel. So versoffen, wie er aussieht, wird ihn kaum eine anrühren wollen. Ich habe das Gefühl, ich rede nur Stuß. Statt ihm zu sagen: »Mach es doch. Ist vielleicht die beste Lösung. Vor allem für die anderen. Die haben dann ein Problem weniger. Und für dich sowieso.«

Ein Arzt soll sich um seine Patienten so kümmern, wie er möchte, daß man sich um ihn kümmern möge. Warum zum Teufel sage ich es ihm dann nicht? »Tu's doch! Viel Spaß und einen schönen Tod. Wir sehen uns auf Wolke sieben!« Vielleicht würde dieser Schock ihm helfen? Es ist grotesk, ich wage mich hier an diesem »Krankenbett« an die Quadratur des Kreises. Wie kann ich einen Vortrag über »Sinn des Lebens« halten und dabei gleichzeitig die zum eigenen Sterben notwendige tödliche Dosis berechnen? Genau das läuft nämlich gerade bei mir. Mein Unterbewußtsein sendet längst in seinen neuesten Nachrichten: Halt endlich dein Maul!

Die Schachtel mit den 80 Tabletten, einer bunten Mischung aus allen erdenklichen Arten von »Herzbremsen«, von denen laut Toxikologielehrbuch schon acht bis zehn Stück innerhalb von acht bis zehn Stunden zum Tode führen können, liegt seit einer Woche bereit. Leider bin ich bisher nicht einen Moment in den Genuß des Alleinseins gekommen. Ständig ist jemand um mich herum, der mich am Ausprobieren hindert. Ich brauche wenigstens mal einen halben Tag für mich, um mich in Ruhe verabschieden zu können. Die Wirkdauer der Mittel verlangt es nun mal so.

Zum Einschlafen und Durchschlafen bis zum entscheidenden Moment habe ich drei Flaschen Diazepam bereitgestellt. Davon könnte man eine ganze Fußballmanschaft zum Schlafen bringen. Also wird es wohl auch für mich genügen, jemanden, der nie Fußball spielen mochte und konnte.

Statt längst zu träumen, rede ich hier am Bett meines Patienten noch immer vom sinnvollen Leben, vom schönen Leben, vom einmaligen Leben. Was maße ich mir da an? Aus einem leeren Brunnen, der mir ständig nur schmutziges Wasser bescherte, will ich nun mit einem Male Sekt schöpfen?

Doch das Unmögliche scheint möglich. Er betrinkt sich am leeren Krug meiner Worte und entläßt mich besänftigt nach Hause. Dort dusche ich und lege frische Wäsche für den letzten Tag meines Lebens zurecht. Ich bin ganz ruhig und zufrieden mit mir. Ich schlafe wunderbar in dieser allerletzten Nacht.

11. 3. 1995
Am Vormittag fahre ich zum Strand. An das Meer, das mein Leben war. Aus ihm bin ich gekommen. Zu ihm will ich auch auf meinem Weg zurück. Dieser kalte Märztag zeigt einen strahlendblauen Himmel. Sonne liegt gleißend auf dem Wasser.

Ich bin nicht aufgeregt. Ich bin nicht weinerlich. Es tut mir nichts leid. Nicht das, was war, und nichts von dem, was noch alles hätte sein können. Keine Vorwürfe an niemanden, kein Selbstmitleid.

Ich bin in fröhlicher Stimmung. Mann, was hatte ich für Glück, so viele schöne Dinge durfte ich erleben: Zärtlichkeit und Gier, Freude und Leid. Einsamkeit und Zusammensein. Satt sein und Hungern. Jetzt geht es mir wie Sven, wenn ich ihm was ganz besonders Leckeres zu essen gemacht habe. Ich klatsche in die Hände und bekomme vor Freude rote Ohren. Ich bestimme es selbst. Ohne häßliche Hautkrebsflecke. Ohne von Krankheit entstellt und verändert zu sein.

Es wird nicht wehtun, es wird wunderschön sein. Im richtigen Augenblick genug sagen und auch meinen zu können, ist das nicht toll? Statt dieser überall verbreiteten Unsitte, ständig mehr und immer mehr haben zu wollen?

»Im richtigen Moment aufhören zu können, das ist die wahre Kunst.« hat Großmutter Hanna immer gesagt, wenn ihr die Schlagerparade anfing, auf den Geist zu gehen.

Die Medikamente habe ich bei mir. Im Unterholz eines Wäldchens finde ich eine Art Hütte, die Kinder gebaut haben müssen. Sie ist so klein, daß ich gerade hineinpasse. Ich habe nichts zu trinken da. Ich kann unmöglich so viele Pillen trocken hinunterwürgen. Ich versuche es, aber es gelingt mir nicht.

Also fahre ich in die Praxis zurück. Sven muß arbeiten, hat langen Samstag im Supermarkt. Da kommt er nicht vor dem Abend heim. Außer mir ist sonst niemand auf dem Klinikberg. Erst am späten Abend soll oben eine Geburtstagsfeier bei den Versicherungsleuten stattfinden. Ach ja. Ich hatte doch noch versprochen, ein paar Stapelstühle dafür bereitzustellen. Das erledige ich noch. Dann schlucke ich all die Pillen. Spüle sie mit etwas Wasser hinunter. Beim Hinsetzen fällt mein Blick auf den Schreibtisch.

Da ist noch ein Brief gekommen. Eigentlich bin ich gar nicht mehr neugierig. Mehr aus alter Gewohnheit, immer alles gleich zu erledigen, öffne ich das Kuvert und entfalte das Blatt. Ein Brief der Deutschen Bank. Das sollen die letzten Zeilen sein, die ich zu lesen bekomme:

Wie Sie uns mitteilen, wird der oben genannte Kaufvertrag nicht abgewikkelt, so daß die bereits vertraglich gebundenen Darlehen nicht zur Auszahlung gelangen. Auftragsgemäß teilen wir Ihnen im folgenden die mit der Nichtabnahme der Darlehen bzw. mit der Herauslage der Zahlungsbürgschaft in Höhe von DM 600 000 verbundenen Kosten mit:

1. *Kosten der Zahlungsbürgschaft gegenüber der Treuhandanstalt:*
   DM 2 433,33
2. *Kosten über Nichtabnahme Darlehen über 220 000:*
   DM 3 338,00
3. *Kosten über Nichtabnahme Darlehen über DM 400 000:*
   DM 8 000,00.

Ich staune ein letztes Mal. Soviel also kostet nicht in Anspruch genommenes Geld? Zum Glück bin ich fast schon tot. Ich lege mich auf mein Sofa im Sprechzimmer und schlafe sofort ein. Über die mit purem Gold gepflasterte Straße der untergehenden Sonne wandere ich wie über die Wellen der Ostsee ans andere Ufer. Dort wartet schon Großmutter Hanna, um mich an ihre große weiche Brust zu drücken. Es sind nur noch ein paar Schritte bis zu ihr.

3. TEIL – THERAPIE, VERLAUF, ENTLASSUNGSMEDIKATION, PROGNOSE

Wie ich auszog, das Gruseln zu verlernen.

Hanna empfängt mich mit lautem Lachen, als würde sie sich über mich lustig machen: »Toll, wie du das Schneewittchen gespielt hast, Epi«, ruft sie mir entgegen. »Wieso das Schneewittchen?« frage ich verwundert darüber, daß meine Großmutter zu Scherzen aufgelegt ist. Immerhin bin ich soeben gestorben. Und wie sie aussieht: ewig dieselbe bunte Kittelschürze mit knalligem Blumenmuster. Wo ist das schlichte graue Kostüm, das sie immer zu Feiertagen trägt? Immerhin sind wir hier quasi auf einer Beerdigung, oder? »Ja, erinnerst du dich denn nicht mehr?« fragt Hanna erstaunt, »wie du mir in der Wohnstube das Märchen vom Schneewittchen vorgespielt hast? Bei euch zu Hause hattet ihr diese Musiktruhe, mit Radio und Schallplattenspieler drin. Wenn du artig warst, durftest du nach dem Mittagsschlaf immer eine Märchenplatte anhören. Für meine Begriffe warst du ja viel zu artig, so oft wie bei dir Märchenstunde war. Schließlich kanntest du bald alle Platten auswendig. Du warst ein klasse Schauspieler. Habe ich mich amüsiert, besonders über dein Schneewittchen. Weiß nicht, was du an diesem Frauenzimmer für einen Narren gefressen hattest. Wahrscheinlich hast du sie beneidet, weil sie immer von Männern umgeben war. Und weiß wie Schnee, rot wie Blut und schwarz wie das »Edelholz« am Fensterrahmen, das entsprach genau dem, wie du sein wolltest. Schön, heißblütig und edelmütig. Dabei hast du gar nicht mitgekriegt, was dieses Schneewittchen in Wahrheit für eine hysterische dumme Kuh ist. Zu einfältig, ihre ständig in anderen Verkleidungen auftauchende Stiefmutter zu erkennen, die ihr beim Hausieren alles andrehen kann und kaum, daß man Schneewittchen mal nicht die Schokoladenseite vom kandierten Apfel reicht und sie die mit Gift getränkte Hälfte essen muß, wie wir es alle im Leben hin und wieder müssen, kreischt sie wie am Spieß: ›Hilfe, ich bin vergiftet!‹ und weiß nichts Besseres, als auf der Stelle tot umzufallen. Hast du immer wieder gespielt. Damals genauso eindrucksvoll wie heute. Komm, wir wollen gehen, ich habe warmen Mohnkuchen im Ofen und dein Großvater Herbert wartet schon mit dem Kaffee auf uns!«

Hanna drückt mich an ihre weiche Brust und streicht mir übers

Haar. Sie riecht ein wenig nach dem Haus, in dem sie früher gewohnt hat. Bohnerwachs, Kohlenkeller und Wäschestärke. »Ja, dein Großvater, der weiß schon Bescheid.« Dann rückt sie etwas von mir ab und mustert mich: »Du bist ihm wie aus dem Gesicht geschnitten. Aber ihr gleicht euch nur äußerlich. Er würde nie vor etwas davonlaufen. Ob im Krieg oder in den schweren Jahren danach. Du wolltest immer sein wie er. Ein Bergmann, der sich durch die Kohle buddelt, bis er am Ende des Stollens wieder das Tageslicht erblickt. Wenn du das wirklich willst, dann mußt du jetzt umkehren.« Sie dreht mich an den Schultern um, versetzt mir einen sanften Schubs. Und ich wache in einem weißen Bett auf der Intensivstation auf.

14. 3. 1995
Drei Tage habe ich mich mit Großmutter unterhalten. Die Rückkehr ins Leben verwirrt mich. Meine zweite Geburt bereitet mir kaum Schmerzen. Ich leide auf eine andere Art als meine Mutter, die die Nacht über an meinem Bett saß. Wieder komme ich in einer Klinik auf die Welt. Diesmal kann ich schon sprechen, lesen und schreiben und viele Dinge tun, die man sonst mühsam ein halbes Leben lang erlernen muß. Laufen allerdings bereitet mir zunächst Mühe, aber ich lerne es innerhalb von zwei Tagen erneut.

Geweckt werde ich von einem nassen Waschlappen, der mir ins Gesicht klatscht. Durch dicken Nebel erkenne ich eine Krankenschwester, die mich wäscht. »Na, nun wird es aber auch Zeit, daß Sie wieder wach werden«, sagt sie. »Drei Tage schlafen, wo gibt es denn so was!« Dann klatscht der Waschlappen auf meinen Bauch. »Das erfrischt, was?« fragt die Schwester lachend. »Sie sollen ja auch munter werden«, meint sie noch und dann taucht sie wieder im Nebel unter.

Später erscheinen mir einige Gesichter wie durch Milchglas über meinem Bett. »Alles halb so wild, wird schon wieder ...« sagt ein Oberarzt bei der Visite. Dann verschwinden die fremden Gesichter, und die mir schon bekannte Schwester erklärt mir: »Wir haben sie reanimieren müssen. Die Dosis der Kreislaufmittel war so hoch, daß es zum Herz-Kreislaufstillstand kam. Sie wurden über Tubus beatmet. Wundern Sie sich nicht, daß es im Hals noch weh tut. Ihr Urin fließt über einen Katheter ab und wird im Beutel aufgefangen. Auf Toilette, zum Pinkeln, müssen Sie daher vorerst nicht. Wenn Sie den Schieber brauchen, rufen Sie mich. Und halten Sie die Arme etwas ruhig. Auf beiden Seiten sind venöse Zugänge gelegt, damit sie genügend Flüssigkeit bekommen. Sie haben sich mit aller Macht dagegen gewehrt und sich andauernd sämtliche Schläuche herausgerissen. Dabei haben sie ständig von Mohnkuchen und Dummwerden geschrien. Kein Wunder, daß Ihre Arme ganz zerstochen und nun blau sind.« Mit einem weichen Handtuch wischt sie mir den Schweiß von der Stirn. Ich sinke zurück in die Kissen und schlafe wieder ein.

Beim nächsten Wachwerden werde ich wieder gewaschen. Vater sagt: »Du mußt keine Angst haben. Laß dir Zeit. Werde in aller Ruhe gesund. Ich kümmere mich derweil um alles.« Aber dafür benötigt er eine Vollmacht von mir. Für Behörden, die Bank, die Immobiliengesellschaft und den Rechtsanwalt. Ich unterschreibe das Papier, das er mir hinhält. Dann fallen mir erneut die Augen zu.

Beim nächsten Öffnen der Lider sitzt ein mir bekannter Kollege an meinem Bett. Er ist Psychiater in der Nervenklinik. Wir kennen uns von der Balintgruppe, die wir gemeinsam besucht haben. Dort wurden schwierige Arzt-Patienten-Verhältnisse in der Gruppe besprochen. Nun hat man ihn zum Konsilium auf die Intensivstation gerufen. Er hält meine Hand und scheint mit seinen Gedanken weit weg zu sein. »Was soll ich dir sagen?« fragt er traurig. »Ich habe hier doch auch schon gelegen.« Die Kraft, die von seinem Händedruck auf mich übergeht, sagt genug. Er sitzt lange an meinem Bett. Dann steht er auf und sucht etwas in seiner Brieftasche. »Ruf mich an, wenn du mich brauchst«, sagt er. »Ich lege dir meine Karte mit der Telefonnummer ins Seitenfach deiner Tasche. Sie werden dich jetzt in die Nervenklinik nach Schwerin bringen, damit du dich dort erholen kannst. Nutze die Zeit, paß gut auf dich auf und komm bald wieder zurück«, verabschiedet er sich.

Dann erscheint die Schwester und entfernt alle Schläuche, die in mich hinein- oder aus mir herausführen. Meine Nerven müssen von den Tabletten blockiert sein. Ich empfinde keine körperlichen Schmerzen. Doch dann fällt mir plötzlich wieder das Virus ein. »Warum habt ihr mich nicht in Frieden ziehen lassen?« schreie ich in den Saal. Die Leute in den Betten schweigen in ihrem stillen Kampf ums Überleben. Niemand antwortet, überall stehen Apparate, die ticken und tacken, zischen und rauschen. Meine Frage scheint niemand zu hören und erst recht niemanden zu interessieren. Zwei Sanitäter kommen herein und wollen mich zum Auto bringen. Sie setzen mich in einen Rollstuhl und schieben mich über lange, nach Desinfektionsmittel stinkende Flure nach draußen. Im Krankentransportwagen schlafe ich sofort wieder ein.

Die nächste kurze Wachphase folgt beim Aussteigen. Vor der Tür von Station 15 der Nervenklinik, wie ich auf einem Schild lesen kann.

Im Unterbewußtsein bekomme ich mit, daß ich an einer Mahlzeit teilnehme. Dann schlurfe ich in Badelatschen über den Flur und melde mich auf Anweisung eines Assistenzarztes bei einem Sanitäter, der mir Blut abzunehmen hat. An der Pinnwand des Spritzenzimmers hängt ein Zettel. »Alle Blutentnahmen sind ab sofort nur noch mit Handschuhen vorzunehmen!« steht dort in großen roten Buchstaben geschrieben. Daß die Anweisung etwas mit mir zu tun haben könnte, kommt mir gar nicht in den Sinn. Kaum bin ich wieder in meinem Bett, falle ich erneut in tiefen Schlaf. Der Sanitäter ruft: »Wundere dich nicht, wenn du aufwachst. Hier geht es etwas merkwürdig zu.« Ich habe gar keine Kraft, mich zu wundern.

Keiner stört mich. Ich verschlafe einen ganzen Tag, eine ganze Nacht und auch noch den nächsten halben Tag. Dann werde ich munter. Diesmal fühle ich mich schon wesentlich ausgeschlafener. Ich checke alle meine Teile auf Funktionsfähigkeit. Zunächst stelle ich keinen Ausfall fest. Ich sehe, höre, rieche, schmecke und fühle ganz normal. Dann muß ich zur Toilette, um Wasser zu lassen. Das klappt alles andere als normal. Es brennt und schmerzt fürchterlich, am liebsten würde ich mir die Sache verkneifen. »Da ist was kaputtgegangen«, registriert meine Schaltzentrale. »Captain der Enterprise an Maschinendeck! Schadensmeldung!« höre ich es in mir rufen. »Große Hämatome an beiden Unterarmen im Bereich der Ellenbeugenvenen. Hochgradige Harnröhrenentzündung nach Blasenkatheter, geringfügige Reizung der Luftröhre nach Intubation und Beatmung«, antwortet die Maschine.

»Erhöhte Leberwerte nach Vergiftung mit Medikamenten, bereits im Abklingen. Bleibende Organschäden sind nicht zu erwarten. Schwere Depression, Zustand nach Selbstbeschädigung mit allerdings sehr unklarer Prognose«, ergänzt der Arzt bei der Visite. Dann erst fragt er: »Wie geht es Ihnen?« Er beobachtet mich aufmerksam durch dicke Brillengläser. Ich antworte ihm nicht. Wen interessiert schon, wie es mir geht? Ich darf aufstehen und zum Essen gehen. Auf dem Weg zum Speiseraum kommen mir merkwürdige Wesen entgegen. Rosarote und himmelblaue Frotteegestalten, die alle von derselben Krankheit gezeichnet sind: aufgedunsene Gesichter, rotblau verfärbte Wangen und Nasen, unsicherer Gang und zitternde Hände. Die Besatzung eines intergalaktischen Raumschiffes, die vor einer Katastrophe gerettet wurde? Ach ja, ich sollte mich ja nicht wundern. Langsam wird mir klar, wie das der Sanitäter gemeint hat. Ich befinde mich hier unter Alkoholikern. Ich bin auf der Station für akut delirante und vergiftete Trinker gelandet. Na dann mal Prost, denke ich.

Die Schwester lacht, als ich vorsichtig frage, ob ich hier richtig bin: »Herr Deutsch«, besänftigt sie mich. »Wir hatten leider noch kein Bett in der Psychiatrie für Sie frei. Aber schon in zwei Stunden werden sie vom Doktor abgeholt und rüber auf die Station 6 gebracht. Irgendwo mußten Sie ja wieder zu sich kommen, und da haben wir uns eben so beholfen.« Bald darauf holt mich ein junger Arzt in Jeans und Pulli ab und bringt mich von den Alkoholikern weg auf die offene psychiatrische Station.

In einem Zimmer mit sieben Betten wird mir ein Platz gleich in der Ecke hinter der Tür zugewiesen. Sofort fühle ich mich in die Zeit meines Praktikums an der Pécser Nervenklinik zurückversetzt. Ich erinnere mich an den kopfstehenden Sportlehrer György und unsere Erlebnisse in dem großen Schlafsaal der geschlossenen Abteilung. Manische, depressive und schizophrene Leute umgeben mich auch hier. Diesmal bin ich allerdings kein Praktikant, sondern einer von ihnen.

Ein rothaariger Typ, nicht sehr groß, muskelbepackt und mit bitterbös wütendem Gesicht betritt das Zimmer, als ich gerade meine Sachen aus der Tasche räume und auf dem Bett verteile. Er begrüßt mich wie ein Entlassungskandidat den Neuankömmling beim Grundwehrdienst: »He Alter! Ich bin Ron. Und daß das mal klar ist: Ron ist hier der Zimmerälteste. Was Ron sagt, wird gemacht. Klar, Alter?« Sicherheitshalber fragt er noch einmal nach: »Ob das klar ist, Alter, frage ich!« Sein Gesicht sieht wie das eines kleinen verbockten, sehr zornigen Jungen aus. Hat ihm jemand sein liebstes Spielzeug weggenommen? Vermutlich erwartet er nun ein ängstliches Einlenken von mir. Ich jedoch muß laut und schallend lachen. Das bringt ihn kurz aus der Fassung. Er schaut mich an, als habe er sich verhört. »Was bist denn du für'n Blödmann, Alter?« fragt er, und nun muß auch er grinsen. »Und weswegen bist du hier gelandet?« Ich will eigentlich nur meine Ruhe haben. »Ich bin hier, weil ich an Aids krepieren soll und damit nicht umgehen kann. Oder auch, weil ich die Stasi zwar überlebt, aber mich von der Treuhand kaputtspielen lassen habe. Oder alles beides«, sage ich wie beiläufig und doch viel zu theatralisch, so daß es auf der Bühne schon wieder sehr nach Schneewittchen und Schauspielerei aussehen muß. Doch meine Bemerkung wirkt auf ihn ganz anders, als ich es beabsichtigt habe. Statt von mir abzulassen, legt er sich auf mein Bett, zieht mich zu sich heran und nimmt mich in seine Arme. Das bringt nun mich völlig aus dem Konzept. Ich könnte ihm ja schließlich irgendwelchen Scheiß erzählen. So, wie die meisten hier laufende Meter Unfug von sich geben. Wieso nimmt er mich sofort ernst? Dieser Kerl, dessen kleine Freundin draußen vor der Tür sitzt und auf ihren Liebsten und den gemeinsamen Nachmittagsspaziergang wartet, verwirrt mich. Die Welt steht Kopf, der Arzt wird vom Patienten in die Arme genommen! Ich habe noch nicht einmal den geringsten Überblick, was in den drei Tagen, die in meinem Film fehlen, eigentlich geschehen ist und dann das.

Ich lasse mich fallen und von ihm auffangen. Das ist es doch, was dir gefehlt hat, denke ich. Dein großer Bruder. Endlich kann ich mich ausweinen. Endlich bin ich nicht mehr zynisch. Ich fühle Wärme, die sich in meiner Seele ausbreitet. Und auf einmal glaube ich, ihn wieder vor mir stehen zu sehen. Den lustigen, fröhlichen, unbekümmerten Jungen von einst.

Der Schwester fällt fast das Tablett mit den Pillen aus der Hand, als sie zur Tür hereinkommt. Ron, der Weiberaufreißer und Frauenheld Arm in Arm mit diesem schwulen Doktor! »Ja sind denn hier alle komplett verrückt?« ruft sie und ringt nach Luft. »Na klar, Schwester«, gibt Ron zurück, »sonst wären wir ja nicht in der Klapper«, und streichelt mich dabei weiter. Schließlich zieht er sich vorsichtig von mir zurück. »Sonst denkt diese ewig zeternde Haartönung wirklich noch, ich steh auf Jungs«, sagt er. Und beim Hinausgehen grinsend: »Wäre zur Abwechslung vielleicht auch mal spannend.«

15. 3. 1995
Die Leute in der Klinik sind fast alle sehr nett zu mir, ich habe keinen Grund zur Klage. Besonders Ron und seine Freundin Ines kümmern sich rührend um mich. Ines ist »Grufti« und möchte am liebsten sterben. Aber ihr fehlt der Mut für den letzten Schritt. Die demonstrativ verbundenen Handgelenke zeigen unter dem Verband typische Schnittwunden, die quer zum Handgelenk verlaufen und oberflächlich gesetzt sind. Sie sind ein Hilferuf. Wer sich wirklich die Pulsadern öffnen will, schneidet längs und tief.

Ines schenkt mir gelbe Rosen. Ganz nebenbei habe ich ihr mal erzählt, daß ich gelbe Rosen über alles liebe. Ines ist ein sehr sensibles Mädchen. Gerade das Nebenbeigesagte nimmt sie wahr und leidet oft stundenlang darunter. Sie ist zierlich und blaß wie die kleine Porzellanfigur, die sie mir zum Geschenk macht. Ein kleiner Clown, der mich zum Lachen bringen soll. Sie hätte ihn mindestens genauso nötig wie ich.

Und dann ist da auch Caro, die Arzthelferin aus einer Hausarztpraxis vom platten Land: Mitte Vierzig, eine leise Frau. Ihre Stille ist wie ein Kissen für meine Psyche. Caro war von ihrer Arbeit in einer großen Landarztpraxis völlig überlastet und ausgebrannt. Von derselben Dummheit befallen wie ich, hat sie immer weiter gerackert, statt auch mal an sich selbst zu denken und etwas gegen den drohenden Untergang ihrer Kraft zu unternehmen. Eines Tages, ohne einen für ihre Angehörigen und Kollegen ersichtlichen Grund, griff sie zu den mir bestens bekannten Tabletten. Wenige Minuten bevor es zu spät war, fand sie ihr Mann im Wald auf einer Bank.

So wie mich meine Schwestern, Anne und Ulla, fanden. Sie waren auch zu der Jubiläumsfeier von Christas Versicherungsfirma im Haus eingeladen. War es Zufall, daß sie die Praxis betraten oder hatte Großmutter Hanna sie geschickt? Anne wollte etwas aus ihrem Schrank in der Rezeption holen, als sie das Telefon in meinem Behandlungszimmer klingeln hörte. Sie ging an den Apparat und fand dabei mich. Der Anrufer hatte bereits aufgelegt. Nichts sonst deutete auf meine Anwesenheit in der Praxis hin. Zuerst dachten Anne und Ulla, ich schlafe nur ein wenig, um für die Feier fit zu sein. Da wäre es höchste Zeit aufzustehen. Doch trotz allen Rufens und Schüttelns bekamen sie mich nicht wach. Anne rief sofort den Notarzt. Die Sanitäter vom Rettungswagen kramten alle Mülleimer durch. Doch sie fanden weder Abschiedsbrief noch leere Medikamentenpackungen. Die gab es auch gar nicht zu finden. Die Pillenschachteln hatte ich schon Tage vorher im Müllcontainer entsorgt. Und zu sagen gab es nichts mehr.

Natürlich erfahre ich diese ganze Geschichte erst sehr viel später von meiner kleinen Schwester, als sie nach Wochen endlich darüber reden kann.

Ron ist ehemaliger Unteroffizier und leidet am Wendesyndrom. Ihm fehlt seine Armee. Er vermißt klare Befehle, ein Ziel, auf das er schießen kann, sein hartes Training als Fallschirmspringer, seine Feindbilder und somit den Sinn seines Lebens. Das hat ihm zum Trinker gemacht. Er ist beinahe völlig abgesoffen. Seine einzige Hoffnung ist die ihm bevorstehende Entwöhnungstherapie in einer Klinik für Alkoholkranke, meint der Stationsarzt. Doch noch sperrt sich Ron, weist seine Diagnose weit von sich und läuft bockig durch die Welt. Doch wen er mag, um den sorgt er sich und gibt ihm von der Kraft, die er längst nicht mehr hat. »Was soll der Blödsinn, sich wegen so ein paar Viren gleich vor den fahrenden Zug zu werfen?« fragt er mich beim Joggen um den halben Schweriner See. »Sei doch nicht blöd, Epi!« keucht er. »Und was soll der Blödsinn, sich jeden Tag vollaufen zu lassen?« keuche ich zurück. »Arschloch!« ist Rons kurze Antwort.

Ines und Ron, Caro und Epi, ein echt starkes Team, wir vier. »Viererbande vom Sachsenberg könnte man uns nennen«, meint Ron manchmal. Unsere Lieblingsecke ist der Raucherplatz im Keller. Hier paffen wir Lunte um Lunte und starren in die Rauchkringel. Jeder von uns sucht in ihnen etwas anderes. Es hilft ein ganzes Stück weiter, nicht allein in den Rauch schauen zu müssen. In dieser kleinen Runde fühle ich mich sicher und gut aufgehoben. Und wenn ich an der Wand in Handstand gehe, kommt Ron und tut es mir gleich. Er ist viel stärker als ich und gewinnt jedesmal, wenn wir

Wettstehen machen. Jemanden besiegen zu können, freut den alten Kämpfer. Es stärkt sein angeknackstes Selbstwertgefühl. Von Pécs und György kann er schließlich nichts ahnen.

16. 3. 1995
Beinahe verschlafen wir das Frühstück. Die Schwestern rufen schon über den Gang und klappern mit den Tellern. »Aufstehen!« Ron zerrt mich aus dem Bett. »Los, Alter! Duschen! Das Bad ist gerade frei. Sonst kriegen wir nichts mehr vom Futter ab. Komm endlich hoch!« Er wirft sich seinen weißen Frotteebademantel über, und wir gehen gemeinsam in das kleine Stationsbadezimmer. Er stellt sich in die Badewanne und braust sich ab, mir überläßt er die Dusche in der anderen Ecke des Raumes.

Als ich sehe, wie er das Wasser über seinen muskulösen Körper rinnen läßt, denke ich, welch ein erfreulicher Anblick zu Beginn eines neuen Tages! Ich versuche mich abzulenken. Es nützt nichts. Ich kann die Erregung nicht unterdrücken. Ron sieht es und wird nicht mal verlegen. »Nicht schlecht, Alter!« meint er beeindruckt. »Das scheint ja wieder bestens zu funktionieren. Wäre schon mal die eine oder andere Sünde wert. Ich muß das mal mit Ines besprechen, vielleicht hat sie ja nichts dagegen.« Unser Lachen entspannt die Situation, die mir peinlich ist. Meine Morgenlatte erschlafft endlich.

Ich fühle mich wohl in meiner Klinik. Von den Dingen, die außerhalb der Klinikmauern geschehen, bekomme ich nichts mit. Gut so, sonst wären Fröhlichkeit und wiedererstehende Lust im Fleische vermutlich schnell dahin. Ich kann den ganzen Tag lang schwimmen gehen oder in der Beschäftigungstherapie sitzen. Gedichte schreiben, Aquarelle malen oder Collagen gestalten. Letzteres tue ich mit wachsender Begeisterung. Die Ergotherapeutin sitzt dabei oft fassungslos neben mir. »Mein Gott, Herr Deutsch, was geht nur in ihrem Schädel vor sich?« fragt sie mich kopfschüttelnd, wenn sie meine Bilder betrachtet oder die Verse liest, die ich mir notiere. »Abgründe über Abgründe. Sodom und Gonorrhöe!« imitiere ich ihre Besorgnis. Ihrem Gesicht nach zu urteilen, scheint sie zu überlegen, ob ich nicht in eine geschlossene Station verlegt werden sollte. Ich mache ihr Angst. Wenn sie mit mir spricht, muß sie sich zwingen, mir in die Augen zu schauen. Direkten Blickkontakt hält sie nur selten aus.

Auch andere in der Klinik haben Angst vor mir. Bei einer weiteren Blutabnahme entdecke ich im Spritzenzimmer unserer Psychiatriestation einen Zettel mit großen fetten Buchstaben wie bei den Alkoholikern: »Blutentnahme nur noch mit Handschuhen!« Diesmal begreife ich, wer der Grund dieser Anweisung ist. »Bitte seien Sie bei mir besonders vorsichtig«, sage ich zur Schwester. »Ich möchte nicht, daß Sie mich mit der Dummheit der Klinikleitung infizieren.« Ich zeige mit der rechten Hand auf den Zettel, während ich den linken Arm stillhalten muß. Ruth, eine erfahrene Krankenschwester und Mutter von vier Söhnen, ist die Sache peinlich. Sie läßt sich nicht ablenken und trifft sicher meine Vene. In aller Ruhe füllt sie ihre Blutröhrchen. »Ich habe mich darüber auch schon aufgeregt, Herr Deutsch«, sagt sie. »Mir ist klar, daß ich die Regeln der Krankenhaushygiene bei jedem einhalten muß. Schließlich weiß ich von anderen Patienten auch nicht, welche Viren sie mitbringen. Aber Sie sind der erste Positive in unserer Klinik, und die Leute müssen sich erst daran gewöhnen, daß HIV auch vor dem Sachsenberg nicht mehr Halt macht.« Ich klettere von der Liege hinunter. Sie klebt mir ein kleines Pflaster auf die Einstichstelle am Unterarm. »Drücken Sie noch ein bißchen drauf, damit sich das Blutgefäß schneller schließen kann«, sagt die Schwester. »Aber wem erzähle ich das eigentlich?« lacht sie und entläßt mich. Auf meinem Weg zum Kiosk, von wo ich Zigaretten holen will, atme ich tief die kalte Märzluft ein. Die Sonne scheint, es riecht schon ein bißchen nach Frühling.

Nachts liege ich wach. Ich kann nicht schlafen. Die Gedanken sind wieder mal im Grübellaufrad. Ihre Lieblingsbeschäftigung. Ich stehe auf und gehe in den Keller. Dort ist niemand, also rauche ich meine Zigarette allein. Dann gehe ich in den Aufenthaltsraum und stöbere im Regal nach einem Buch, das mich interessieren könnte. Ich finde keins, dafür aber eine Schallplatte mit Schlagern von Zsuzsa Koncz, die ich in Ungarn so gerne gehört habe. Als ich die Platte auf den Teller des Gerätes lege und die Musik zu spielen beginnt, erinnere ich mich jeder Zeile dieses Liedes, sehe die Dächer von Pécs vor mir und höre die Glocken des Doms. In der Dunkelheit des Zimmers, am offenen Fenster auf die Sterne blickend, singe ich mit:

> *Die Sterne werde ich niemals erreichen.*
> *Ich bin kein Zauberer.*
> *Auch wenn du mich noch so bittest.*
> *In deinem ausgekühlten Herzen*
> *kann ich kein Feuer mehr entfachen.*
> *Wenn du auf halbem Wege*
> *müde geworden bist und umkehren willst,*
> *mach mich nicht dafür verantwortlich.*
> *Mag sein, du hast dir mal mehr von mir versprochen.*
> *Doch Freiheit ist kein Stipendium,*

das einem zugeteilt wird.
Wenn nicht all deine Wünsche in Erfüllung gingen,
beschuldige mich nicht deswegen.
Statt große Arien singen zu wollen,
begnüge dich mal mit einem kleinen Liedchen.
Wenn du dich durch mich betrogen fühlst,
such dir einen anderen,
auf den du wütend sein kannst.
Und beschwer dich nicht,
wenn du am Ende gar niemanden findest,
der dich ertragen will ...

Die Platte ist abgelaufen, und als ich zur Seite blicke, sehe ich Schwester Ruth im Türrahmen stehen. Sie hat Nachtdienst. »Kommen Sie, Doktor, ich koche uns einen Tee«, sagt sie. »Wenn Sie möchten, würde ich mich freuen, wenn Sie noch ein wenig mit mir hinten im Schwesternzimmer reden würden.« Ich räume die Platte weg, stelle das Gerät ab und rücke Tisch und Stühle an ihren Platz. Dann lösche ich das Licht. Auf der Station ist alles still. Die Patienten schlafen längst, registriere ich auf dem Weg zum Schwesternzimmer am anderen Ende des Ganges. Dort gießt Ruth roten Früchtetee in die Gläser. »Sie haben schön gesungen, Herr Deutsch. Wunderschön. Aber versuchen Sie nicht, auf Krampf unglücklich zu sein. Gehen Sie dabei wissenschaftlich vor.« Sie reicht mir ein kleines Taschenbuch über den Tisch. »Anleitung zum Unglücklichsein« lese ich. Erst jetzt bemerke ich die Ironie in ihren Worten. Sie ist so sanft, daß sie nicht zynisch wird. Ruth erzählt, daß auch sie hin und wieder an Depressionen leidet. »Kein Wunder, wenn Sie ständig Leute wie mich ertragen müssen«, ist mein Kommentar. »Dieses kleine Buch hat mich ein gutes Stück davon weggebracht«, meint sie und nippt an ihrem Tee.

18. 3. 1995
Meine Eltern besuchen mich in der Nervenklinik. Ich hole sie am Eingang vom Hotel »Zur lockeren Schraube«, wie Caro die Klinik nennt, ab. Vater hat eine Menge Akten unterm Arm. Es gibt viel zu erledigen, was während der letzten Tage ungeklärt liegenblieb. Aber genau davor wollte ich mich ja aus dem Staub machen. Vater erzählt mir, was zu Hause so geschehen ist. Er hat Urlaub eingereicht, um in Rostock die anstehenden Probleme lösen zu können. Zunächst reden wir darüber, als ob nichts geschehen wäre. Vater zeigt mir einen Brief von der Treuhand. Darin heißt es: *Der notariell beurkundete Grundstückskaufvertrag ist bis zum heutigen Tage nicht wirksam geworden. Eine Genehmigung seitens der Treuhandanstalt Berlin, diese wiederum ver-*

treten durch die Liegenschaftsgesellschaft Rostock, liegt nicht vor. Mit Schreiben der Notarin erhielt die TLG eine Kopie des Schreibens des Herrn Deutsch, in dem er erklärt, den Vertrag gekündigt zu haben.

Dann hat er noch ein Schreiben der Fischwirtschaft in Abwicklung parat. Ich muß mich sehr zwingen, auch das noch zu lesen, alles in mir sträubt sich dagegen:

In Kenntnis der durch Ihren Sohn erteilten Vollmacht und unter Berücksichtigung der durch ihn an den Aufsichtsrat unserer Gesellschaft gerichteten Schreiben wurden wir beauftragt, Sie wie nachfolgend über den Stand der Wirksamkeit des o. g. Vertrages zu unterrichten. Grundstücksverkäufe bedürfen entsprechend dem Statut unserer Gesellschaft zu ihrer Wirksamkeit der Genehmigung durch den Aufsichtsrat. Der Aufsichtsrat hat in seiner Sitzung den vorliegenden Vertrag nicht genehmigt und Auflagen für eine Genehmigung erteilt. Nachdem die Gründe der Aussetzung einer Genehmigung anscheinend beseitigt waren, wurde durch uns die Genehmigung im Wege einer schriftlichen Abstimmung eingeleitet. Ihr Sohn hat erklärt, daß er vom Vertrag zurückgetreten sei. Eine gleichlautende Erklärung erhielten wir von der Notarin. Unsererseits wurde davon ausgehend die vorgenannte Abstimmung des Aufsichtsrates abgebrochen. Damit hat der o. g. Vertrag aus von uns nicht zu vertretenden Gründen keine Wirksamkeit erlangt, mit freundlichen Grüßen – Huber, Abwickler.

Kaum bin ich am Ende der letzten Zeile angelangt, befällt mich wieder der alte Sarkasmus. »Ich habe es wirklich gut«, sage ich scheinbar ohne erkennbaren Zusammenhang. »Dank meines behandelnden Arztes bin ich Bewohner der offenen Station. Ich darf in die Stadt fahren und spazierengehen, wohin ich will, wenn ich mich bei der diensthabenden Schwester ordnungsgemäß abmelde. Die Fischabwickler sind da schlechter dran. Sie müssen in der geschlossenen Abteilung ihres Büros ausharren und haben keine Aussicht auf baldige Entlassung.« Vor allem Mutter bekommt durch meine Späßchen den Eindruck, als sei ich ganz der alte, ihr bekannte Sohn. Wir gehen in der Stadt am Pfaffenteich spazieren. Unterwegs bedrängen mich beide, Entscheidungen zu fällen. »800 000 DM an Schulden sind zu bezahlen«, meinen sie. Ich werde mißtrauisch. Gerät die Familie in Panik, meinetwegen alles zu verlieren? Warum kommen Sie mit Papieren, statt mit Blumen? Wie durch Watte gesprochen höre ich Vater und Mutter von allem möglichen Zeug reden, nur nicht davon, daß sie mich lieben und froh sind, daß ich noch da bin. In argwöhnischem Gekränktsein begreife ich wieder einmal nichts. Meine Eltern in Panik? Sie haben riesige Angst um mich. Sie möchten gern selbst begreifen und klammern sich an Faßbares, an Zahlen, Rechnungen und Grüße von Bekannten und Verwandten. Und was kann einer, der in Panik ist, Vernünftiges, Liebes oder Nettes reden? Verlange ich da nicht Unmögliches? Aber wie soll ich das erkennen, wo ich doch selbst vor lauter Angst aus dem Häuschen bin. Angst, die mich rasend, wütend macht und die plötzlich heraus will. Ich bin selbst verwundert über die Wucht meiner Worte. Ich fasse es nicht, daß ich nicht einfach einen Kuß bekomme. Daß man mir nicht sagt, es ist alles egal, Hauptsache, du bist bei uns und es geht dir gut. Wir helfen dir, wir stehen dir bei, bei allem, was kommt. Aber nichts von alledem. Im Gegenteil. Mutter sieht sich unterwegs Autos an und äußert Gedanken über den Neukauf eines Wagens und zeigt mir Gebäude, wo sie mal zu irgendwelchen Tagungen abgestiegen ist. Es ist ihre Art, Angst abzuwehren. Ich kapiere es nicht. Ich sehe nicht, was sie mir wirklich sagen will, aber nicht kann. Ich bin völlig blind und taub in meiner Wut und das Schlimmste: Ich bemitleide mich selbst und werde ungerecht. Es drängt mich plötzlich nur noch zurück in die Klinik. Ich will in mein Zimmer, zu meinen Freunden und zu Schwester Ruth, wo ich mich verstanden fühle und mich unter der Bettdecke verkriechen kann. Am Portal zum Klinikum verabschiede ich mich kühl. »Fahrt nach Hause. Vergeßt mich. Ich bin nicht mehr der, den ihr kennt. Ich will niemanden mehr aus meinem früheren Leben sehen.« Mutter zuckt zusammen, als hätte ich sie angebrüllt. Ich bin völlig ausgerastet und durcheinander. Diesmal werde ich nicht versuchen, jeden und alles zu verstehen, nehme ich mir trotzig vor. Da gibt mir Mutter ein kleines Paket. In Alufolie eingepackter Schokoladenstreuselkuchen. Mit Butter und Zucker oben drauf.

Traurig darüber, nicht mehr zu wissen, was ich fühlen, was ich denken soll, gehe ich die Allee zur Station zurück. Ich schäme mich und drehe mich nicht mehr um. Ich habe mich noch nie von meinen Eltern verabschiedet, ohne ihnen nachzuwinken.

Im Zimmer sitze ich ein paar Minuten lang auf dem Bett, dann packe ich Handtücher und Badelatschen zusammen und breche zur Schwimmhalle auf. Der Sporttherapeut hat mir mehr als einmal gesagt, ich kann jederzeit schwimmen kommen, wenn mir danach zumute ist. Jetzt ist mir danach.

Beim Duschen fällt mir auf, wie mager ich geworden bin. Das steht mir gut, wie ich im Spiegel sehen kann. Die Waage im Umkleideraum bestätigt meine Vermutung. In dieser Woche habe ich acht Kilo an Gewicht verloren. In der Toilette freue ich mich, daß es beim Pinkeln nicht mehr weh tut. Auch die großen Hämatome an den Armen verblassen. Ich bin heil davongekommen, zumindest nach außen hin.

Ich schwimme die kurzen 12-Meter-Bahnen im Becken auf und ab.

Bei jedem Zug spüre ich, wie die Kraft zurückkehrt. Um eine Pause einzulegen, setze ich mich eine Weile an den Beckenrand. Durch die voll verglaste Fensterfront kann ich über sanfte Hügel schauen, die sich hinter der Schwimmhalle an den Sachsenberg anschließen, Felder, auf denen Schafe weiden. Die graue Wolkendecke bricht hier und da auf. Bündel von Sonnenstrahlen fallen auf das karge Land, über dem ein Grünschimmer liegt. Mitte März, der Frühling naht. Ich kann mich nicht sattsehen an diesem Bild. Auf all diese Pracht wollte ich verzichten? Das muß ein anderer gewesen sein, nicht der Epi, den ich zu kennen glaubte. »Worüber freuen Sie sich denn so? Sie strahlen ja übers ganze Gesicht, als hätten Sie im Lotto gewonnen«, fragt mich der Sporttherapeut, der mich beobachtet hat und nun zu mir herüberkommt.

Als Sven mich am Abend in der Klinik besucht, bringt er mir einen großen Blumenstrauß mit. Gelbe Rosen und blaue Lilien. Er gibt mir einen dicken Kuß und sagt: »Egal, was mit deinen Schulden wird, gemeinsam werden wir es schon schaffen.« Er sieht müde aus. »Wenn ich abends nach Hause komme, ist der Anrufbeantworter voll«, erzählt er. »Dann mache ich mir eine Liste und erledige alle Telefonate. Das ist anstrengend, aber wenigstens rede ich mit jemandem. Wenn die Leute aus dem Haus Feierabend haben, bleibe ich immer ganz allein auf dem Klinikberg zurück. Nachts schrecke ich aus dem Schlaf und fürchte mich. Ich bin froh, wenn ich morgens wieder zur Arbeit fahren kann.«

Sven besucht mich jeden Tag nach der Arbeit in der Klinik. Da kommen in der Woche hunderte Kilometer auf den Straßen zwischen Rostock und Schwerin zusammen. Wenn ich ihm nachschaue, wie er die lange Straße entlang zum Parkplatz hinuntergeht, immer noch einmal winkt und am liebsten gar nicht wegfahren würde, wird mir schnell klar, was ich zu tun habe. Doch andere haben anderes mit mir vor.

23. 3. 1995
Nach zwei Wochen Psychiatrie soll ich sechzehn Wochen Psychotherapie auf einer anderen Station antreten. Einen Tag und eine Nacht verbringe ich dort. Doch zunächst holt mich ein freundlicher Arzt ab. Kurz nach meiner Ankunft in einer rosaroten Villa am anderen Ende des Klinikgeländes versucht er, mir bei einem Aufnahmegespräch in seinem Dienstzimmer die dringende Notwendigkeit einer Seelenkur ans Herz zu legen. Er überreicht mir ein Tagebuch, das alle Patienten der offenen Therapiegruppe, zu der ich jetzt gehöre, täglich führen müssen. »Wenn Sie Ihre Gefühle, Gedanken, Erleb-

nisse erst mal zu Papier bringen, wird es leichter, Ihr Problem zu erkennen«, erklärt er mir und erzählt mir damit nichts Neues. Meine Hand ist schon am Türdrücker. »Haben Sie eigentlich immer noch Selbstmordphantasien?« erreicht mich die Frage des Arztes gerade noch rechtzeitig, bevor ich die Tür öffne. »Das hängt davon ab, wie es hier bei Ihnen so zugehen wird«, knurre ich und lasse ihn stehen. Dann begleitet mich eine dicke Schwester, die auffallend viel Schminke im Gesicht trägt und etwas dümmlich wirkt, in mein neues Zimmer. Ich beziehe mein Bett, packe meine Sachen in den Schrank und gehe duschen. Das Wasser reinigt mich nicht nur von außen, sondern erfrischt mich auch innerlich. Gut gelaunt gehe ich auf den Flur und setze mich in eine Sitzecke. Ich blättere in einer Zeitung, als auf dem langen Flur eine Tür aufgeht und ein paar Leute herauskommen. Die stellen sich als meine Therapiegruppe vor: ein Süßer, der mit seinem Süßsein nicht zurechtkommt. Zwei halbverhungerte Frauen, die bei den Mahlzeiten alles auffressen, was sie kriegen können, um es dann gleich darauf nebenan auf dem Klo wieder auszukotzen. Die eine will keine Frau sein, die andere ekelt sich vor ihrem Mann. Ein junger Bursche findet sich nicht schön genug. Ein Mann kriegt keinen Steifen mehr. Innerhalb kürzester Zeit muß ich mir mindestens zehn solcher Geschichten anhören. Der fette Tuschkasten aus dem Schwesternzimmer mußte mich auch unbedingt als »Herr Doktor« vorstellen. Die gute Laune ist wie weggepustet. Dafür erscheint mir die Horrorvision, sechzehn Wochen mit lauter depressiven Leuten verbringen zu müssen. Das können die doch wohl nicht im Ernst von dir wollen, frage ich mich und brauche gar nicht lange, um zu einer Entscheidung zu gelangen. Zu Doktorspielen inmitten dieser Wüste an Optimismus habe ich absolut keine Lust. Den Herrn Doktor können sie stecken lassen. Das einzige, wonach mir der Sinn steht und von dessen Notwendigkeit ich einigermaßen überzeugt bin, ist, meine Fröhlichkeit wiederzufinden. Dazu stelle ich mir dauernd die Frage, wie ich mich denn hier erholen soll, wenn zu Hause alle Probleme nur aufgeschoben und vielleicht dadurch mit jedem Tag nur noch größer werden. Ich kann doch nicht all die von mir hinterlassenen Trümmer meinen Vater alleine wegräumen lassen. Hat er das verdient? Ich habe plötzlich das Gefühl, sehr klar zu sehen. Ich muß hier auf der Stelle weg! Ich rufe Sven an: »Bitte hol mich, so schnell du kannst, von hier ab.« Sven verspricht, sofort zu kommen.

Es ist Wochenende, im Haus ist nur ein diensthabender Arzt anwesend. Es ist der Stationsarzt, von dem ich das Tagebuch habe. Den greife ich mir und erzähle ihm, was ich zu tun gedenke: Sachen packen und ab nach Hause. Mit aller Kraft versucht er, mich von meinem Vorhaben abzubringen. Als er merkt, wie uneinsichtig ich bin, appelliert er an mein Gewissen und meine Moral: »Andere müssen auf so einen Therapieplatz ewig warten, wir haben extra für Sie so schnell ein Bett freigemacht.« Doch damit erreicht er genau das Gegenteil von dem, was er bewirken will. Mit Vorwürfen braucht mir so schnell niemand mehr zu kommen, das habe ich mir vorgenommen. »Dann geben Sie mein Bett eben an den Nächsten weiter«, unterbreche ich ihn. »Mein Freund wartet mit den gepackten Koffern unten im Hausflur. Es war gut, hiersein zu können, und ich komme bestimmt wieder, wenn ich erledigt habe, was zu erledigen ist. Ich weiß, daß ich mich um mein Seelenheil kümmern muß und dabei Ihre Hilfe nötig habe. Aber jetzt ist der falsche Moment dafür. Das Tagebuch nehme ich mit nach Hause. Ich verspreche, es Ihnen irgendwann vollgeschrieben zurückzugeben.« Ehe er noch viel sagen kann, bin ich schon zur Tür hinaus und die Treppen hinuntergerannt. Sven schließt mich in seine Arme. Wir verlassen den Sachsenberg und fahren zurück nach Rostock.

Unser Zuhause ist leider noch immer der Klinikberg. Ich nehme mir vor, mich zusammenzureißen. Aber als ich wieder in meiner gewohnten Umgebung bin, werde ich doch etwas unsicher und mir wird recht mulmig zumute. Wir brauchen als erstes ein neues Zuhause, entscheide ich.

24. 3. 1995
Zunächst ist eine Menge Post zu lesen. Nur zehn Tage sind vergangen und soviel Papier. Einen Brief reiße ich sofort auf. Er ist wichtig und hilft mir ein gutes Stück weiter. Die Notarin schreibt, daß die Immobiliengesellschaft und die Treuhand, die sich inzwischen BVS nennt, der Rückabwicklung des Kaufvertrages zugestimmt haben. Daraufhin hat sie der Bank die Bürgschaftserklärungen zurückgegeben. Für mich bedeutet das, der Löwenanteil meiner Schulden, der 620 000 DM-Kredit für das Haus, ist aus der Welt. Fast alle finanziellen Verpflichtungen, die das Gebäude betreffen, bin ich dadurch mit einem Schlag los. Ich kann nun wieder viel ruhiger schlafen und mich um die nächsten kleinen Schritte nach vorn bemühen.

Doch da sind auch Briefe in der Post, die zu spät ankommen. Interessant sind sie trotzdem, wie diese Zeilen vom Sozialminister: *Ich danke Ihnen für Ihren Brief, in dem Sie mich um Unterstützung bei dem Aufbau einer Schwerpunkteinrichtung für HIV-Infizierte bitten. Ihr Einsatz verdient Anerkennung. Zur Förderung von Investitionen für medizinische Einrichtungen sind die Bestimmungen des Landeskrankenhausgesetzes für mich bindend. Es ist daher notwendig, daß von Ihnen ein entsprechender Antrag gestellt wird, der neben einer ausführlichen inhaltlichen Konzeption, einen Bedarfsnachweis und auch eine vorläufige Raumordnungsskizze enthält. Da das Sozialministerium über die Aufnahme in den Landeskrankenhausplan mit den Verbänden der Krankenkassen und der Landeskrankenhausgesellschaft Einvernehmen herzustellen hat, schlage ich vor, daß Sie im Vorfeld Gespräche mit den Landesverbänden der Krankenkassen führen, ob aus ihrer Sicht eine solche Einrichtung notwendig ist. Möglicherweise steht man diesem Problem aufgeschlossen gegenüber und es bestehen Fördermöglichkeiten durch die Krankenkassen. Ich wünsche Ihnen für Ihr Vorhaben viel Erfolg.*

25. 3. 1995
Beim Einkaufen im Supermarkt kommt mir eine Frau mit ihrem Einkaufswagen auf dem schmalen Gang zwischen den Regalen entgegengerannt. »Herr Doktor!« ruft sie so laut, daß es der ganze Laden mithören muß. »Ich denke, Sie sind tot!« japst sie kurzatmig und bringt den vollen Wagen gerade noch rechtzeitig zum Stehen, bevor sie mich über den Haufen fährt. Zum Glück ist ihr bei dem Affenzahn die Luft knapp geworden und sie kann nicht mehr so laut weiterschreien. »Ich brauchte neulich einen Hausbesuch, weil ich wieder so heftige Gallenkoliken hatte«, erzählt sie und ringt nach Atem. »Und da hat die Notärztin gefragt, wer denn mein Hausarzt sei. Der Doktor Deutsch, habe ich ihr gesagt. ›Na, dann schauen Sie sich mal schnell nach einem neuen Hausarzt um‹, meinte sie darauf. Und hat noch gesagt: ›Der ist nämlich vor ein paar Tagen gestorben.‹ Stellen Sie sich das mal vor! Und dabei sehe ich Sie hier einkaufen und Sie schauen so gut aus. Richtig erholt wirken Sie«, meint meine ehemalige Patientin und strahlt mich an.

»Ja, ich bin noch mal kurz raus aus der Kiste«, erwidere ich und wünsche ihr noch einen schönen Tag. Dann drängele ich mich zwischen ihr und dem Regal hindurch und suche im Netz der vielen Gänge rasch das Weite. »Wann sind Sie denn wieder in der Sprechstunde zu erreichen?« ruft sie noch hinter mir her. »In diesem Leben vermutlich gar nicht mehr!« rufe ich zurück und biege schnell um die nächste Ecke. An der Kasse fühle ich mich in Sicherheit. Ich bezahle mein bißchen Kram und verschwinde nach Hause.

Am Abend tagt der Familienrat. Vater, Anne, Sven und ich sitzen in der Praxis. Noch steht alles an seinem Platz. Wenn wir morgen zur Sprechstunde wieder öffnen würden, könnte die Arbeit weitergehen, denke ich und beschließe sofort, diese Möglichkeit aus allen weiteren Überlegungen auszuschließen. »Ich muß jetzt das tun, was ich meinen HIV-Patienten geraten habe«, sage ich. »Eine feste Anstellung suchen, damit ich im Krankheitsfall abgesichert bin. Außerdem möchte ich nicht bis zum letzten Atemzug Krankenscheinen und Punktwerten hinterherhecheln. Bei dem Druck, den ich in den letzten Jahren ausgesetzt war, schaffe ich sowieso keine zehn Jahre mehr.« Anne schluckt. »Ich gehe ohnehin weg«, sagt sie leise. »Ich kann auch nicht mehr. Ich würde dich jeden Tag wieder in der Ecke liegen sehen.«

»Aber was werden deine Patienten sagen, wenn du nicht mehr da bist?« fragt Sven. Ich erzähle ihm von meinem Einkaufserlebnis. »Für die bin ich längst tot. Es ändert sich also nichts«, schlußfolgere ich. »Und woanders weitermachen? In anderen Praxisräumen, ohne die Immobiliengesellschaft im Nacken?« will Vater wissen. »Nein«, sage ich. »Ich habe gekündigt. Erst wenn ich mir selbst geholfen habe, kann ich wieder anderen helfen. Noch aber bin ich völlig hilflos.«

28. 3. 1995
Ein sonniger Frühlingstag. Das Ausmisten meines inneren Stalles beginne ich, indem ich zunächst den äußeren saubermache. Ich räume meine Praxis leer und bin mitten beim Wühlen. Für die nächsten drei Tage habe ich mir vorgenommen, die Praxisräume so weit wie möglich leerzukriegen. Dann soll verschwunden sein, was wir in Monaten mühevoller Kleinarbeit Stück für Stück aufgebaut haben.

Mülltonne um Mülltonne füllt sich. Ich schleppe Vergangenheit raus, Vater streitet sich unterdessen mit den Leuten der Immobilienfirma und versucht, Zukunft zu retten. Eine Kollegin und ihr Sohn unterbrechen mich bei meiner Arbeit. Der Ärztin habe ich ein paar meiner Geräte zum Kauf angeboten. Dem Sohn, Medizinstudent im ersten Jahr, schenke ich fast alle meine Fachbücher. Ich kann sie sowieso nicht alle mitnehmen. In einer Wohnung mit zwei Zimmern, wie Sven und ich sie uns suchen wollen, wird dafür kein Platz sein und Bücher wegzuwerfen, bringe ich nicht übers Herz. Der Inhalt dreier Mülltonnen – Patientenbroschüren, Papierkram aller Art, Verbrauchsmaterialien, kleine und große Dinge, die mal einen funktionierenden Betrieb ausmachten – landet am ersten Tag der Aktion auf der Abfalldeponie. Schon am nächsten Tag sind die Behältnisse wieder bis zum Rand gefüllt. Obwohl ich die brauchbaren Dinge schon überallhin verschenkt habe: befreundeten Ärzten, dem Betriebsarztzentrum, der Aids-Hilfe. Ein Buch landet dann doch im Müll: »Aids – meine große Chance« lese ich auf dem Buchdeckel. Dieser Titel macht mich wütend. Auf diese große Chance kann ich verzichten.

29. 3. 1995
Ich bin wieder beim Entrümpeln, als auf dem Hof ein Auto vorfährt. Eine junge Kollegin kommt mich zusammen mit ihrem Mann besuchen. Unerwartet, wir sind nicht verabredet. Wir haben uns auf

Fortbildungsveranstaltungen kennengelernt und Freundschaft geschlossen. Ich mag sie sehr. An ihrem Gesicht sehe ich, daß sie fix und fertig ist. Sie sieht aus, als ob sie kurz vor einem Zusammenbruch steht, und ich erinnere mich sofort wieder an unser letztes Gespräch. Sie erzählte mir, daß sie in ihrer Praxis völlig überlastet sei. »Ich brauche dringend Hilfe«, sagt sie gleich an der Tür mit sehr müden Augen. »Und wenn überhaupt, dann kommst nur du in Frage. Ich habe dir ja schon mal von meinen miesen Erfahrungen mit einer Praxispartnerschaft erzählt. So ein Dilemma will ich nicht noch einmal erleben. Willst du nicht mit deiner Praxis zu mir umziehen und wir machen als Praxisgemeinschaft zusammen weiter?« fragt sie mit viel Hoffnung in Blick und Stimme. Dann schaut sie sich um und merkt erst beim Hereinkommen, daß ich beim Ausräumen bin. »Was machst du hier eigentlich?« Sie scheint gar nicht zu begreifen, was sie sieht. Plötzlich stutzt sie: »Die Gerüchteküche hat mir da übrigens Dinge zugetragen, sag mal, stimmt das wirklich?« will sie wissen. Als sie mich näher betrachtet, wird ihr klar, daß es stimmt. Ich sage ihr, was sie wissen muß. »Mensch« sagt sie. »Junge, Junge.« Dann winkt sie ab. »Okay, okay. Räume hier ordentlich auf, und dann komm zu uns, klar?« Ihre Bestimmtheit erstaunt mich. »Hast du denn gar keine Angst, was deine Patienten sagen könnten, wenn der neue Arzt ein Positiver ist?« frage ich vorsichtshalber noch einmal nach. »Meine Güte, die Leute«, schnauft sie. »Wenn es nach denen ginge ... Du bist doch ein guter Arzt. Genau den brauchen sie doch.« Damit ist das Thema für sie beendet. Ich mache uns Kaffee, und sie erzählt von ihren Sorgen, die nicht kleiner sind als meine. Sie nutzt die Gelegenheit, sich all ihren Kummer von der Seele zu reden. Von der Überforderung, die ihr zunehmend die eigene Gesundheit zerstört. Sie mag kaum noch essen, hat mächtig abgenommen, leidet an Schlafstörungen und Kopfschmerzen. Sie muß nichts sagen, ich sehe ihr an, wie es um sie steht, und ich sehe die sorgenvollen Blicke ihres Mannes.

Ihr Angebot mit der Praxisgemeinschaft kann ich jedoch nicht annehmen. Ich bin erst ein paar Tage aus der Klinik heraus, habe keinerlei Zukunftspläne, geschweige denn Mut, etwas Neues zu beginnen. Vorerst gibt es für mich nur kurzfristige Ziele. Alles bereinigen, alles so abwickeln, daß ich irgendwann ganz neu anfangen kann. Das Irgendwann ist völlig unbestimmt. Auch vom Wie und Was habe ich nicht die geringste Vorstellung. Nur eines steht fest: Vertragsarzt will ich unter den mir bekannten Umständen nie mehr sein. Will ich überhaupt jemals wieder einen Arztkittel überziehen? Auch das weiß ich nicht. Mein Kopf kommt mir wie eine bis auf die Grundmauern abgebrannte Bibliothek vor. Kann so ein kaputter Mensch wie ich noch jemanden heilen?

30. 3. 1995
Vater erfährt in seinem täglichen Umgang mit der Immobiliengesellschaft, mit wem ich es hier zu tun hatte. Er muß sich genausoviele Kränkungen gefallen lassen wie ich. Nur behält er die Ruhe dabei. Er ist der Mann im Schneesturm, der seinen Sohn heimholt. Seit dem Kindergarten hat sich nichts daran geändert.

Ich wäre nicht in der Lage, diesen Leuten gegenüberzutreten. Schon der Gedanke daran weckt in mir Mordgelüste. Aber meine Wut richtet sich entgegen aller Vernunft noch immer nicht an die richtige Adresse. Meine in Gedanken gebastelten Briefbomben explodieren mit Worten und treffen ausgerechnet meinen Vater.

Ich kränke ihn oft und werfe ihm vor, mich nicht verstehen zu wollen und mich verraten zu haben, als er in den Westen ging und mich mit allem allein ließ. Mich nicht genug zu lieben, beschuldige ich ihn auch. Ich lasse alles raus, was mich verletzt und verletze ihn damit. Will kaputtmachen, was mich kaputtgemacht hat, und dabei geht was ganz anderes in Scherben. Wir liefern uns so lange Rede und Gegenrede, bis wir beide erschöpft zusammenbrechen und uns endlich ungeschminkt sagen, wie einer den anderen sieht. Wie sich der eine beim anderen fühlt und was ihn stört. »Ich hasse mich dafür, daß ich eine dieser ›Sexualkatatrophen‹ bin, die du in deinem geheimnisvollen Buch in der hintersten Ecke des Bücherbords versteckt hieltest. Ich hasse mich dafür, daß ich nie der Sohn sein konnte, auf den du stolz bist, weil er eine tolle Frau und Enkelkinder mit nach Hause bringt, als Sportler auf dem Fußballplatz Furore macht oder als Chefarzt in deine Fußstapfen tritt. Und ich hasse dich dafür, weil ich mich deshalb hassen mußte«, schreie ich unter Tränen.

Wer uns zuhört, muß meinen, vor dem Scherbenhaufen einer zerrütteten Familie zu stehen. Doch ich spüre endlich eine Auseinandersetzung beginnen, die uns vereinen wird. Nicht länger Friede-Freude-Eierkuchen an der Oberfläche und darunter Gefühlschaos. Am Ende der drei Wochen, die Vater vom Dienst freinimmt, um mir zu helfen, haben wir uns umarmt, getröstet und waren uns so nahe, wie ich es mir immer gewünscht habe. Vater hat aufgehört, von seinen Konzeptionen zu reden, und wir haben uns beide zum ersten Mal im Leben gesagt, daß wir uns liebhaben. Ich weiß, er hat es mir oft gezeigt, aber ein einziges Mal wollte ich es auch aus seinem Munde hören.

4. 4. 1995
Ich bündele die Patientenakten, die ich zehn Jahre lang aufbewahren muß, fasse Buchhaltungsunterlagen in Ordnern zusammen, die ich noch für Finanzamt und Steuerberater benötige. Wieder einmal

unterbricht mich ein Klingeln bei meiner Beschäftigung. Ein Arzt aus der Nachbarschaft kommt mich besuchen. Ihm habe ich immer unsere Patienten zur Endoskopie geschickt. Er hat ebenfalls von meinem Unglück gehört und bietet mir auch die Zusammenarbeit an. Er ist ein Mann der kurzen Rede. Manches, was er sagt, kommt poltrig heraus. »Was macht das schon, daß du schwul bist, ich habe damit keine Probleme. Du hast doch was drauf, das zählt.« Auch ihm gegenüber äußere ich Vorurteile, die ich den Patienten andichte und die eigentlich nur meine eigenen sind: »Willst du deine gutgehende Praxis durch Gerüchte aufs Spiel setzen?« frage ich. »Gutgehende Praxis?« Er lacht bitter. »Ich habe drei Kinder sattzumachen.« Er rechnet mir seine Kosten für die aufwendige Medizintechnik und das Personal vor. »Unterm Strich bleibt kaum eine Minute Freizeit und zu wenig Geld, um sich damit Lebensqualität zu verschaffen.« Das mir bekannte Dilemma also auch bei ihm. Merkwürdig. Auch er öffnet sich mir in einer Weise, wie ich es sonst nie bei Kollegen erfahren habe. Liegt es an mir, daran, daß ich von meinen Ängsten rede? Will er mich trösten, in der Art, ja, dir geht es schlecht, aber schau mal meine Probleme an. Ist es gar verzweifeltes Vertrauen oder läuft bei ihm wie bei vielen anderen Vertragsärzten im Osten das Faß über? Vielleicht ist es von allem ein bißchen. Er hat Probleme, ich habe Probleme. Zusammen könnten wir seine, aber nicht meine lösen. Vielleicht sollte ich ein Kummertelefon für Vertragsärzte betreiben. Bedarf zeichnet sich ab. Und reichlich Erfahrungen bringe ich für diesen Job bestimmt mit.

6. 4. 1995
Mein Vater und die Immobiliengesellschaft einigen sich auf einen außergerichtlichen Vergleich. Als Vater abreisen muß, liegt ein handfestes Ergebnis seiner zähen Auseinandersetzungen vor. Dahinter verbirgt sich tagelanges, mühevolles Ringen um jeden einzelnen Posten. Liest man, was dabei herausgekommen ist, kann man es kaum nachvollziehen. Alles scheint so glatt und perfekt. Aber es muß ihn unendlich viel Kraft gekostet haben. Das schmerzt mich und erfüllt mich zugleich mit Dankbarkeit.

Doch auch die »Gesellschaft« muß reichlich Federn lassen. Das zu wissen hilft mehr, als die beste Seelenwäsche auf dem Sachsenberg. Der Vergleich bringt mir eine Investitionsrückzahlung von fast 50 000 Mark durch die Immobiliengesellschaft ein. Immerhin etwas, um einen Teil meiner Schulden bei der Bank loszuwerden. Auf weitere Forderungen, gerichtliche oder außergerichtliche, muß ich im Gegenzug verzichten. Mit meiner Unterschrift bestätige ich die Rechtmäßigkeit einer Bereicherung von über dreihunderttausend Mark auf meine Kosten durch die Treuhand und ihre Helfershelfer. Paßt gut zu meiner Masochistenrolle. Die ist mir wie auf den Leib geschneidert, worüber sollte ich mich also beklagen?

28. 4. 1995
In einer Tageszeitung wird ein öffentliches Treffen vom Arbeitskreis Aids in einem Rostocker Kinosaal angekündigt, und ich gehe hin. In diesem Kreis tauschen sich Mitarbeiter von der Aids-Hilfe, von Verbänden wie der Volkssolidarität, aus Suchtberatungsstellen und Beratungsstellen des Jugend- und Gesundheitsamtes, von Krankenkassen und auch Ärzte aus Kliniken und Praxen zum Thema aus und arbeiten gemeinsam zum Wohle der Betroffenen. So oder so gesehen gehöre auch ich noch dazu.

Nach einer Pause durch Klinikaufenthalt und Praxisauflösung nehme ich wieder an einer Sitzung teil. Zum ersten Mal nach all den Ereignissen der letzten Wochen sieht man mich erneut in der Öffentlichkeit. Zumindest in der Öffentlichkeit, die sich mit HIV beschäftigt. Doch mein Auftritt ist nicht das Besondere des Treffens. Eine Spende der Kinogesellschaft an die Aids-Hilfe wird überreicht, und als Höhepunkt des Tages spricht der Sozialminister von »McBurger-Pommesland«, wie Ron in Schwerin immer zu sagen pflegte, der den Aufschwung Ost an der steigenden Zahl von Freßbuden, Imbißständen und Kneipen gemessen hat.

Der Minister redet so distanziert über das Thema, daß ich den Eindruck gewinne, er ahnt gar nicht, daß reichlich viele »Positive« neben ihm sitzen. Er spricht, als sei das Virus sehr weit weg von ihm. Als regierte Herr Bismarck noch und als gelten noch immer die Worte, daß in Mecklenburg-Vorpommern alles hundert Jahre später passiert. Das provoziert mich und ich schreibe ihm am Abend einen kleinen Brief. Meine Antwort auf sein letztes Schreiben steht ja sowieso noch aus, also lasse ich ihn wissen: *Mein Projekt einer Schwerpunkteinrichtung für HIV-Infizierte mit Tagesklinik und Praxis sowie nebengeordneten Einrichtungen ist leider gescheitert. Beim Beantragen der Kredite mußte ich für die Lebensversicherung zur Kredittilgung einen HIV-Test durchführen lassen. Dabei wurde festgestellt, daß ich selbst Betroffener bin. Zur selben Zeit hatten Einrichtungen unter Beteiligung der Treuhand den bereits beim Notar abgeschlossenen Kaufvertrag für die ehemalige Poliklinik im Fischereihafen Rostock durch Nachforderungen derart verteuert, daß das Projekt nicht zu realisieren war. Sie hörten selbst, daß Rostock die höchsten Neuzuwachsraten bei Infizierten aufweist, die Notwendigkeit für eine solche Einrichtung bestand also. Im Fischereihafen wurden von der Treuhand erst kürzlich zur Entschuldung der Mecklenburger Hochseefischerei 49 Mio DM an Altschulden einfach so mit einem Federstrich gestrichen. Einer sozialen Einrichtung gegenüber verhielt man sich so, daß Maximalprofit aus völlig heruntergekommenen Objekten erzielt werden sollte.*

Will ich meinen Groll auf die Schultern eines Ministers laden? Und warum schreibe ich immer wieder Briefe? Weil ich sie nach dem Schreiben immer noch eine Nacht lang auf dem Schreibtisch liegenlasse und erst abschicke, wenn ich am nächsten Morgen immer noch dasselbe schreiben würde.

29. 4. 1995
Ich bin immer noch der Meinung von gestern und schicke den Brief an den Minister ab. Auch wenn ich weiß, daß dieser Brief nicht in die Chronik des Ministeriums aufgenommen wird, er tut mir gut. Ich lecke die Briefmarke an und knalle sie aufs Kuvert.

Ein Außendienstmitarbeiter der Pharmafirma, die unsere Apparategemeinschaft förderte, besucht mich in der leeren Praxis. Er ist erschüttert, als er mich beim Wischen des Fußbodens antrifft und die Gründe dafür erfährt. Schnell ist er wieder zur Tür hinaus, nicht ohne mir vorher höflich »alles Gute für die Zukunft« zu wünschen.

3. 5. 1995
Nach diesen guten Wünschen erreicht mich ein Brief seiner Vorgesetzten:
Unsere Firma hatte Ihnen am 7. 3. 1994 DM 6900,- im voraus für Druckkosten überwiesen. Die von Ihnen angebotene Leistung haben Sie bisher nicht erbracht. Nach uns vorliegenden Informationen werden Sie auch in Zukunft nicht in der Lage sein, die von Ihnen versprochenen Leistungen zu erbringen. Wir fordern Sie deshalb auf, den Betrag von DM 6900,- spätestens bis 25. 5. 1995 auf unser Konto zu überweisen. Mit freundlichen Grüßen – die Rechtsabteilung.
9. 5. 1995
Daraufhin antworte ich den freundlich grüßenden Damen und Herren der Rechtsabteilung:
Wie Sie der Anlage entnehmen können, hat Ihre Firma am 6. 2. 1995 und nicht am 7. 3. 1994 für das laufende Jahr 1995 den vereinbarten Betrag überwiesen. Bis zum 11. 3. 1995 wurde die Leistung dafür von mir erbracht, EKG-Befunde mit der vereinbarten Werbung zu versehen. Eine komplette Rückforderung ergibt sich also ohnehin nicht. Wegen meiner Erkrankung wurde die Praxis inzwischen aufgelöst und mit Verlust verkauft. Es steht ein Konkursverfahren an. Mangels Masse wird eine Rückzahlung an Sie nicht möglich sein. Dazu kommt, daß das Geld für eine Apparategemeinschaft und nicht für mich als Privatperson gezahlt wurde. Ich habe Ihrem Außendienst erklärt, daß die Technik an zwei Internisten weitergegeben wurde. Die Technik war nur noch für ein Zehntel (!) des ursprünglichen Wertes veräußerbar. Somit ist Ihre Unterstützung an

die weiterbestehende Gemeinschaft »weitergereicht« worden. Ihr Vertreter ist von mir über meinen persönlichen Schicksalsschlag aufgeklärt worden. Nachdem über ihn durch seine Vorgesetzten massiv Druck auf mich ausgeübt wurde, Inventar zu veräußern, um damit Forderungen Ihrer Firma zu begleichen, habe ich mit meinen Kollegen über Ihr Vorgehen gesprochen. Überall herrschte Empörung über die Verfahrensweise Ihrer Firma, so daß in Zukunft die Arbeit Ihres Außendienstes zumindest bei einer Zahl von Ärzten erschwert sein dürfte. Sollten Sie unter den aufgezählten Aspekten weitere Forderungen haben, erwarte ich Ihre Stellungnahme.

Nach diesen Zeilen höre ich nie wieder etwas von den freundlichen Damen und Herren. Sven verfolgt meinen Briefwechsel und meint, meine Genesung würde bereits erstaunliche Fortschritte machen.

20. 5. 1995
Bei einem Positiventreffen in Kühlungsborn will ich mich mit anderen Frauen und Männern austauschen, die wie ich mit HIV leben müssen. Wir unternehmen gemeinsame Spaziergänge an der Ostsee, malen, hören Musik und spielen Karten. Zuhören, reden, wütend sein dürfen, fremde Wut zulassen können, aus Erfahrungen anderer lernen und eigene Erfahrungen mitteilen, all das passiert an den drei Tagen dieses verlängerten Wochenendes und wie in der Zeit meines schwulen Coming out's erlebe ich auch hier wieder: Die Tatsache, irgendein Merkmal mit anderen zu teilen, verbindet mich nicht automatisch mit ihnen. HIV-positiv zu sein bedeutet nicht, alle Positiven Klasse zu finden, so wie schwul zu sein auch nicht hieß, auf sämtliche Schwänze des Universums zu stehen. Ich habe meine Schwierigkeiten, Anschluß zu finden. Mit den meisten der Teilnehmer möchte ich eigentlich nichts zu tun haben. Eine Frau beschimpft mich, daß wir Schwulen schuld sind, daß sie sich angesteckt hat. Obwohl ich ständig vor ihrer aufdringlichen Art auf der Flucht bin, findet sie mich immer wieder und drängelt mir neue Gespräche auf. Hat sie mich eben noch verdammt, flötet sie plötzlich: »Ich finde dich total nett. Schade, daß du nicht normal bist, ich würde dich gerne näher kennenlernen.« Ich verdrehe die Augen. »Dem Himmel sei Dank dafür!« stöhne ich und falte die Hände zum Gebet: »Ich wäre dir sehr verbunden, wenn du jemand anderen mit deinen Komplimenten beglücken würdest.« Beleidigt wirft sie den Kopf nach hinten und spielt für den Rest des Treffens die Eingeschnappte. Mich stört das nicht weiter, denn nun habe ich endlich meine Ruhe vor der Trulla.

Begeistert bin ich von einem Mädchen. Sie hat gerade erst vor ein paar Wochen von ihrem Virus erfahren. Trotzdem will sie, wie geplant, im Herbst ihr Studium aufnehmen. »Logisch fange ich an«, erzählt sie mir und in ihren Augen funkelt es vor Freude auf die Uni und alles, was sie sich dort Gutes verspricht. »Ich wollte immer studieren, was Neues kennenlernen. Das lasse ich mir doch nicht vermasseln«, meint sie mit der Selbstverständlichkeit eines Martin Luther, der heute noch einen Kirschbaum pflanzen würde, wenn er wüßte, daß morgen die Welt untergeht.

Ein anderer Mann nervt mich ebenfalls, als er mir die Ohren über ein Jobangebot volljammert: »Ich weiß nicht. Noch mal was Neues beginnen? Woher soll ich wissen, ob sich das noch lohnt?« Als ich beim Spazierengehen am Strand über das Unbehagen nachdenke, das mir der Jammerlappen bescherte, wird mir eines klar: Der spricht genau das aus, was ich in den letzten Tagen so oft selbst dachte. Sofort schrillen meine Alarmglocken. Statt mich über ihn aufzuregen, muß ich ihm dankbar sein. Er warnt mich und zeigt mir, was aus mir werden kann, wenn ich aufgebe und verzage. Das ist Sterben vor der Zeit. Nun schließe ich auch ihn ein wenig in mein Herz. Obgleich, wie ich meine, das Treffen dem Virus mal wieder zuviel Platz im Tagesablauf einräumt, fühle ich mich nach diesen mit Gesprächen gefüllten Stunden erholt, zufrieden und ausgeglichener. Dazu ein Zimmer mit Blick aufs dunkelgrüne Meer. Bea hat hier einen Malkurs organisiert. »Versuche mal, alle Kontrolle zu lassen«, sagt sie. »Laß die Farben mit dir machen, was sie wollen. Das kann sehr spannend sein, Epi. Schau mal, was auf deinem Blatt von allein passiert!« Da ist ein Leuchten im Wasser wie von einem riesigen Fisch. Ich schaue durch das Fenster hinüber in den roten Sonnenuntergang. Für einen kurzen Augenblick sehe ich Hanna. Sie winkt mir zu. Natürlich trägt sie wieder die Kittelschürze. Mein Bild ähnelt dann auch eher dem Muster ihrer Schürze, als der Sonnenspur auf dem Wasser. Nach diesem Wochenende ist mein größter Wunsch, allen beim nächsten Treffen wiederzubegegnen und nicht immer wieder hören zu müssen: »Weißt du schon, wer gestorben ist?«

22. 5. 1995

»Ich fasse es nicht!« ist ein Standardsatz von Sven, den er auch diesmal sagt, als er einen Brief vom Sozialminister aus dem Briefkasten holt und mir überreicht. »Darf ich mal lesen, was dir ein Minister schreibt?« fragt er aufgeregt. Ich nicke und schon macht es Ratsch. Dann liest mir Sven mit ehrfürchtiger Stimme vor:

»*Ihre Zeilen haben mich zutiefst erschüttert. Wir führen täglich die Worte HIV und Aids im Munde, denken über Aids-Arbeit und Prävention nach, können aber dabei nur sehr unvollständig ermessen, was HIV-Infektion für den Einzelnen bedeutet. Ihr Brief hat dieses sehr deutlich gemacht und allein damit seinen*

Zweck erfüllt. Und dennoch! Sie als Arzt wissen, daß Leben und Tod eine Einheit bilden und nicht immer der Wunsch nach einem langen Leben erfüllt wird. Oft wird es sehr plötzlich beendet. Sie wissen aber auch, und dies ist viel wichtiger, daß HIV-Infektion nicht gleich Erkrankung ist. Die Zeit zwischen beiden eröffnet noch so viele Möglichkeiten eines freudvollen Lebens, so daß Mutlosigkeit nicht angesagt ist. Die Entwicklung von Therapieformen schreitet ständig voran, gerade in Rostock gibt es seit längerem schon Erfahrungen, nicht nur in der medizinischen Behandlung, sondern auch in der psychosozialen Betreuung in der Aids-Hilfe, an der Sie ja maßgeblich mitgewirkt haben und weiterhin mitwirken müssen. Gerade nun als Betroffener und gerade weil in Rostock die Zuwachsrate an Infizierten besonders hoch ist, wird Ihre Erfahrung dringend benötigt. Ihr Schicksal zeigt deutlich, daß nicht nur die Arbeit der Aids-Hilfen sondern die gesamte Aids-Prävention nach wie vor nicht an Bedeutung verloren hat. Es muß möglicherweise sogar das Konzept überdacht werden. Für Sie jedoch ist zunächst Ihre Genesung wichtig, damit Sie sich eine neue Existenz aufbauen können. Durch Ihre jahrelange Arbeit in der Aids-Hilfe haben Sie genügend Rückhalt und Unterstützung. Ich bin sicher, daß Sie nicht allein gelassen werden. Ob eine Möglichkeit besteht, daß Ihnen alle Investitionen, die Sie in die von Ihnen zu kaufen beabsichtigte Immobilie getätigt haben, zurückerstattet werden können oder müssen, das kann ich nicht beurteilen, doch lohnt es sich auf jeden Fall, rechtskundigen Rat einzuholen. Unter Umständen kann beim Amtsgericht Beratungshilfe beantragt werden. Sie sollten diesen Gang nicht scheuen. Für Sie ist eine Neustrukturierung und Neuorientierung Ihres Lebens erforderlich. Mit Hilfe Ihrer Freunde und Ihrer Familie wird es Ihnen gelingen. Auf dem neuen Weg wünsche ich Ihnen alles Gute.«

»Ich fasse es nicht!« wiederholt sich Sven und bleibt für eine Weile sprachlos. Ich auch.

1. 6. 1995
Es ist uns endlich gelungen, eine neue Wohnung zu bekommen. Zunächst mußten wir den freien Wohnungsmarkt abgrasen. Zweiraumwohnungen hätten wir an jedem beliebigen Standort bekommen können, aber kaum eine bezahlbare. Dann stießen wir auf eine Annonce der Gesellschaft »Wohnen in Rostock«. Große Wohnungen sind schlecht vermietbar und werden ohne Wohnberechtigungsschein vergeben, erfahren wir aus der Zeitung und bekommen es kurz darauf bei einem Sachbearbeiter der WIRO bestätigt. Er vermittelt uns auf der Stelle an einen freundlichen jungen Mann, der ein paar Dienstzimmer weiter sachbearbeitet. Dieser Kollege hört sich unsere Situation und die damit verbundenen Probleme an. Sofort füllt er ein paar Papiere aus. Bereits am nächsten Tag besichtigen wir eine Wohnung. Vier Zimmer in der fünften Etage, Fahrstuhl und Balkon, nur ein paar Meter von unserer früheren Wohnung entfernt. Einziger

Wermutstropfen im Rotwein, mit dem wir auf unsere neue Behausung anstoßen, ist die geplante Sanierung des Hauses. Das bedeutet wieder Baustelle mit Lärm und Dreck für ein paar Monate. An der Beseitigung der Altlasten im Osten wollte ich eigentlich nicht mehr teilhaben. Aber die Miete für die Wohnung hält sich im Rahmen und wir kommen in eine Umgebung zurück, die wir kennen und wo wir einmal glücklich waren. Was sollen wir da noch lange zögern?

6. 6. 1995
Ich schreibe der Immobiliengesellschaft und bitte die Herren, der Handwerksfirma aus der Investbaracke meine Praxisräume zur weiteren Nutzung zu übergeben. Die Firma will einen Teil meiner Einrichtung übernehmen, so daß ich wissen muß, ob ich diese Dinge dort belassen kann. Ich habe das Gefühl, daß meine Briefe sachlicher werden. Aber ich denke auch schon wieder sehr betriebswirtschaftlich. Ist das nun ein gutes oder eher schlechtes Zeichen?

10. 6. 1995
Wieder einmal besuche ich Ron in der Lübstorfer Klinik am Schweriner See. Er wurde vom Sachsenberg zur Alkoholentwöhnungstherapie hierherverlegt. Ron hat mir so viel Kraft gegeben, jetzt will auch ich ihn nicht allein lassen. Die Therapie ist für ihn eine harte Nuß. Er packt es kaum, sie zu knacken. Ich merke es von Mal zu Mal mehr und das bedrückt mich. Irgendwie bewältigt er die Vergangenheit nicht. »Mach die Türen zum Gestern endlich zu!« fordere ich. »Wende dich endlich dem Heute zu, Ronny!« sage ich auch für mich und habe Mühe, es mir selbst einzuhämmern. Doch meine Botschaft kommt bei Ron nicht an. Der trainierte Fallschirmspringer soll den Sprung ohne Schirm wagen. Hinein ins kalte Wasser.

Bei meinen Fahrten zu Ron lerne ich die Lübstorfer Klinik und ihr Therapiekonzept kennen. Neben der Suchtklinik gibt es hier auch einen großen psychosomatischen Bereich. Ich nehme Kontakt mit einer Oberärztin auf, klopfe an ihre Tür und erzähle ihr von meinem Aufenthalt auf dem Sachsenberg. »Eigentlich wird es Zeit, mein Versprechen an den diensthabenden Arzt dort einzulösen«, erzähle ich ihr. »Das Tagebuch füllt sich zusehends. Die meisten ›Haus‹-Aufgaben sind gemacht. Jetzt könnte allmählich Epi Deutsch bearbeitet werden.« Ich frage sie, ob sie mir vielleicht dabei helfen würde. »Holen Sie von Ihrer Krankenversicherung eine Kostenübernahmeerklärung ein, dann nehme ich Sie sofort hier auf«, verspricht sie. »Wenn Sie wollen, werden wir Ihnen helfen können.« In Rostock kümmere ich mich sofort um die notwendigen Papiere. Meine Haus-

ärztin händigt mir die Überweisung und das Anschreiben an die Versicherung aus:
Der Patient ist seit März arbeitsunfähig erkrankt. Zur Stabilisierung des Gesundheitszustandes ist dringend eine stationäre psychotherapeutische Behandlung notwendig. Ein Therapieplatz steht zur Verfügung. Die Dauer der Therapie ist mit 4–6 Wochen zu veranschlagen.

Als sie mir den Brief übergibt, schaut sie mich mit strengem Blick durch ihre Psychiaterbrille an und meint: »Gut, daß Sie sich endlich für eine Therapie entschieden haben. Aber nutzen Sie sie auch. Es wird kein Urlaub für Sie, es wird manchmal ziemlich weh tun. Doch das muß es, wenn es helfen soll. Kommen Sie nicht zurück und erzählen mir, wie schön das Wetter und wie gut das Essen in der Klinik waren. Wenn Sie hier fix und fertig wieder auf der Matte stehen, werde ich wissen, daß es heilsam war.« Damit entläßt sie mich aus ihrer Sprechstunde.

27. 6. 1995
Alle medizintechnischen Geräte aus der Praxis sind endlich verkauft. Ich muß Verluste von 50 % bis zu 90 % des Neuwerts hinnehmen. Immerhin kann ich meinen Eltern ihr Geld zurückgeben und die Bank erhält das ERP-Darlehen von 75000 DM zurück. Um diese Summen zusammenzubekommen, muß ich auf die letzte Quartalszahlung der Kassenärztlichen Vereinigung und auf mein Krankentagegeld zurückgreifen. Nicht genug, um auch noch die 60000 DM Eigenkapitalhilfekredit bei der Deutschen Ausgleichsbank zu tilgen, ich bin jetzt völlig mittellos.

Meine ehemaligen Praxisräume sind zur besenreinen Übergabe an die Immobiliengesellschaft bereit. Noch einmal muß ich im Sesselhaus anrufen, damit jemand kommt, um den Abschied aktenkundig zu machen. Man schickt eine Sekretärin. Ihr ist nicht wohl in ihrer Haut. Alles geht sehr schnell. Unterschrift und Tschüß: *Die von der Firma Erik Deutsch genutzten Praxisräume wurden ohne Beanstandung mit Wirkung zum 30. 6. 1995 übergeben. Die Schlüssel werden vom Mieter an den Nachmieter übergeben. Bis zu diesem Zeitpunkt übernimmt die Immobiliengesellschaft keine Haftung an den Möbeln, die vom Nachmieter übernommen werden.*

Als ich den Klinikberg verlassen will, fällt mir auf, daß am Haus noch mein Schild hängt. Aus dem Auto hole ich den Werzeugkasten, schraube es ab und werfe es in den Müll. Auch vom Briefkasten entferne ich das Namensschild und leere ihn zum letzten Mal. In der Post finde ich ein kleines Flugblatt: *Ankündigung einer bevorstehenden Umweltkatastrophe* lese ich auf dem kopierten Zettel ohne Absender. Am 11. Juli 1996 *wird ein Vulkan aus einem Erdriß an der holländischen Küste aufbrechen.* Ganz Deutschland ist davon betroffen. Eine christliche holländische Geistliche erhält seit März 1996 ernstzunehmende Prophezeihungen. Im holländischen Fernsehen wurde bereits Ende März darüber berichtet. Daraufhin meldeten sich Hunderte von Menschen beim Sender, die über ähnliche Vorahnungen berichteten. Auch Nostradamus prophezeite die »glühende Asche am 10./11. Mai in der Luft« sowie RTL in der Sendung »Aktuell« unter dem Thema »Erdverschiebungen in Großbritannien und den Niederlanden«. Am 11. Juli schießt Feuerglut und Lava aus dem Riß. Sie schnellt einen Kilometer in die Höhe. Glut fällt in der gesamten Umgebung vom Himmel. Der Wind weht nach und nach die Asche wolkenartig nach ganz Deutschland. In allen Gebieten ist der Himmel rot. Ansonsten ist es 3 bis 4 Wochen lang überall grau und dunkel wie in der Abenddämmerung. Tausende Menschen werden sterben. Die Asche führt zu Krankheiten mit nachhaltigen Schäden wie Erstickung und Erblindung. Was tun? Unbedingt vor dem Ausbruch reisen, denn die Medien berichten zu spät, es kommt zu gewaltigen Verkehrsstaus und überfüllte Züge verhindern das Fortkommen. Wer zu Hause bleibt, bitte Lebensmittelvorräte für mindestens drei Wochen zulegen und ab Eintreffen der Staubwolke unter keinen Umständen die Wohnung verlassen oder öffnen. Fenster und Türen bitte luftdicht verschlossen lassen, so daß kein Staub eindringen kann.

Eigentlich ist mir eher zum Heulen zumute, aber bei diesen Prophezeiungen muß ich doch lachen.

11. 7. 1995
Die Erde dreht sich weiter. Kein Vulkanausbruch, kein Beben, weder der Klinikberg noch das Verwaltungsgebäude im Fischereihafen fliegen in die Luft. Kein Vulkankegel mit kleinen Rauchwölkchen über dem offenen Krater mitten im Gewerbegebiet. Eigentlich schade, stelle ich beim Durchfahren desselben in Richtung Stadtzentrum fest, das hätte doch ein schönes Bild abgegeben. Ein entgegenkommender Autofahrer winkt mir an der Ampel zu. Vermutlich denkt er, meine Fröhlichkeit gilt ihm.

August 1995
Hochsommer, seit Wochen Wetter wie sonst nur an spanischen Stränden. Bei uns und im ganzen Haus wird saniert. Alle Wasserleitungsstränge und Elektrokabel, alle sanitären Einrichtungen werden herausgerissen und erneuert. Bäder, Küchen, Toiletten werden gefliest. Kaum daß wir eingezogen sind, erinnert alles wieder an das Bauen auf dem Klinikberg. Tagsüber bringe ich Möbel und deren Inhalt von einem Zimmer ins andere, räume nach den Handwerkern den Dreck weg und schaffe Baufreiheit, wo sie gerade gebraucht wird. Um bei all dem Schmutz in der Luft keine Staublunge zu bekommen, flüchte ich abends zum Strand. Dort treffe ich meinen Stasimicha wieder. Er

will wissen, wo ich abgeblieben bin.»Ich habe ein paarmal versucht, dich in der Praxis anzurufen. Ich habe mich gewundert, daß ich unter deiner Nummer niemanden erreicht habe«, sagt er beinahe vorwurfsvoll.

Diesmal bin ich es, der Unerfreuliches zu erzählen hat. Ich bin in großer Gewissensnot. Wie fange ich an, ihm zu sagen, was ich vielleicht besser für mich behalten sollte? Schließlich kann mir egal sein, wer mich infiziert hat. Ob es nun mein ehemaliger Führungsoffizier oder ein anderer geiler Kerl war, was ändert das schon am Ergebnis? Im Prinzip gar nichts, es macht die ganze verrückte Geschichte nur noch ein wenig verrückter. Doch eigentlich weiß ich ja fast hundertprozentig, von wem ich mein Virus habe. Aber weiß es Micha auch? Ahnt er eigentlich, was höchstwahrscheinlich in ihm ist? Ich mustere ihn von oben bis unten. Äußerlich wirkt er wohlauf und völlig gesund. Soll ich ihn in Panik versetzen, ihn beunruhigen? Vorwürfe will und kann ich ihm sowieso nicht machen. Für meinen Schutz bin ich selbst verantwortlich gewesen. Doch es gibt ja auch noch die Möglichkeit, daß er es inzwischen weiß. Daß er schreckliche Angst hat und jemanden braucht, der ihn versteht und mit dem er endlich einmal darüber reden kann. Ganz vorsichtig versuche ich ein Gespräch zu beginnen. Erzähle von dem, was seit unserer letzten Begegnung alles geschehen ist, von meiner Infektion und daß ich damals nur einmal zugelassen habe, daß mich jemand ohne Gummi bumst. Micha hört mir zu und sagt kein Wort. Noch einmal betone ich, daß es mir nicht um Schuldzuweisungen geht und ich ihn nicht verraten werde. Seine Hände spielen im weißen Seesand. Greifen sich eine Handvoll davon und lassen sie wieder durch die Finger rinnen. Sein Mund ist verschlossen. Daran ändert sich auch nichts. Er versucht es, aber er kann nicht reden. Dann versucht sein Körper zu sprechen. Er umarmt mich, streichelt mich und seine Haut drückt alles aus, was sein Mund nicht sagen kann. Das Klammern seiner Hände, die Mimik in seinem Gesicht, seine hilflosen Gesten fordern mich auf, ihm zu helfen und jetzt nichts anderes zu tun, als ihn zu lieben. Wie beim letzten Mal, als wir uns trafen.

Ich kann ihm nicht böse sein. Jetzt müßte ich Nein sagen. Vor dieser Art von Schwäche müßte ich davonrennen und mich in Sicherheit bringen. Genau das ist es, was mich immer wieder in Gefahr bringt, sagt mir mein Verstand. Doch mein Gefühl duldet, daß er sich auf mich setzt und sich meinen Schwanz in sich hineinschiebt. Ihn ungeschützt zu ficken, soll mir sagen, daß meine Vermutungen stimmen. Der Weltschmerz, den ich in diesem Moment empfinde, läßt keine Geilheit mehr zu. »Nein, ich will jetzt keinen Sex«, sage ich zu Micha. »Ich will dir jetzt nur Liebe geben.« Micha umarmt mich.

»Du hast Recht«, sagt er. Wir bleiben noch lange nebeneinander im warmen Sand liegen. Ich bin froh, den richtigen Weg zu ihm gefunden zu haben.

Als er geht, habe ich den Eindruck, verstanden worden zu sein. Ich selbst verstehe wieder einmal gar nichts mehr. Noch sehr lange schaue ich ihm nach, sehe seine Umrisse am Horizont verblassen. War das alles nur ein Traum? Haß oder Wut empfinde ich nicht. Nur Zärtlichkeit, die die Haut noch spürt und Sehnsucht in mir weckt. Sehnsucht, die mein Herz vor Kummer überlaufen läßt. Warum müssen wir Menschen so viel leiden? Sogar dann noch, wenn wir lieben. Warum gelingt es mir nicht, diese Welt zu verstehen? Plötzlich bohrt sich mir ein kleiner spitzer Stein in den Fuß. Der winzige Schmerz, der dadurch entsteht, ändert die Richtung meiner Gedanken. Ich fühle wieder einmal dieses ekelhafte Selbstmitleid aufkommen. Ich packe meine Strandtasche. Es wird Zeit, nach Hause zu gehen. Als ich Sven von meinem Erlebnis erzähle, wird er böse: »Begreifst du eigentlich, daß er dich beschissen hat, vielleicht sogar wissentlich? Und du sagst auch noch, daß du selbst Schuld hast, du hättest schließlich besser aufpassen können ...« Sein Unmut überträgt sich auch auf mich. »Viren und Schuld, das ist mir einfach zu primitiv,« brause ich auf. »Ja. Ich habe mich vielleicht bescheißen lassen, aber das habe ich die ganzen letzten Jahre lang getan. Von den Leuten, die mir weismachen wollten, daß Schwulsein unnormal ist. Von denen, die mich glauben machten, der Sozialismus siegt, und von denen, die mir eingeredet haben, es gäbe keine größere Freiheit für einen Arzt, als das freie Unternehmertum. Und auch von dir lasse ich mich jeden Tag bescheißen, weil ich für Liebe und Sex all die Pflichten auf mich nehme, die früher deine Mutter für dich erledigt hat: Kochen, Waschen, Putzen. Komm du mir also nicht damit! Ich habe nun mal nichts anderes gelernt, als derjenige zu sein, der sich bescheißen läßt. Willst du mich nun auch noch dafür verhöhnen?« Sven ist ratlos. »Vielleicht ist es ja so, wie du sagst«, meint er. »Wenn du jetzt in die Psychotherapie gehst, versuche zu lernen, mal anderen zu bescheißen. Laß dir endlich zeigen, wie das funktioniert. Die werden schon die nötigen Fachleute dafür haben.« Ich bin mir nicht sicher, ob das ein guter Rat ist.

10. 8. 1995
Die Krankenversicherung schickt mir den Bescheid über die Bewilligung der Kostenübernahme für die stationäre Psychotherapie zu. Es kann also losgehen. Auf zur Gehirnwäsche! Sollen die Seelenklempner mal zeigen, was sie drauf haben. Mal sehen, ob die Kollegen auch den Dachschaden eines Arztes beheben können. Die

Kostenübernahmeerklärung schicke ich noch am selben Tag weiter an die Klinik. Nun muß ich mich gedulden, daß ein Therapieplatz frei wird. Die Oberärztin hält ihr Versprechen ein. Sofort heißt bei ihr sofort.

25. 8. 1995
Die Klinik schickt mir die Papiere zur Aufnahme. Stichtag für den großen Preis ist der 1. September, fast könnte ich sagen »Samstag in acht Tagen«. Das Timing ist ausgezeichnet. Die Sanierungsarbeiten in der Wohnung sind so gut wie beendet, ich kann also beruhigt die Koffer packen. Ich freue mich sogar auf die Psychotherapie, ich habe sie noch immer nötig. In der Post liegt auch ein Werbezettel einer Baufirma, die feuchte Mauern trockenlegt und Schwammsanierung betreibt. »Mal sehen, ob sie das mit dir in der Klinik auch hinkriegen«, sagt Sven.

1. 9. 1995
Die Gluthitze von Juli und August hat nachgelassen. Die Temperaturen sind erträglich geworden. Aber noch immer ist wunderschönes Sommerwetter. Ich bin auf dem Weg zur Psychotherapie. Schon von weitem leuchtet mir das knallrote Dach der neuerbauten Klinik entgegen. Sie befindet sich direkt am Ufer des Schweriner Sees.

Mein Blick erfaßt flaches Land, Felder, Wiesen, Wasser und Wald. Ich sehe urwüchsiges Mecklenburg und denke: Hier gehöre ich her, hier bin ich genau richtig. Nach anderthalb Stunden Autofahrt parke ich mein kleines Gefährt auf dem mit Schotter angelegten Parkplatz vor der Klinik. Und verletze damit bereits die Hausordnung, die ich vorab unterschreiben mußte. Anreise im PKW ist nicht erwünscht, stand darin geschrieben. Doch mit dem absichtlichen Verstoß gegen diese Regel erfülle ich zugleich den ersten guten Vorsatz, den ich für die Therapie gefaßt habe. Ich will lernen, Neinsagen zu können, nicht mehr nur das machen, was andere von mir erwarten. Ich will es schaffen, endlich meine eigenen Interessen zu vertreten. So sehe ich das. Doch mein Therapeut sagt später: »Ich vermute eher, Sie benötigen für alle Fälle ein Fluchtauto, Herr Deutsch.«

An der Rezeption stelle ich mein Gepäck ab. Eine gut frisierte Dame telefoniert mit der Aufnahmestation. Sie kündigt mich als Neuankömmling an und veranlaßt, daß ich abgeholt und auf meine Station, in mein künftiges Zimmer gebracht werde. Es dauert auch nicht lange und eine hüftschwingende Schwester in Hellblau schwebt die Treppe herab. Sie ist fröhlich gestimmt, faßt mich bei der Hand und zieht mich, »Herzilein, du mußt nicht traurig sein ...« pfeifend, hinter sich her. Wir durchschreiten einige Flure, verlassen über eine verglaste Brücke das mehrstöckige Haupthaus und kommen in einem kleineren Gebäude mit nur zwei Etagen an. Unterwegs gibt sie mir Hinweise, die ich zur Orientierung benötige. Die Räume, durch die wir gehen, sind von Licht durchflutet. An den Wänden hängen Bilder, und überall stehen Grünpflanzen. Die Einrichtung ist schlicht und nach meinem Geschmack stilvoll. Mir gefällt es hier auf Anhieb. Als ich Ron besuchte, habe ich wohl nicht so genau hingeschaut.

In der oberen Etage bleibt die Schwester am Anfang des Flurs stehen, macht eine gönnerhafte Geste und sagt: »Das ist Ihre Station. Die ganze Etage wird von Ihrer Gruppe bewohnt. Im Moment sind alle ausgeflogen, es ist noch Therapiezeit und jeder ist beschäftigt. Die meisten Zimmer sind Einzelzimmer, es gibt auch zwei Zweibettzimmer.« Sie öffnet eine Tür. »Hier ist die Küche. Dort essen Sie gemeinsam Frühstück und Abendbrot. Es gibt einen Plan, nach dem haben Sie alle reihum einen Tag lang Küchendienst. Immer zu zweit. Brot, Butter, Obst und so weiter bekommen Sie unten in der Großküche, und hier wird dann alles von Ihnen selbst zurechtgemacht. Nur die Mittagsmahlzeiten werden im großen Speisesaal des Hauptgebäudes eingenommen. Und jeden Donnerstagabend ist kaltes Büfett.« Dann schließt sie mein Zimmer auf. »Bitte einzutreten, Herr Deutsch!« ruft sie fröhlich und ihr rechter Arm macht eine einladende Geste, als würde sie mir bei »Geh aufs Ganze« den Hauptpreis in »Tor Drei« präsentieren. Und tatsächlich. Ich bekomme nicht den »Zonk«. Ich bekomme ein traumhaftes Einzelzimmer mit Seeblick. Mein Fenster ist noch zum Lüften weit geöffnet, und ich blicke auf eine grüne Wiese. Dahinter der Schweriner See. Auf dem Wasser schwimmen Enten und Schwäne. Die Sonnenlichter funkeln. Am Himmel Wattewolken. Alles ist perfekt. Das Zimmer, die Aussicht, die Umgebung. Ein wahres Sanatorium.

»Sie wohnen hier mit insgesamt 14 Patienten zusammen. Zwölf Frauen, zwei Männer«, spult die »hellblaue Schwester« ihren freundlichen Begrüßungstext ab. »Unsere Klinik kümmert sich im Hauptgebäude um alkoholkranke Patienten, in den beiden kleinen Häusern um psychosomatische Erkrankungen«, erklärt sie weiter. Dann kommt sie zum Schluß ihres Kurzreferats und faßt das Wesentliche noch einmal zusammen: »Nun richten Sie sich erst mal in Ruhe ein und werden Sie ein wenig heimisch hier. In zwei Stunden haben Sie Ihr Aufnahmegespräch bei Ihrem Therapeuten, der klärt Sie dann über alles Weitere auf. Und den Rest wird Ihnen die Gruppe ganz schnell beibringen. Viel Erfolg und gute Besserung. Wenn Sie uns brauchen, kommen Sie zur Aufnahmestation. Da ist immer jemand für Sie da.« Sie hat es eilig. »Ich habe keine weiteren Fragen, ehrwürdige Mutter«, rufe ich ihr nach. Ihr Lachen schallt über die Gänge.

Die zwölf Frauen begrüßen mich lautstark, als ihre Therapiezeiten beendet sind. Schnatternd wie die Enten vom See fallen sie in die mit Korbmöbeln ausgestattete Sitzecke im Vorraum zur Etage ein. Von zwanzig bis um die fünfundfünfzig ist alles vertreten. Ich trete ihnen in kurzen Hosen und T-Shirt gegenüber und werde von oben bis unten gemustert. Kurschattentaugliches Frischfleisch? »Na wenigstens mal ein richtiger Mann«, sagt eine von ihnen und klatscht fröhlich in die Hände. Mit unseren zwei Weicheiern ist eh nix anzufangen.« Sie stellt sich als Sabine vor. Ende Vierzig und Lehrerin aus Berlin. »Für meinen Geschmack viel zu wenig Männer in der Gruppe«, meint sie noch. »Für meinen auch«, seufze ich leise. Aber sie hat sich so in Rage geredet, daß sie meinen Kommentar überhört. »Ich heiße Epi«, sage ich und reiche artig meine Flosse im Kreis herum. »Epi Deutsch. Seid brav Mädels und laßt mich erst mal in Ruhe zu Ende auspacken. Wir haben noch einige Wochen Zeit zum Erzählen.« Damit flüchte ich in mein Zimmer und fahre fort, mein bißchen Zeug in die Regale und Schränke zu verteilen. Dann dusche ich mich erst mal kalt ab. Hoffentlich werde ich im Kreis dieser zwölf guten Feen nicht die böse dreizehnte, für die kein goldener Teller mehr übrig ist.

Nach dem Duschen zieht es mich an die frische Luft, um zu überlegen, wie ich hier am besten die nächsten Wochen überstehen kann. Unterwegs erschließe ich mir die nähere Umgebung. Ich gehe in die grüngefliese Schwimmhalle, schaue mir die Turnhalle an, finde einen lauschigen Raucherplatz und den Fernsehraum. Dann entdecke ich die Sauna und alle möglichen Therapieräume: Töpferei, Musikraum, Gestaltungstherapie, lese ich auf den Türschildern. Ich komme auch durch die chromblitzende Küche und den holzgetäfelten Speisesaal. In der Wäscherei lasse ich mir Bettwäsche und frische Handtücher geben. Der Rückweg führt mich am Sekretariat und den Räumen der Therapeuten und des Klinikdirektors vorbei. Meine kleine Entdeckungsreise macht mich immer neugieriger und ich spüre gute Laune aufkommen. Mit meinen Frauen werde ich schon klarkommen, denke ich. Dann ist es Zeit, beim Therapeuten an die Tür zu klopfen. Einzelgespräch zur Aufnahme nennt man das, was nun stattfinden soll.

Hinter einer Tür mit dem Schild »U. Bause – Allgemeinarzt und Gruppentherapeut« erwartet mich ein bekanntes Gesicht mit dunklen, Ruhe ausstrahlenden Augen, die zu einem jungen Mann gehören, in welchem ich einen meiner ehemaligen Studienkollegen wiedererkenne. Wir haben dieselben Vorlesungen und Seminare besucht, kennen uns aber eher vom Sehen, nicht näher. Wir bleiben beim Sie, auch wenn ein Teil unseres Lebens in etwa parallel verlief, was genug Nähe für ein Du schaffen könnte. Doch ein Arzt-Patienten-Verhältnis braucht auch die nötige Distanz, wissen wir beide.

Meine Person, meine Diagnosen und die Vorgeschichte kennt er aus den Akten, die aufgeschlagen auf seinem Schreibtisch liegen. »Wenn Sie lieber einen anderen Therapeuten wünschen, könnte ich das durchaus verstehen«, sagt er gleich nach der Begrüßung. Ich spüre, daß er im ersten Moment genauso unsicher ist wie ich. Aber warum sollte ich mir jemand anderen wünschen? Dieses besondere Verhältnis zwischen Nähe und Distanz kann doch nur gut für mich sein, überlege ich mir und frage ihn: »Bei wem sonst sollte ich so gut aufgehoben sein?« Ich merke, daß er sich über meine Frage freut. Seine Unsicherheit scheint plötzlich wie weggepustet, und nun bin auch ich nicht mehr aufgeregt. Er gibt mir ein kleines Heft, in dem ich alle meine Kurse und Therapien festhalten soll, die ich während meiner Zeit hier besuchen werde. Wöchentlich wollen wir den aktuellen Zustand meines Seelenkostüms auswerten. »Was erhoffen Sie sich von Ihrem Besuch in dieser Klinik?« fragt er mich. Einen Moment lang muß ich überlegen. »Zu erfahren, was mich an einen Ort wie diesen geführt hat«, sage ich dann. »Wo ich abgeblieben bin in den letzten Jahren. Warum ich immer mehr von der Wurst abbeiße, als ich kauen kann. Wo der, der ich einmal war, abgeblieben ist. Ich hoffe sehr, ihn wiederzufinden. Und wenn ich unzufrieden sein sollte mit dem, was ich da finde, vielleicht mein Verhalten zu ändern, oder zu versuchen, mich trotzdem so zu mögen, wie ich halt bin.« Ich komme mir vor, als würde ich ein Geständnis ablegen müssen und schäme mich. »Das ist eine Menge«, sagt er und nickt zustimmend. Obwohl seine schmalen Lippen ein eher skeptisches Naja ausdrücken. »Vielleicht schon wieder etwas zuviel. Nehmen Sie doch erst mal ganz kleine Happen«, schlägt er vor. »Verdauen Sie die und dann sehen wir weiter.«

Als wir auch auf das Virus zu sprechen kommen, macht er mir noch einen interessanten Vorschlag. »Versuchen Sie, Ihrem Virus ab und zu einen Brief zu schreiben. Teilen sie ihm alles mit, was Sie ihm schon längst einmal sagen wollten. Wenn Sie wollen, können wir dann darüber sprechen. Wenn nicht, wird es Ihnen vielleicht trotzdem helfen.« Dann legen wir noch gemeinsam fest, an welchen Therapien ich teilnehmen soll. Sport, Musik, Gestaltungstherapie und Bewegen nach Musik schreibt er in mein Heft. Täglich eine Runde Gruppengespräche sind sowieso Pflicht, dazu wöchentlich ein oder zwei Einzelgespräche mit dem Bezugstherapeuten, also mit ihm. Jeden Tag Tagebuch schreiben und ihm vorlegen, wie es auf dem Sachsenberg üblich war, muß ich anscheinend nicht. Bevor ich gehen kann, muß er mich in seiner Funktion als Allgemeinarzt auch noch körperlich untersuchen. Schritt für Schritt arbeitet er den Status ab und füllt den Befundbogen mit den klinischen Untersuchungsergebnissen aus. So wie ich es früher jeden Tag unzählige Male bei meinen Patienten tun mußte. Ich kann mich gar nicht mehr daran erinnern, wann ich das letzte Mal auf diese Weise untersucht worden bin. Merkwürdig, wenn einer einem aus medizinischer Indikation an den Eiern herumspielt und einem seinen Finger in den Hintern schiebt. Noch merkwürdiger, das alles mal wieder auf der anderen Seite der Barrikade erleben zu müssen.

Mein Therapeut geht sehr behutsam und diskret vor. Geschickt überspielt er die uns beiden unangenehme Situation und lenkt mich mit Fragen, die meine Anamnese ergänzen sollen, ab. Trotzdem bin ich froh, mich wieder anziehen und gehen zu dürfen. In seinem Blick entdecke ich beim Abschied etwas, das mich glauben läßt, in ihm die richtige Wahl getroffen zu haben.

Am Abend werfe ich mir ein Handtuch über die Schulter und gehe in die Schwimmhalle. Zusammen mit einer Frau um die Fünfzig ziehe ich meine Bahnen im Wasser. Sie ist braungebrannt, schlank und gut trainiert und schwimmt mir davon, obwohl auch ich kein schlechter Schwimmer und wesentlich jünger bin. Nach einer halben Stunde sind wir beide erschöpft und sitzen am Beckenrand. Wir stellen fest, daß wir der gleichen Gruppe angehören. Auf dem Flur unserer Etage haben wir schon Bekanntschaft gemacht, doch bei den vielen Gesichtern habe ich mir noch nicht jedes einzelne eingeprägt. Gundi, sie läßt sich von den anderen die »Old Lady« nennen, fragt mich unumwunden, weshalb ich hierhergekommen sei. Ich will nicht gleich am ersten Tag mit dem blöden Virus zur Tür hereinplatzen. Also sage ich nur, daß ich einen Selbstmordversuch hinter mir habe. Kaum ist das heraus, bekomme ich von der plötzlich sehr wütenden Frau zwei Ohrfeigen verabreicht. Sie schreit mich an: »Bist du bescheuert? Denkt ihr blöden Kerle eigentlich auch mal nach, was eine Mutter fühlt, wenn ihr der eigene Sohn so was antut?« Dann verschwindet sie aufgebracht und mit Tränen in den Augen im Umkleideraum. Die Backpfeifen brennen in meinem Gesicht und ich weiß gar nicht, was eigentlich los ist. Wieso rastet sie gleich so aus, frage ich mich. Hat sie ein Problem damit?

Zum Schwimmen habe ich jetzt keine Lust mehr. Der Tag war anstrengend genug. So viele neue Eindrücke. Es zieht mich erst mal in mein frischbezogenes Bett, wo ich mit den Armen unterm Kopf verschränkt daliege. Durch das angekippte Fenster höre ich ein leises Rauschen vom See, das so beruhigend ist wie die Augen meines

Therapeuten. ›Hallo Virus‹, denke ich, ›ich soll dir schreiben. Die Vorstellung, mich mit dir unterhalten zu können, gefällt mir. Ich wollte dir schon längst mal darauf antworten, was du mir mit deinen vier Buchstaben aus Nukleinsäure in meine Helferzellen schreibst. Du baust deine Lettern in mein Erbgut ein und bringst damit alles durcheinander. Du machst das Buch meines Lebens immer unleserlicher, wie ein Computervirus, und ich besitze kein Antivirenprogramm. Was hast du sonst noch mit mir vor? Willst du mich durch deine ständig steigende Auflage an Kopien bis zur Unkenntlichkeit verändern? Willst du mich prüfen? Willst du mich bestrafen, weil ich dumm war? Die Wahrheit ist, ich habe dich gewollt. Ich habe bewußt und absichtlich solange nach dir gesucht, bis ich dich fand und bei mir einließ. Du warst meine Todessehnsucht. Ich wollte dich mit allen Konsequenzen, habe meinen Arsch hingehalten und mich ohne Gummi ficken lassen. Mich zu erschießen oder aufzuhängen war ich wahrscheinlich zu feige. Was ich mir dabei gedacht habe? Gar nichts. Das ist ja das Problem, ich habe meinen Verstand nicht benutzt. Ich war wütend. Habe mit der bescheuerten Welt und mir selbst gehadert und nicht gewußt, daß ich der Bescheuerte bin, wenn ich so denke. Wenigstens bei einer wichtigen Angelegenheit meines Daseins wollte ich ein bißchen selbst mitmischen. Bei der Wahl der Waffen, bei der Frage, wie sterben. Jetzt höre ich dich laut lachen. Klar, auch diese Absicht ist nichts als Illusion. Ich kann nichts wirklich beeinflussen. Ich muß nur lernen, es zu akzeptieren. Ich höre dich gar nicht mehr. Warum bist du denn auf einmal so still? Übrigens weiß ich nicht, wie ich dich ansprechen soll. Laut meinem Befundzettel aus dem Labor bist du HIV, Subtyp 1. Typ gefällt mir. Klingt irgendwie nach einem tollen Kerl. Also werde ich dich Typ nennen. DAS Virus wäre mir sowieso zu geschlechtsneutral. Ich will nicht von einem Neutrum infiziert sein. Wenn überhaupt, dann soll es schon ein Kerl sein. Die Natur wollte mich ja unbedingt schwul. Also bitteschön.‹

2. 9. 1995
Als ich aufwache, wird in der Küche schon geschäftig mit Geschirr geklappert. Es riecht nach Kaffee und frischen Brötchen. Ich habe Hunger, Appetit auf ein gutes Frühstück und einen guten Morgen. Der beginnt mit der Platzzuweisung am Gruppentisch. Ich sitze zwischen Gundi, der naturbraunen Sportlady, die heute Küchendienst macht, und Carla, einer etwas hypertrophen Mittdreißigerin aus dem Westen, die fingerdicke künstliche Bräune ins Gesicht geklatscht hat. Ihr lautes Organ übertönt die ganze Tafel. Doch daran scheint sich niemand zu stören. Ich erfahre auch gleich, warum. Als Carla hier

ankam, war sie eine Piepsmaus ohne Stimmchen, die niemanden mehr an sich ranlassen wollte. Vor allem keine Männer. Irgendwelche schlimmen sexuellen Erlebnisse mit einen Chef, der sie ständig belästigte, hatten sie kleinlaut gekriegt. Was ich mir gar nicht richtig vorstellen kann, würden es die anderen nicht so eindringlich schildern. Auf mich wirkt diese Carla eher wie ein Männer verschlingender Vamp. Vorsichtshalber rücke ich mit meinem Stuhl ein wenig von ihr ab.

»Bist du bei Bausi oder Frau Girulat?« will eine der Frauen von mir wissen. »Bei Bausimausi«, murmele ich mit vollem Mund. »Ach, er kennt schon den Kosenamen unseres Lieblingsdoktors, wie süß!« quietscht gleich darauf eins der Mädels. »Er ist aber auch ein niedlicher kleiner Doktor, unser Bausimausi, nicht wahr?« fragt sie in schwärmerischer Verzückung in die Runde. »Ja, ein wirklich süßer Fratz«, resümiere ich. Einen Augenblick lang ist es still. Zwölf weibliche Augenpaare sind auf mich gerichtet. Ich muß etwas Klärendes sagen und tue es: »Damit das von Anfang an klar ist. Ihr braucht euch keinerlei Hoffnungen zu machen. Ich bin in festen Männerhänden!«

»Schade«, ist das erste Wort, das danach wieder am Tisch gesprochen wird. »Noch 'ne Tussi in diesem Hühnerschwarm«, stöhnt Sabine am anderen Ende der Tafel. »Na, dann hätten sie dich ja auch ins Zweimannzimmer aufnehmen können«, fügt sie hinzu und alle lachen. Das mit dem Zimmer verstehe ich nicht so richtig. Sabine klärt mich auf: »Neuankömmlinge werden zuerst immer ins Zweimannzimmer gelegt. Zur Eingewöhnung. Wenn jemand von uns abreist, rückt er dann ins Einzelzimmer nach. Darauf freut sich hier jeder, weil es zu zweit mit einer völlig fremden Person am Anfang immer Reibereien und Zwist um irgendwelchen spießigen Kleinkram gibt. Wir waren alle schon gespannt, ob ein Mann oder eine Frau kommt. Frau wäre ins Zweimannzimmer gesteckt worden. Monika wartet schon sehnsüchtig darauf, von Birgit wegzukommen. Da unsere Männer schon beide in Einzelzimmern wohnen, bekommt ein neuer Kerl logischerweise die Einzelkabine. Du hast also mächtiges Schwein gehabt«, schließt sie ihren Vortrag ab. Ich schaue mir diese Birgit an. Ich schaue mir diese Monika an. Sabine hat Recht. Großes Schwein gehabt!

Dann flitzt alles zur Tür hinaus. Ich helfe Gundi beim Abwasch. Nach ihrem Auftritt gestern will ich wissen, was er zu bedeuten hatte. Doch ich frage nicht, nehme nur das Geschirrtuch. Sie versteht sofort und erzählt, was ich wissen muß: »Mein Sohn hat sich das Leben genommen. Ohne ein Wort des Abschieds. Hat nicht gesagt, was ihm fehlt. Hat keine einzige Zeile als Gruß hinterlassen. Ist einfach so gegangen. Als ich ihn in seiner Wohnung besuchen wollte, trugen ihn die Männer vom Bestattungsinstitut schon zu ihrem Wagen hinunter. Ich mache mir immerzu Vorwürfe, irgendetwas falsch gemacht zu haben. Doch ich weiß ja nicht einmal, was überhaupt passiert ist.« Sie redet sehr leise und langsam, es fällt ihr unendlich schwer, darüber zu reden. Doch dann schlägt ihre Stimmung wieder um. Jetzt ist ihre Wut von gestern wieder wach: »Und du bist genauso einer!« schreit sie und bekommt einen Weinanfall. Ich lege mein Handtuch beiseite und nehme ihr behutsam den Abwaschlappen aus der Hand. »Komm mal her, Mutter«, sage ich vorsichtig. »Drück mich mal und verzeih mir bitte.« Dann schluchzen wir beide um die Wette.

3. 9. 1995
Meine Frauen hören nicht auf, mich zu nerven. Wollen wissen, wer ich bin, was ich tue, welche Probleme ich habe. Bisher bin ich für sie nur der kleine Junge in kurzen Hosen, der sie zum Lachen bringt, wenn die Stimmung am Nullpunkt ist. Meinetwegen sollen sie denken, was sie wollen, ich werde hier nicht den Doktor spielen. Sonst habe ich auf der Stelle gleich wieder dreizehn Patienten. Das ist das letzte, worauf ich Lust verspüre. Aber dann sage ich es doch und wieder lachen alle. Daß ich Arzt bin, halten sie für einen meiner gelungenen Späßchen. Na gut, so ist es mir auch recht.

4. 9. 1995
Ich bin in der Küche, um mir ein Stück Kuchen zu holen. Dort sitzt schon Heidelore, eine dickliche Großmutter mit Jungmädchenaugen und bläst Trübsal. Zum hundertsten Mal rührt sie ihren Kaffee um und verkündet dann: »Eigentlich darf ich gar keinen Kaffee trinken. Mein Blutdruck geht davon viel zu hoch und ich bekomme wieder Kopfschmerzen, daß mir schwindlig wird. Vor dem Schwindel habe ich solche Angst. Und von der Angst wird mir dann noch schwindliger.« Hastig schlürft sie ihre Tasse leer, um sie sich gleich darauf wieder zu füllen.

»Lore, du langweilst mich mit deinen banalen Jammertiraden«, knurre ich. »Sag lieber mal, was wirklich Sache ist. Du rennst hier wie Falschgeld rum, legst dich mit allen an, weil dir dein Zimmer nicht paßt, weil du mit deiner Zimmergenossin Simone nicht auskommst, weil das Essen dir nicht schmeckt. Was ist los mit dir?« Lore zögert nach meiner Zurechtweisung einen Moment, dann reißt sie sich zusammen und erzählt.

»Früher hatten mein Mann und ich in Erfurt eine kleine private Tischlerei. Für Kleinmöbel. Die waren zu DDR-Zeiten immer gefragt und alles lief prima. Wir haben unser ganzes Leben lang hart gearbeitet. Aber wir hatten auch viele Freunde. Im Segelclub, im Gartenverein. Du weißt ja, wie das früher war. Wenn du was produziert hast, was andere brauchten, hattest du viele Freunde. Von denen du auch wieder gekriegt hast, was du brauchtest. Muß ich dir ja nicht weiter erklären. Dann kam die Wende und unsere Möbel fanden keinen Absatz mehr. Unter unseren alten Bedingungen hätten wir auch kaum noch rentabel arbeiten können und Modernisierung hätte viel Geld gekostet. Mit Ende Fuffzig bekommst du aber keine Kredite mehr. Na egal. Es wäre so oder so nicht gelaufen. Da hatten wir noch Glück, daß wir beide in Vorruhestand gehen konnten. Außerdem haben wir ja noch unser großes Mietshaus, das auch ein bißchen was abwirft. Aber vor ein paar Monaten wurde ich auf der Straße überfallen. So ein paar Rotznasen haben mir die Handtasche geklaut. Ich bin böse hingefallen und habe mir ein Handgelenk gebrochen und die Halswirbelsäule verstaucht. Nun wird mir immer schwindlig, und ich bekomme Angst, wieder zu fallen und mich zu verletzen. Manchmal gerate ich darüber aus heiterem Himmel in Panik. Davon wird mir auch wieder schwindlig. Es ist ein Teufelskreis, mal so rum und mal so rum. Und alle Massagen und Physiotherapien helfen nicht. Der Bruch am Handgelenk ist verheilt, aber oft kann ich gar nicht richtig zufassen.«

»Vor Angst?« frage ich dazwischen. »Ja, vor Angst, daß es weh tun könnte«, nickt Lore. »Manchmal habe ich schon Angst, Angst zu bekommen«, klagt sie mit einem tiefen Seufzer.

»Das tut mir leid«, sage ich und nehme ihre Hand, um sie zu streicheln. »Aber Lore, weißt du was ich befürchte? Du hast den Wendekoller. Du bist verletzt worden. Nicht von diesen Arschlöchern, die dich beklaut haben. Sondern von denen, die dich und deine Arbeit überflüssig gemacht haben. Du hast die Trennung von all deinen vermeintlich guten Freunden nicht verkraftet. Heute machen die meisten ihr eigenes Ding und du hast nichts mehr, was andere gut gebrauchen könnten. Vielleicht solltest du dir mal richtige Freunde suchen? Du schmollst hier den ganzen Tag lang herum und raubst uns mit deinen ewig gleichen Geschichten noch den letzten Nerv. Aber guck mal zu den anderen. Die haben selbst so vieles durchgemacht und nicht heil überstanden. Du bist doch 'ne flotte und erfahrene Frau. Deine vier Enkelkinder, von denen du immer so stolz erzählst, brauchen dich doch. Gibst du eben denen deine Kraft und beziehst mal keine Polstersessel mehr.«

Meine Antwort paßt Lore überhaupt nicht. Vor lauter Wut trinkt sie den dritten Kaffee. Sie schnauft und ich weiß nicht, ob es schon am zu hohen Blutdruck liegt, daß es aus ihren Ventilen zu zischen beginnt. Lore will getröstet werden, bemitleidet und bedauert. »Du bist herzlos und gemein«, beschimpft sie mich und zieht ihre Hand aus der meinen. Ich stehe auf und stelle mein Geschirr in die Spüle. Ich lasse ihr nicht viel Zeit, auf mich einzudreschen, und sage mit aller Bestimmtheit, zu der ich fähig bin: »Ich bin nicht gemein. Ich sage dir nur ehrlich, was ich denke und wovon ich vielleicht ein wenig Ahnung habe. Ich mag mich irren. Gut. Aber wenn du die Absolution erteilt haben willst oder jemanden suchst, der sich deine übliche Show anschauen soll, mußt du dir einen anderen suchen.« Damit lasse ich Lore allein. Meine Sportstunde beginnt in wenigen Minuten.

7. 9. 1995
In der ersten Woche meines Klinikaufenthalts war ich als Neuankömmling noch von der Gruppentherapie befreit. Ab heute geht es zur Sache. Wir sitzen alle in einem großen Kreis zusammen. Zuerst muß jeder sagen, wie er sich fühlt, ob er damit zurechtkommt, wie er sich fühlt, was er sich für den Tag vornimmt und wie er das Vorgenommene vom Vortag in die Tat umgesetzt hat. »Blitzlicht« nennen die Therapeuten so eine Runde. Das Wichtigste aber ist, daß jeder für die Sitzung ein Thema hat, über das er sprechen möchte. Hat man eins, dann nennt man es und die anderen reflektieren darüber. Es geht nicht darum, das genannte Problem oder die Person zu bewerten, sondern seine eigene Phantasie zu dem Gehörten zu schildern. Damit das Problemkind sich mit den Augen der anderen sehen kann und sein Verhalten unter einem neuen Blickwinkel sieht und eventuell verändert. Eigentlich dieselbe Methode wie bei meinen ärztlichen Balintgruppen oder den Supervisionen im Beraterteam der Aids-Hilfe. Entsprechend meiner Vorbildung bin ich voller Vorurteile. Wird mir das hier weiterhelfen? Zunächst sage ich das, was alle sagen: »Mir geht's gut. Ich kann damit umgehen. Ich habe kein Thema. Ich nehme mir vor, heute zum Abendbrot für alle einen Salat zuzubereiten.« Das mit dem Salat freut die Gruppe. Mein Bezugstherapeut ist damit nicht zufrieden. Doch bewerten darf er nicht, jedenfalls nicht mit Worten. Braucht er auch nicht, seine Blicke sagen mir schon genug.

9. 9. 1995
Am Morgen überrascht uns die Psychotherapeutin Girulat mit einem kleinen Spielchen. Alle bekommen ein Blatt Papier mit Tesafilm auf den Rücken geklebt. Die sonst im Kreis stehenden Stühle stören und werden in einer Ecke übereinandergestapelt. Wir gehen alle im Raum umher. Jeder soll auf den Zetteln der anderen in wenigen Worten festhalten, wie er den anderen sieht, was er von ihm denkt,

was ihn erfreut, oder stört. Was ihm sympathisch ist oder was ihn an der Person aufregt, so, als ob man hinter dem Rücken des anderen tratscht. Irgendwann sind alle Blätter vollgeschrieben. Niemand weiß, wer was geschrieben hat, so gut kennen wir einander nicht, daß uns die Handschrift verraten würde. Die Therapeutin läßt uns die Stühle wieder aufstellen und Platz nehmen. Sie bittet uns, das Geschriebene vom Rücken zu entfernen. Wir sollen selbst entscheiden, was wir damit anfangen wollen. Für Gundi und mich gibt es keinen Moment des Zögerns. Ohne auch nur ein Wort von dem zu lesen, was uns da nachgesagt wird, zerreißen wir den Wisch in kleine Schnipsel. Beleidigte Blicke treffen uns. Die stets säuerlich dreinschauende Anne-Kathrin sagt in gewohnter Verbitterung: »Da hätte ich mir die Arbeit ja sparen können.« Gundi fährt ihr ins Wort: »Glaubst du wirklich, mich interessiert, was du dumme Kuh über mich redest?« Anne-Kathrin faßt sich sofort auf den Bauch, um ihre Magenschmerzen anzudeuten, die sie immer befallen, wenn sie von jemandem respektlos behandelt wird. Auch die übrigen Kleingeister fallen übereinander her. Acht kleine Schulmädchen streiten darüber, wem denn nun der schönste Spruch ins Poesiealbum geschrieben wurde. Anne-Kathrin, sie trägt immer lila Jogginghosen zu einem pinkfarbenen T-Shirt über wippenden Brüsten, schnappt nach Luft und immer mehr ein. Ständig liegt sie auf Lauer nach einer Kränkung ihrer Person durch böse Mitmenschen. Vor allem, seit ihr Ehemann sich ihr im Bett verweigert. Daß er bei einer immerzu beleidigten Leberwurst keinen mehr hochkriegt, kann ich vollauf verstehen. Ich frage mich, ob sie eigentlich morgens noch ab und zu in einen Spiegel schaut. Ein Gesicht, als ob sie ständig Zitronensaft trinkt. Dazu ihre unaufhörlichen Klagen. Heute Bauchschmerzen, morgen Reizblase, übermorgen Migräne. Sitzen wir mit ein paar Leuten in fröhlicher Runde in der Korbsesselecke und Anne-Kathrin hat das Gefühl, zu wenig beachtet zu werden, springt sie auf, schreit alle an, wirft mit irgendwelchen gerade greifbaren Gegenständen und zerstört die gute Laune der anderen. Das beherrscht sie perfekt. Zieht sie sich dann beleidigt in ihre Gemächer zurück, schafft sie es immer wieder, daß ein paar sich schuldig fühlende Weiber ihr nachrennen, um sie bettelnd wieder gnädig zu stimmen. Anne-Kathrin haßt mich, denn ich zolle ihren Launen keinerlei Aufmerksamkeit.

Ich höre, wie sie plötzlich schrill aufschreit: »Wer war das? Wer hat das hier geschrieben? Daß sich jemand so was traut. Das ist doch ...« Krebsrot im Gesicht stößt ihr Finger auf ein paar Worte. »Du bist für mich der Alptraum von einer Frau«, steht da geschrieben und »Bei dir muß auch der stärkste Mann die Lust verlieren.« Das könnte jeder geschrieben haben, denn Anne-Kathrins Geschichten kennt jeder.

»Derjenige, der das zu verantworten hat, kann sich bis heute abend bei mir entschuldigen«, sagt sie störrisch und blickt strafend in die Runde. Gundi, die sportliche Old Lady der Gruppe, lacht: »Wir sind doch hier nicht im Pionierferienlager, wo dir jemand 'ne Mark aus der Geldbörse geklaut hat«, weist sie Anne-Kathrin zurecht. Auch ich muß kichern: »Du mußt nicht lange suchen, Kathi«, treibe ich die Sache auf die Spitze. Den Namen Kathi kann Anne-Kathrin nicht ausstehen, weil sie nicht wie die bekannte Backmehlmischung aus DDR-Zeiten heißen will. »Der Satz ist von mir.« sage ich unbekümmert und gebe noch einen drauf: »Wenn ich so was wie dich den ganzen Tag über ertragen müßte, wüßte ich, warum ich schwul bin.« Eine Sekunde lang herrscht absolute Stille. Dann füllt tobendes Lachen den Raum. Anne-Kathrin würde jetzt gerne in Ohnmacht fallen. Doch erstens kriegt sie das auf Kommando nicht hin und zweitens würde sie dann während der Bewußtlosigkeit das Getratsche der anderen verpassen. Erst stampft sie mit dem Fuß, dann heult sie ein bißchen, doch entgegen meiner bisherigen Erfahrungen mit ihr beruhigt sie sich auffallend rasch. Sie verläßt auch nicht den Raum, wie sonst. Plötzlich scheint sie wie nach innen gekehrt.

Am Nachmittag ist Anne-Kathrin verschwunden. Wir machen uns schon Sorgen. Keiner weiß, wo sie abgeblieben ist. Als wir zum Abendbrot um den großen Tisch versammelt sitzen, geht die Küchentür auf, und eine junge Frau kommt herein. Mit kurzem, flott geschnittenen Haar, wo sonst eine ungebändigte Zottelmähne wirr herumhing. In Jeans und fescher Bluse, eine Sonnenbrille frech über die Stirn ins Haar geschoben, sieht sie irgendwie verwegen aus. Ein hübsches Lächeln, wo sonst nur eng zusammengepreßte Lippen ein bitterböses Gesicht teilten. Das ist Anne-Kathrin. Kaum wiederzuerkennen. Alle halten den Atem an. Keiner kaut mehr. Messer und Gabeln fallen auf den Tisch. Dann brandet Beifall auf und alle juchzen und jubeln durcheinander. Anne-Kathrin kommt auf mich zu und gibt mir einen kleinen Kuß auf die Stirn: »Heute Abend kommt mich mein Mann besuchen«, flüstert sie mir ins Ohr. »Kann ich mich so sehen lassen? fragt sie mich. »Er ist verloren«, hauche ich. Kathrins Wangen werden dunkelrot. In der Nacht wecken mich eindeutige Geräusche aus ihrem Zimmer direkt nebenan. Lustvolle Quiekser und wildes Stöhnen dringen zu mir. Es nimmt gar kein Ende. Ich schlafe beruhigt wieder ein. Er scheint wieder zu stehen, denke ich noch.

10. 9. 1995
Auch für das Verabschieden und die Begrüßung von Gruppenmitgliedern gibt es feste Rituale. Wir erheben uns dann von unseren Stühlen, fassen uns bei den Händen, daß der Kreis geschlossen wird.

Abreisende stehen im Zentrum und müssen versuchen, herauszukommen. Sympathieträger haben es schwer, den Menschenwall zu durchbrechen. Ungeliebte Gruppenmitglieder finden schnell eine Lücke, besonders dort, wo die Zuneigung am geringsten ist. Neuankömmlinge hingegen müssen von draußen in die Mitte vordringen, um aufgenommen zu werden. Sie sollen auf diese Weise Ängste vor fremden Menschen abbauen und spüren, daß man sie herzlich empfängt, indem man sie schnell einläßt. Aber sie können auch den Schock erleben, nicht willkommen zu sein. Sich dann dennoch durchboxen zu müssen, kann sehr hart sein.

Ich finde dieses Spiel grausam, es macht mich aggressiv, und nun bin ich an der Reihe, es mitzuspielen. Wahrscheinlich wird es mir nicht schwerfallen, in den Kreis einzudringen. Ich bin von allen Frauen schon längst gut aufgenommen worden. Eine nach der anderen hat mir bereits ihre Sorgen anvertraut, ohne daß ich mich aufdrängen mußte. Dennoch mag ich nicht mitspielen. Meine Aggression bringt mich dazu, provozieren zu wollen. Ich bleibe bockig auf meinem Stuhl sitzen und zeige nicht die geringste Bereitschaft, mich an dem Spektakel zu beteiligen. Die Frauen werden ungeduldig. »Epi, warum willst du denn nicht mitmachen?« Ich schleudere ihnen die Worte vor die Füße. »Ich gehöre nicht zu euch. Ich habe Aids, und ihr solltet euch vielleicht lieber vor mir vorsehen.« Im selben Moment könnte ich mich ohrfeigen. Darüber, daß ich solchen Blödsinn rede. Aber nun ist er heraus. Wie auch immer. Meine Weibchen lassen die Hände fallen. Sie sind entsetzt. Einige beginnen zu weinen. Andere verlassen den Raum, weil sie es nicht länger darin aushalten können. Auch Gundi ist unter denen, die rausrennen. Doch es gibt auch ein paar Unerschrockene. Die nichts mehr in diesem Panoptikum der Schicksale erschüttern kann, die nicht hilflos sind, wenn es darauf ankommt. »Bist du denn von allen guten Geistern verlassen?« schimpft die fallsüchtige Lore, die zu denen gehört, die bleiben und mich in den Kreis, oder das was davon übriggeblieben ist, hineinzerren. »Du bist doch unser einziger Hecht im Karpfenteich. Du hast uns doch aus dem Schlamm gejagt. Wer sonst? Nicht die Trauertussi aus der Musiktherapie mit ihrer blöden Volksmusike oder die Hupfdohle vom Sportunterricht ... Du bist unsere einzige Pille, die wirklich hilft. Warum willst du uns solche Angst einjagen? Und überhaupt. Muß ich dir klarmachen, was du mir über Selbstmitleid erzählt hast? Komm endlich!«

Nach der Gruppentherapie, ich schmiere mir gerade ein Brötchen zum zweiten Frühstück in der Küche, zieht mich Lore am Ohr und sagt: »Sei froh, daß du schwul bist und das Virus hast. Du kannst glücklich sein, daß du nicht jede Nacht in ein anderes Zimmer gezerrt wirst. Schon mal was von ›Vergewaltigung nach Musik‹ gehört? Wart's nur ab, wenn das erst mal in deinem Therapiebuch steht!« Augenblicklich bin ich wieder in bester Stimmung. »Dann rettet mir also Aids das Leben«, witzele ich und beiße in mein Brötchen. Das geht Lore dann doch zu weit. »Wie kannst du über so was noch Witze machen?« Die entrüstete Möbeltischlersgattin schüttelt den Kopf und schneuzt in ihr Taschentuch.

18. 9. 1995
Sven besucht mich in der Klinik. Ich habe ein paar Mark gespart und mir vorgenommen, heute nicht aufs Geld zu schauen. Ich weiß, wie gerne Sven auf Einkaufsbummel geht und fahre mit ihm nach Schwerin. In der City gibt es viele Kaufhäuser und Modeboutiquen. Wir probieren kuschelige Pullover und Jeanshosen an und suchen freche Unterwäsche aus. Sonst hat er immer Mühe, mich in ein Geschäft hineinzukriegen, diesmal muß er mich fast herauszerren. Am Ende unserer Tour durch die Läden sind wir beide von oben bis unten neu eingekleidet. Alles ist gut aufeinander abgestimmt, paßt tadellos. Sven freut sich so sehr, daß er nach langer Zeit wieder mal die Verkäuferinnen mit einem wuchtigen Damenhut ärgert. In einem Straßencafé trinken wir Capuccino, essen Himbeertorte und schauen uns die hübschen Schweriner Jungs an. Wir haben einen tollen Tag. Der Abschied fällt uns sehr schwer.

4. Therapiewoche, Ende September 1995
Nach den ersten vier Wochen Psychotherapie lasse ich meinen Immunstatus kontrollieren. In einem Mikroliter Blut verfüge ich jetzt über 1050 Helferzellen. Im Februar waren es noch 800. Also nicht schlechter geworden. Wenn man es mit ein wenig Optimismus deuten will, dann besteht eher eine Tendenz zum Besseren. Mit realistischen Medizineraugen gesehen, sind solche kleinen Schwankungen ohne Bedeutung. Wichtig ist, daß ich noch keine Medikamente zur Vorbeugung gegen irgendwelche drohenden Infektionen einnehmen muß. Und eine medikamentöse Frühbehandlung, die sich direkt gegen das Virus richtet, gibt es sowieso nicht. Die drei auf dem Markt befindlichen antiviralen Substanzen mit den für Laien nach Insektenvertilgungsmitteln klingenden Kurzbezeichnungen AZT, DDC und DDI werden erst in späten Phasen der HIV-Erkrankung eingesetzt, um die Überlebenszeit zu verlängern. Vorerst kann ich getrost ein Jahr bis zur nächsten großen Kontrolle vergehen lassen.

Im Gegensatz zu meinem Immunsystem habe ich nach vier Wochen Psychotherapie eher den Eindruck, es geht mir wesentlich schlechter. Meine Stimmung ist hundsmiserabel. Es fängt an, weh zu tun. Ich fühle mich so niedergeschlagen, daß ich angesetzten Therapiemaßnahmen fernbleibe und lieber spazierengehe, als mir das Gekeife der Weiber bei irgendwelchen banalen Streitigkeiten anhören zu müssen. Oder ich störe, wie damals in der Schule, als ich mir überflüssig vorkam, den »Unterricht«.

In der Gestaltungstherapie sollen wir uns künstlerisch ausdrükken. Technik und Thema frei wählbar. Da ich noch immer am liebsten Collagen gestalte, schneide ich aus Zeitschriften farbige Motive heraus, um sie dann zusammenzukleben. Ich zerfleddere Fernsehzeitungen, Wochenjournale, sogar eine Ausgabe des »Playgirl«. In der finde ich das Foto eines nackten Mannes. Träumend liegt er mit geschlossenen Augen in einem Sessel: wunderschön und mit prächtigem Schwanz. Dazu stelle ich den Werbetext meiner Hausbank, den vom Träumen, Vertrauen und dem Anfang von allem, der in vielerlei Hinsicht bezeichnend für meinen Weg in diese Klinik ist. Ich klebe beides zusammen und lege das fertige Bild auf den Tisch. Wie damals meine Klassenlehrerin, würde sich jetzt die Gestaltungstherapeutin am liebsten bei meinen Eltern zum Hausbesuch anmelden. Ihr pikiertes Gesicht spricht jedenfalls dafür. Mein Arzt und Bezugstherapeut, Studienkollege Bausimausi, sieht das hingegen ganz anders. Er freut sich über mein Bild und wertet es als Therapieerfolg.

5. Therapiewoche
Auf dem Parkplatz vor der Klinik rauche ich eine Zigarette. Ein Auto hält neben mir und bringt einen neuen Kandidaten zu unserer Spielshow an den Schweriner See. Als er aussteigt, erkenne ich in ihm einen meiner Patienten, den ich selbst in diese Klinik zur Therapie eingewiesen habe. Er stolpert mir vor die Füße und ist erst mal fassungslos, was ich denn hier zu suchen habe. Zuerst denkt er, ich arbeite jetzt hier. Daß ich genau wie er Patient sein könnte, begreift er nicht. Im Gespräch will er mich nach alter Gewohnheit als seinen Hausarzt konsultieren. Wie er es aus meiner Sprechstunde her kennt, zählt er mir seine Beschwerden und Wehwehchen auf. Das bringt mich auf die Palme »Ich bin hier Patient und kein Arzt«, schnauze ich ihn fast an. »Für Ihre Behandlung sind hier andere zuständig«, ergänze ich in einem sanfteren Ton und zeige zur Aufnahmestation hinauf. »Bitte wenden Sie sich an die Leute von der Klinik und verstehen Sie, daß ich mich im Moment nicht um Sie kümmern kann.« Die Sätze klingen kühl und distanziert. Doch nun versteht er endlich. Er läßt von mir ab, gibt mir die Hand und wünscht uns beiden gute Besserung. Seine Anwesenheit verletzt mich. Ich fühle

mich ihm gleichgestellt und komme mir wie ein Scharlatan vor, der sich selbst nicht helfen kann.

Nein, ich bin nicht glücklich darüber, daß er hier ist. Wo ich kann, gehe ich ihm aus dem Weg. Ich will nichts mit ihm zu tun haben. Daß ich mich nicht um seine Probleme scheren will, bereitet mir Schuldgefühle. Ethik und hippokratischer Eid, die können mir gestohlen bleiben. Doch solche Gedanken jagen mir noch mehr Schuldgefühle ein, machen mich noch wütender. Ein Kreislauf, den ich nicht zu durchbrechen imstande bin. Doch ich bin nicht der einzige, dem es so geht.

Eines Morgens kommt die junge Aufnahmeschwester mit einem Neuzugang in unsere Gruppe. Eine sehr kleine, um die Hüften ziemlich mollige Frau, deren Alter ich nur sehr schlecht zu schätzen vermag. Ihr Gesicht ist völlig verheult und von unzähligen verbrauchten Taschentüchern knallrot gescheuert. Sie ist aufgedunsen und total entstellt. Ihr ebenfalls sehr runder Mann begleitet sie. Die Angst vor dem, was sie hier erwartet, ist ihr deutlich anzusehen. Am liebsten würde sie sofort wieder mit ihrem Mann nach Hause fahren. Sie läßt ihn nicht eine Sekunde lang los. Er ist sehr liebevoll zu ihr, versucht sie zu beruhigen und zu trösten. »Es muß sein, Schatzi. Es soll dir doch wieder richtig gutgehen«, redet er beschwichtigend auf sie ein. »Du brauchst doch mal eine Pause«, sagt er zärtlich. Seine Zuneigung macht es ihr noch schwerer, sich von ihm zu lösen und ihre Zelte bei uns aufzuschlagen. Bille, so heißt die jämmerlich schluchzende Frau, muß von ihrem Mann nahezu losgerissen werden. Als die Schwester es endlich geschafft hat und er gegangen ist, stehen wir alle hilflos herum. Wie sollen wir dieses völlig hilflose Persönchen nur jemals wieder fröhlich stimmen?

Ich beschließe zu tun, was Großmutter und Mutter in solcher Situation getan haben. Ich mache Bille erst mal was zu essen. Kauen und dabei weinen, das schafft kaum ein Mensch. Auch Bille nicht. Ein paar Tränen kullern ihr noch in den Käsesalat, dann beruhigt sie sich. Am Abend stelle ich ihr meine Collage mit dem nackten Mann vor die Zimmertür. Wenn Sie morgen aufsteht, soll sie was zu lachen haben.

Am nächsten Morgen scheint die Welt für Bille anders auszusehen. Ich erkenne sie kaum wieder. Sie ist gesprächig geworden. Ihr Mundwerk steht kaum still. Doch ihre Mimik paßt nicht zu dem fröhlichen Geschwätz. Die schmalen Lippen sind wie ein dünner Strich in ihrem versteinerten Gesicht. Der Blick ist leer, und ihre Hände suchen ständig Halt. Mal am Stuhl, mal am Teller, mal nestelt sie am Kragen ihrer Bluse mit Glitzersternchen herum.

Bille hat mir ein großes Stück Kuchen hingestellt und erzählt mir, wie sehr sie über den Kerl auf dem Bild lachen mußte: »Ich arbeite bei einer großen Versicherung, die eine Tochter dieser Bank ist. Dort habe ich in den letzten Jahren eine Abteilung Stück für Stück aufgebaut. Und jetzt, wo alles funktioniert, wollen sie mich aus dem Job drängen. Ich bin zu klein, zu dick, nicht attraktiv genug für das Büro. Wie mir mein Chef zuletzt ganz unverblümt erklärt hat. Das Mobbing wurde ständig schlimmer. Dabei habe ich Tag und Nacht gearbeitet, die eigene Familie vernachlässigt, keine Freundschaften gepflegt, und plötzlich waren nur Menschen um mich herum, die mir ans Leder wollen. Und da kommst du mit diesem Spruch meiner Firma ... und ich kann wieder lachen. Ich glaube, es geht mir schon besser, obwohl ich gerade mal hier angekommen bin«, plappert sie.

»Aber vergiß nicht, dich auch richtig auszuheulen, dann erst kannst du wieder lachen«, rate ich. Kaum habe ich das gesagt, verfliegt ihre Freude, und Sekunden später sitzt mir die verzweifelt schluchzende Bille von gestern wieder gegenüber. »Warum sagst du so was?« klagt sie. »Weil ich dich mag«, antworte ich und nehme den Kuchen. »Wer mir so was Leckeres hinstellt, den mag ich immer.«

Am nächsten Tag treffe ich geheime Absprachen mit der Psychotherapeutin Girulat. »Ich muß mal einen Tag an die frische Luft«, sage ich. »Und ich nehme ein paar von den Mädels mit. Monika muß Fahrstuhl fahren und im Kaufhaus viele Leute ertragen lernen, damit sie sich die Phobie abgewöhnt. Bille muß mal was Schönes erleben und Frau Graf, die immer glaubt, niemand interessiert sich für sie, benötigt ein bißchen Zuwendung.« Daß ich auch Sebastian, einen jungen Burschen aus dem Nebenhaus mitnehmen will, erzähle ich ihr nicht. Ich muß schließlich auch an mich denken, mit Sebastian will ich mich ein bißchen näher anfreunden. Die Therapeutin ist einverstanden.

Ich benachrichtige alle Auserwählten und verabrede mich mit ihnen auf dem Parkplatz. Pünktlich zur vereinbarten Zeit steigen die Versammelten ins Auto. Keiner weiß, wohin es gehen soll. Ich fahre zunächst nach Schwerin, dann durch die Stadt hindurch auf die Autobahn. Anderthalb Stunden später steigen wir auf einem Parkplatz in Hamburgs City aus. Wir gehen zu den Landungsbrücken und machen eine Hafenrundfahrt. Dieser Altweibersommertag ist wie für uns gemacht. Wir sitzen auf dem offenen Deck des Ausflugdampfers und bestaunen die Silhouette der Hansestadt. Sebastian und ich beobachten drei Jungs, die neben uns sitzen und die ganze Fahrt über zusammen schmusen. Jeder mit jedem. Unsere Frauen scheinen nichts davon mitzubekommen. Sebastian und ich zwinkern uns zu und freuen uns über den Anblick dieser drei Turteltauben.

Später laufen wir an der Alster entlang und trinken unter den Arkaden Kaffee. Monika ist so überwältigt von der Schönheit der Großstadt, daß sie kaum mitbekommt, durch wieviele mit Menschen vollgestopfte Kaufhäuser wir sie zerren, daß sie mehrmals im Fahrstuhl mitfahren muß und daß sie gar keine nennenswerte Angst dabei verspürt. Frau Graf, die einzige, die sich von niemandem in der Gruppe duzen läßt, fühlt sich so gut in unserer kleinen Truppe aufgehoben, daß sie all ihre vornehme Zurückhaltung aufgibt, mit uns schwatzt und plaudert und sogar eine Menge von sich erzählt. Sie lebt seit vielen Jahren mit ihrem einzigen Sohn zusammen. Er ist flügge geworden und verließ das Nest seiner Mutter. Die schüchterne Frau mit dem hochaufgesteckten Dutt versteht die Welt nicht mehr. Sie leidet an der Einsamkeit und sehnt sich nach ihrem Sohn zurück. Sie ist am selben Tag in die Klinik gekommen wie ich. Bisher hat niemand ein Wort von ihr darüber erfahren, was sie bewegt und quält.

Bille genießt die Ablenkung von ihren Sorgen, und Sebastian sendet mir verliebte Blicke zu. Als wir vor einem Sexshop stehenbleiben, wird er mutig und zieht mich in den Laden. Zwischen den Regalen gibt er mir einen langen Kuß. Dann blättern wir ein paar Hochglanzmagazine mit Fotos von geilen Kerlen durch, und er freut sich, mal ganz er selbst sein zu können. Schwul, gut drauf und sich keine Platte darüber machen müssen, was andere dazu sagen könnten. Das nie gekonnt zu haben, hat ihn in die Klinik gebracht. Heute traut er sich und strahlt dabei über das ganze Gesicht. Ein fröhlicher, unbekümmerter Bengel, den ich gernhabe. Sebastian mag mich auch, ich spüre es deutlich. Wird es so bleiben, wenn ich ihm sage, daß ich positiv bin?

Am folgenden Abend sitzen Sebastian und ich am Seeufer auf einer Bank und füttern die Enten mit altem Brot aus der Klinikküche. Sebastian ist traurig. Die Gruppentherapie vom Vormittag hat ihn schwermütig gemacht. »Wenn ich mir doch nur nicht immer alles so zu Herzen nehmen würde«, stöhnt er. »Die Geschichten der anderen gehen mir immer total an die Nieren. Das heutige Programm wird mich wieder die ganze Nacht lang beschäftigen. Ramona hungert, weil sie der Meinung ist, beim kleinsten Kilo Übergewicht läuft ihr der Mann weg. Tilly fällt von einem Kaufrausch in den anderen, weil sie glaubt, daß sie mit den teuren Klamotten ihrer Kolleginnen mithalten muß. Die Schulden und die Schuldgefühle machen ihr Kopfschmerzen und die Kopfschmerzen haben sie abhängig von Spalttabletten gemacht. Heiner ackert sich für Eigenheim, Familienkutsche und teuren Karibikurlaub fast zu Tode. An seinem letzten Magengeschwür ist er beinahe verblutet. Und ich lasse mich von meinen Eltern und meinem Bruder so lange eine schwule Sau nennen, bis ich mir selber ans Leder gehe vor Scham und Angst. Ist das nicht alles idiotisch? Was stellen wir uns nur für dämliche Fragen? Wie dick darf ich sein, wieviel muß ich besitzen, wie schwul darf ich's treiben, um geachtet zu werden, um liebenswert zu sein ...? Sebastian wirft weiter Brot zu den Enten. Ich sitze zusammengekauert auf der Bank und habe die Arme über den hochgezogenen Knien verschränkt. »Und wieviele Viren darf man haben, um geliebt zu werden?« will ich wissen. Mitten im nächsten Wurf stoppt Sebastians Hand in der Luft. Das Brot fällt auf die Wiese. »Meinst du damit das, was ich jetzt denke?« fragt er mich mit weit aufgerissenen Augen. »Genau das wollte ich damit sagen«, erwidere ich und bin sehr verwundert, wie weniger Worte es bedarf, daß mich dieser noch nicht mal Zwanzigjährige versteht. »Diese Frage ist genauso blöd, wie die anderen«, lacht er bitter. »Und die meisten Antworten, die man zu hören bekommt, sind leider nicht viel intelligenter.« Er zieht mich von der Bank hoch und nimmt meinen Kopf zwischen seine Hände. »Du kannst so viele Viren in dir haben, wie du willst. Ich mag dich und wäre glücklich, wenn ich dein Freund sein könnte. Du nimmst mich immer ernst und bist dabei ein lustiger Kerl. Ich fühle mich wohl bei dir. Kein Virus kann daran etwas ändern, hörst du?« Dann gibt er mir einen langen Kuß auf den Mund. Ich geniere mich, wer weiß, wer uns hinter all den vielen Klinikfenstern zuschaut. Noch bevor ich etwas sagen kann, trifft Sebastian eine Entscheidung. »So, ich muß mich jetzt zur Teerunde bei meiner Gruppe einfinden. Und du gehst zu deiner abendlichen Schwimmstunde. Und heute nacht läßt du deine Zimmertür unverriegelt. Ich will dich endlich haben, klar?« Er schnappt sich seine Jacke und verschwindet über die Wiese ins Haus. Wieso ist oftmals alles so schwierig und dann wieder so unkompliziert, frage ich mich und starre auf den See, wo die Enten ihr Interesse an mir verloren haben, weil das Futter alle ist. Wieso, wieso, schnattern sie und schwimmen davon. Nak, nak, nak – so ist es nun mal!

Als Sebastian auf Zehenspitzen ins Zimmer huscht und unter meine Decke kriecht, spüre ich kleine elektrische Schläge. Seine Haut ist weich, seine breite Brust hat viele kleine schwarze Haare. Äußerlich ist er noch ein Junge. Alles an ihm ist straff und fest. Seine Hände sind einfühlsam, zärtlich und alles andere als unerfahren. Schon nach wenigen Berührungen wissen sie, was mir gefällt, wonach ich mich sehne. Dieses Wissen bauen sie Schritt für Schritt zu einem Spiel auf, das mich gnadenlos in den Wahnsinn treibt. Ich genieße diesen Wahnsinn, jede Faser meines Körpers schreit danach. Sebastian geht es nicht anders. Er gönnt mir eine Pause und nun bekommt er, was seine Gefühle fordern. Irgendwann bleibt mir die Luft weg und ich renne ans Fenster. Ich reiße es weit auf und atme tief durch. Glückshormone schütteln mich, ich zittere am ganzen Leib. »Frierst du?« fragt Sebastian und zieht mich zurück ins Bett. »Wenn du wüßtest, wie warm mir ist«, flüstere ich und lege meinen Kopf auf seine Brust. »Ich dachte, alle Männer würden mich nur noch als Virenschleuder betrachten. Freundschaft halten o. k., aber Sex? Sven bin ich in letzter Zeit nur noch aus dem Weg gegangen, ich hatte Angst, ihn anzustecken. Daß du mich trotzdem willst, hätte ich nie für möglich gehalten.« Seine Hände streicheln meinen Kopf. »Daß du einen dummen Boy wie mich mit nach Hamburg fahren läßt, mit mir spazierengehst, mit mir gemeinsam Bilder in einer Ausstellung anschaust und mich nach meiner Meinung fragst, das hätte ich nie für möglich gehalten. Ich war immer nur der junge Knackarsch für die Kerle in der Szene, die ich nur heimlich aufsuchen konnte. Seit meinem vierzehnten Lebensjahr wurde ich dort von einem Bekannten zum nächsten weitervermittelt. Zugegeben, ich war nicht abgeneigt, neue Schwänze kennenzulernen. Heute den, morgen den, ich habe es genossen. Bis mir mal aufging, wie oberflächlich das alles ist. Sex ist eine geile Sache, aber immer ohne Liebe? Von meiner Familie wurde ich verachtet, als sie es herausbekam. Ich kam mir wie der letzte Dreck vor. Ich hätte manchmal vor mir selber ausspucken können. Dann bekam ich Schiß, mich bei meinen Fickereien infiziert zu haben. Ich hatte eine Höllenangst. Von meiner Sippe auf die Straße gesetzt und aus der Szene verstoßen, so habe ich mich enden gesehen. Ich fing an zu stottern, bekam ständig Krampfanfälle, mußte meine Lehre abbrechen. Bis mir eine Psychologin half. Sie riet mir zum Test, der negativ war. Dann sprach sie mit meinen Eltern und hat ihnen so sehr ins Gewissen geredet, bis sie beinahe stolz waren, einen schwulen Sohn zu haben. Und nun bin ich hier und mit dir zusammen, stottere kaum noch und bin richtig happy. Bei dir komme ich mir wichtig vor, weißt du eigentlich, wie toll das ist?« Als Sebastian für einen Moment zur Toilette ins Bad geht, stehe ich auf, um das Fenster wieder zu schließen. Bevor ich den Vorhang zuziehe, schaue ich noch einmal in die sternenklare Nacht hinaus. Ein Stern fehlt, stelle ich fest. Der ist vom Himmel gefallen, mir direkt in die Arme.

3. 10. 1995
Beim morgendlichen Rasieren höre ich im Radio den Kanzler von der »Vollendung der inneren Einheit« reden. Meine innere Einheit vollenden, das würde ich auch gerne, denke ich beim Abschaben des Rasierschaums von Wangen und Kinn. Die innere Teilung in

meinem Kopf überwinden, diese Spaltung meines Dickschädels in Ostvergangenheit und Westgegenwart, in Sosein wollen und Anderssein müssen, in Sehnsucht nach Leben und Sehnsucht nach Tod. Ich bezweifele sehr, daß ein Volk es schafft, wozu ein Einzelner nicht imstande ist. Das denke ich und spüle Schaum samt Kanzler durch den Abfluß des Waschbeckens. Dann gehe ich zum Frühstück. Ein festlich gedeckter Tisch erwartet mich. Unzählige Teelichter brennen im ansonsten noch dunklen Raum. Es ist erst sieben Uhr. Richtig, ich habe ja Geburtstag.

Doch nicht nur Kerzen strahlen mir entgegen, auch die Augen aller meiner Frauen und die von Sven, der zu Besuch ist. Und auch Sebastian ist gekommen.

Auf dem Geburtstagstisch stehen Blumen und jede Menge kleiner und großer Geschenkpäckchen. Jeder hat etwas für mich mitgebracht. Eine Torte. Ein Buch. Ein selbstgemaltes Bild. Eine CD mit Liedern von Milva. Ein paar Fotos von der Hamburgfahrt. Silke hat Topflappen gehäkelt. Ich hatte erzählt, daß ich meine vor wenigen Wochen zu Hause beim Kochen völlig verbrannt habe. Jeder der Anwesenden hat mir geschrieben: entweder einen langen Brief, ein Gedicht oder eine Karte. So ein Geburtstagstisch wurde mir noch nie gedeckt. Alle haben an mich gedacht und wollen mir Freude bereiten. Ich bin total überwältigt. Das ist ihnen wirklich gelungen. Eigentlich mag ich Geburtstage nicht besonders, aber so schön wie dieser Tag beginnt, da mag ich sie doch.

Beim Kaffeetrinken und Torteessen sitzt Sven zu meiner Linken und Sebastian zu meiner Rechten. Sie haben beide ihren Platz in meinem Herzen. Das wissen sie und deshalb gibt es keine Probleme mit dieser Sitzordnung.

Sven kann diesmal nicht lange bleiben. Für ihn soll sich heute ein Traum erfüllen. Zum ersten Mal in seinem Leben fliegt er nach Amerika. Miami Beach, Florida ist sein Ziel. Ich habe ein bißchen von meinem Krankengeld gespart, um ihm eine Zwei-Wochen-Reise zu schenken. Er hat immer zu mir gehalten, obwohl er in den letzten Monaten durch mich so viel erleiden mußte. Soll er seinen Jahresurlaub zu Hause absitzen und jeden Tag mit mir telefonieren oder in die Klinik kommen? »Amüsier dich mal richtig. Vielleicht triffst du einen netten amerikanischen Boy, bei dem du mal all die Alltagssorgen mit mir vergißt. Vielleicht tankst du dadurch auf und findest so neue Kraft, es auch weiterhin mit mir auszuhalten«, sage ich zu Sven beim Abschiednehmen. »Schlawiner!« entgegnet er. »Du schickst mich doch nur so weit weg, damit du mit Sebastian zusammensein kannst und ihr eure Ruhe vor mir habt. Sei ehrlich, du brauchst ein gutes Alibi.« Ich werde rot, obwohl es nicht stimmt, was er sagt. Die Reise war längst beschlossene Sache. Sven gibt mir einen Kuß. »Na, laß mal gut sein«, meint er. »Alles, was dich wieder richtig auf die Beine stellt, ist mir willkommen. Hauptsache, ich bekomme meinen alten Freund und Busenkumpel wieder. Und wenn dir Sebastian dabei hilft, kann ich ihm nur dankbar sein.« Darauf bekommt auch Sebastian einen Kuß von ihm. Sven ist aufgeregt. Noch nie hat er allein eine so weite Reise unternommen. Sebastian ist auch aufgeregt. Noch nie hat ihn ein verheirateter Mann geküßt. Sven kullern ein paar Tränen über die Wangen. Wir versprechen uns, gut auf uns aufzupassen. Als sein Auto vom Hof fährt, bin ich nicht der einzige, der ihm lange nachwinkt. Sogar meine Frauen schwenken ihre Taschentücher. Sie haben Sven gleich in ihr Herz geschlossen. Lore hat ihm eine Flasche Sonnenöl in den Rucksack gesteckt, Bille hat ihm ein Stullenpaket gemacht, und Gundi läßt ihn erst abfahren, nachdem er ihr die Kondome im Koffer gezeigt hat. »Einer in der Familie reicht«, sagt sie streng.

Dann gehen wir zurück in die Küche und frühstücken noch ein bißchen weiter. Bei frischem Kaffee studiere ich die Post. Mutter hat in ihrem Geburtstagsbrief die Kopie eines Horoskops für mich mitgeschickt. Besonders der erste Abschnitt scheint voll auf mich zuzutreffen:

Urlaubstyp: Sie suchen ausgewogene Landschaften wie die Toskana oder einen Palmenstrand mit Blick auf die ins Meer fallende Abendsonne wie auf den Fidschiinseln. Ebenso wichtig sind Menschen mit heiterem, ausgeglichenen Temperament. Wenn Sie nicht mit einem Lover oder gutem Freund unterwegs sind, sollten Sie sich wenigstens ein Hotel oder einen Ferienclub mit Niveau gönnen. Das höchste der Gefühle ist für Sie eine Urlaubsliebe. Fernab vom grauen Alltagseinerlei das Reich der Sinne zu bereisen, bringt Sie Ihrer Venus ganz nah ...

Es ist Feiertag. Die meisten Therapeuten und alle anderen Angestellten haben aus Anlaß des Tages der Einheit frei. Deshalb fallen auch die Therapien aus. Nach dem ausgiebigen Geburtstagsfrühstück fahre ich mit Bille, der Versicherungstante von der vertrauenerheischenden Bank, an die Ostsee. In Rostock will ich bei der Gelegenheit zu Hause ein paar Sommersachen gegen herbstgemäße Kleidung austauschen. Die neue Straße durch den Fischereihafen ist fertiggestellt und für den Verkehr freigegeben. Am Klinikberg halte ich an und zeige Bille, wo ich die letzten Jahre gearbeitet habe. Wir sind ganz allein dort oben, auch hier haben heute alle frei, und gehen über die neue Fußgängerbrücke zu »meinem Ärztehaus«.

Als die neuen Straßen und Wege durch den Hafen projektiert und beim Land dafür Fördermittel beantragt wurden, hatte ich mich bei den Planern dafür eingesetzt, daß diese Brücke, ein altes Projekt aus DDR-Tagen, Berücksichtigung finden sollte. Den Patienten würde sie einen direkten Zugang von der S-Bahn zum Haus ermöglichen, und auch Rollstuhlfahrer könnten uns mühelos erreichen. Nun sind diese Pläne Wirklichkeit geworden. Doch ihren eigentlichen Zweck erfüllt die Brücke nicht mehr. Bevor ich traurig werden kann, hält ein Auto auf dem Hof. Ein gutgekleideter Herr steigt aus. Dem Kennzeichen seines Wagens nach zu urteilen, kommt er aus dem Westen der Republik. Er ist sehr redselig und gibt vor, den Berg kaufen zu wollen. Aus dem alten Kindergarten will er eine Gaststätte machen. Er zeigt in Richtung S-Bahnhof. In unmittelbarer Nähe zum Klinikberg haben die Bauarbeiten für das erste »Dirnenwohnheim« der Stadt begonnen. Ein Puff, in dem die anschaffenden Mädchen wie in einem Hotel ein Zimmer mieten und auf eigene Rechnung arbeiten können. Ohne Zuhälterei und Rotlichtmilieu, nach einem für ganz Deutschland beispielgebenden Modell. Bille kann gar nicht glauben, was sie da zu hören bekommt. Ich frage mich, ob sich der Klinikberg eines Tages zum versorgenden Hinterland im künftigen Sperrbezirk entwickeln wird. Aber eigentlich interessiert mich das nicht mehr. Seltsam, ich bin nicht mal richtig wütend. Der Gedanke belustigt mich sogar. Ich lasse den Mann reden und steige mit Bille ins Auto.

Am Strand reißen wir uns die Kleider vom Leib und rennen ins kalte Wasser. Nach dem kurzen Bad legen wir uns an diesem frühherbstlichen Sonnentag in den warmen Sand. »Ich liebe das Meer«, sagt eine vor Glück strahlende Bille. »Du weißt gar nicht, wie wunderbar es für mich ist, daß wir hierher gefahren sind. Wenn ich jetzt noch etwas tun könnte, um vergessen zu machen, was du auf dem Berg alles aufgeben mußtest, wäre mein Glück perfekt.«

»Nichts leichter als das!« rufe ich und Bille reißt erstaunt die Augen auf. Ich schnappe mir einen kleinen trockenen Zweig, schwinge ihn wie einen Zauberstab durch die Luft und murmele, wie ich es schon als kleiner Junge tat, beschwörende Worte: »Miriam und Piriam. Piriam Paratschi. Tschili Tschala Batschi. Hipp und Hopp!« Das ist der Zauberspruch von Öcsi, dem Knirps aus einem ungarischen Märchenfilm. Den Spruch hat er von Tschilitschalabatschi, einem alten Zauberer, der sich um Öcsi kümmert, weil er ganz allein auf der Welt ist. Öcsi zaubert sich damit allerlei Unsinn zusammen, bis er erkennt, daß man das Leben auch ganz ohne Zauberer meistern kann. Denn das Leben selbst ist Zauberei.

Nun bin ich schon 6 Wochen in Behandlung. Bille und ich sitzen uns im Küchenraum beim Frühstück gegenüber. Um uns herum ist wieder einmal Krieg ausgebrochen. Ein paar Neue sind angereist. Zum hundertsten Mal geht es um die Aufteilung der Zimmer, wer nicht mit wem kann und warum. Die eine schnarcht, die andere war früher bei der Stasi und die dritte, eine vornehme Dame aus dem Westen, will mit so was nicht dieselbe Luft atmen müssen. »Über all dem Gezänk um Nichtigkeiten vergessen die Streitzippen vermutlich sogar ihre Krankheiten und warum sie überhaupt hierhergekommen sind«, meint Bille mißlaunig und hat kein Verständnis für ihre Geschlechtsgenossinnen. »Doof bleibt eben doof«, sagt sie. Laut genug, daß es ein paar Frauen hören können. Nun lassen sie voneinander ab und stürzen sich auf Bille. Wir verlassen fluchtartig die Küche und suchen das Weite, indem wir zum Einkauf nach Schwerin fahren. Dort finden wir in einem Buchladen einen Aufsteller mit lustigen Postkarten. Auf einer der Karten entdeckt Bille eine Karikatur: Maren Gilzer, mit Preisschild am Edelfummel, dreht wie gewohnt die Buchstaben am Glücksrad. Davor drei knollennasige Ratekandidaten. Auf der Buchstabenwand sieht man ein fast aufgelöstes Rätsel: »DOOF BL_IBT DOOF« Bis auf das fehlende E sind alle Buchstaben erraten. Die Knollennase in der Mitte ist dran. »Ich kaufe ein A!« steht unter dem Bild.

Bille pullert sich vor Lachen fast ein, und auch mir fällt es schwer, ernst zu bleiben. Die Karte nehmen wir natürlich mit und hängen sie an die Pinnwand in der Stationsküche. Wenn jetzt wieder hirnrissiger Streit ausbricht, sagt Bille bloß noch: »Ich kaufe ein A!« und wir wissen, was damit gemeint ist. Was den Vorteil hat, daß niemand mehr über uns herfällt, weil wir es wagen, uns einzumischen.

Ende Okober – 7. Woche hier
Noch immer gibt es auch eine Menge Tage, an denen ich miese Laune habe. Dann bin ich entweder aggressiv und provoziere die Gestaltungstherapeutin mit deprimierenden Bildern oder verkrieche mich in mir selbst und meinem Zimmer und gehe erst gar nicht zur Therapie. Ständig schwanke ich zwischen den Extremen in meinen Gefühlen hin und her. Oft weiß ich nicht, wo das plötzlich herkommt. Meist will ich es auch gar nicht wissen. Wahrscheinlich ist es nichts weiter als ein Seelenschmerz, der sich ab und zu meldet. Auch ein gebrochenes Bein schmerzt beim Zusammenwachsen immer wieder, um daran zu erinnern, daß es nicht zu sehr belastet werden darf und noch geschont werden will. Mir ist klar, daß sich keiner in sieben Wochen von Grund auf ändern kann. Auch die Wirklichkeit ist keine andere geworden, höchstens mein Abbild von ihr.

Wenn Sebastian abends in mein Bett kriecht und wir die ganze Nacht über kuscheln, ist es wunderschön. Kein Virus, das zwischen uns steht. Sebastian gibt mir manchmal das Gefühl, als wäre es gar nicht mehr vorhanden.

Am Morgen meiner Abreise, ich kämme mir im Bad die Haare, dringt Musik vom Zimmer gegenüber zu mir. Sie kommt aus Billes Stube. Wir hören morgens immer denselben Sender, wenn wir uns fürs Frühstück zurechtmachen. Das Lied, welches in den kleinen Innenhof schallt, kenne ich gut. »Eines Morgens, eines Tages reibst du dir aus den Augen die Nacht ...« Es ist eines meiner Lieblingslieder. Gitte Haenning singt es.

Ich ziehe die Gardine zurück, stoße das Fenster weit auf, schalte mein Radio ein und singe mit. Weithin schallt es über den Hof, die Wiese und den Schweriner See:

»*Eines Morgens, eines Tages öffnest du deine Fenster dem Licht.*
Und sagst nochmal ›Ja ich wag es!‹ und glaubst wieder, was der Tag dir verspricht.
Eines Morgens, eines Tages kämmst du dir deinen Schmerz aus den Haar'n
und fühlst dich nicht mehr geschlagen und willst wieder etwas Neues erfahr'n.
... Nimmst du nicht mehr in Kauf, bloß ein Holzstück zu sein, daß den Strom abwärts treibt ...«

Bille erscheint im Rahmen ihres Fensters. Sie lacht, als wir uns Lebwohl sagen. Wir versprechen uns gegenseitig, nie mehr im Leben ein A zu kaufen, oder uns eins andrehen zu lassen.

1. 11. 1995
Entlassung im psychisch stabilisierten Zustand, steht in meinen Entlassungspapieren. Eine Sicherung des erzielten Therapieerfolgs mittels ambulanter Psychotherapie wird empfohlen. Eine Arbeitsfähigkeit scheint auf diesem Weg für den Patienten mittelfristig erreichbar.

Im abschließenden Einzelgespräch bedankt sich mein Therapeut bei mir: »Es war sehr interessant, mit Ihnen zusammenzuarbeiten«, sagt er, und ich weiß nicht recht, ob er nun die Arbeit an mir oder meine Mitarbeit an der Therapie unseres Frauenvereins meint. »Ich habe mich zu bedanken«, erwidere ich und meine es ernst. Dann füge ich noch etwas hinzu, das nicht so ganz ernst gemeint ist: »Ich bedanke mich auch für das Praktikum im Fach Psychotherapie. Nach ungefähr acht Wochen ist mir klar geworden, was es bedeutet, wenn Sie sagen, daß Sie eigentlich nichts weiter als Hilfe zur Selbsthilfe bieten. Man treibt ein paar Leute mit ähnlichen Problemen unter einem Dach zusammen und beobachtet, wie sie sich unter den Zwängen einer »Notgemeinschaft Klinik« zusammenraufen und zwar solange, bis sie vergessen haben, wo ihr Problem war, beziehungsweise erkennen, daß ihnen eigentlich gar nichts fehlt.« Als wir uns Auf Wiedersehen sagen, schaue ich noch einmal in seine dunkelbraunen Augen. Schade, daß ich sie nicht mitnehmen kann. Ich könnte sie gut gebrauchen, wenn ich mal wieder Beruhigung nötig habe. Aber das sage ich meinem Therapeuten nicht.

Für meine Behandlung rechnet die Klinik über 17 000 Deutsche Mark bei der Krankenversicherung ab. Mir ist weder ein Hüftgelenk eingesetzt worden, noch hatte ich eine Blinddarmoperation. Daß etwas »nicht Wirkliches« zu beseitigen so teuer sein kann? Möglicherweise hat man mir, ohne daß ich es merkte, eine neue Seele verpaßt, einen die Wirklichkeit entzerrenden Hochleistungsfilter mit Weichzeichnereffekt eingesetzt. Hoch lebe die Hightechmedizin! Was so teuer ist, muß gut helfen. Sechzig Tage Hotel à 300 Mark.

8. 11. 1995
Ich bin wieder zu Hause und muß mich dem Alltag stellen. Bereit bin ich dazu. Her mit ihm!
 Die Kassenärztliche Vereinigung hat meine Zulassung als Vertragsarzt ausgeschrieben. Es gelingt mir nicht, einen Nachfolger zu finden. Zu viele von denen, die bereits niedergelassen sind, kämpfen schon ums nackte Überleben. Außerdem sind noch zwei Praxen zu haben und auch deren frühere Betreiber werden sie nicht los. Dank Gesundheitsstrukturreform ist so ein Betrieb heute keinen Pfifferling mehr wert. Vom Verkaufserlös seine Rente oder die Krankheitstage finanziell abzusichern, kann sich der Vertragsarzt aus dem Kopf schlagen. Wer sich niederläßt, muß das nötige Kleingeld dazu von vornherein »übrig« haben. Vom Erbe der Großmutter oder noch besser von Frau Tietze-Ludwig aus dem deutschen Lottoblock. Alles andere ist viel zu riskant.
 Zunächst unterstützt mich die Kassenärztliche Vereinigung, indem sie das Ruhen der Zulassung verlängert. So bleibt mir eine Frist, mit meinem letzten Pfund zu wuchern.

1. 12. 1995
Auf einer Veranstaltung zum Welt-AIDS-Tag spreche ich zum ersten Mal in der Öffentlichkeit über mein Leben mit HIV. Ein Reporter vom Radio moderiert eine Art Podiumsdiskussion. »Was wäre, wenn ein Positiver kurz nach Erfahren seines Testergebnisses in unsere Stadt kommt? Wer ist für ihn da, was hat er zu erwarten?« fragt er die etwa zweihundert versammelten Zuhörer im Theater des Friedens, einem alten Rostocker Kino. Die Art, wie er die Fragen stellt,

weckt Interesse. Die Veranstaltung verspricht, spannend zu werden. Sie mißlingt aber zunehmend, als es nur noch um Dinge wie Geld für Projekte, Wichtigkeit und Zuständigkeit von Behörden und Vereinen, Kompetenzgerangel und ähnliche Unerfreulichkeiten geht. Ein junger Mann steht entnervt auf und bringt seinen Zorn darüber zum Ausdruck. »Sie reden hier von allem Möglichen, nur nicht von den Menschen, die leiden und sterben müssen.« Er ist sehr erregt, verliert fast seine Beherrschung. Als ich ihm sage, daß ich sein Mißbehagen teile, beruhigt er sich. Dann gebe ich mich als einen von den Leidenden und Sterbenden zu erkennen, »der eigentlich noch recht lebendig ist und keinesfalls so schnell in die Kiste möchte, wie Sie es hier heraufbeschwören«, sage ich, und die Stimmung steigt wieder. Während ich von mir erzähle, habe ich das Gefühl, über einen anderen zu reden. Merkwürdig ist auch, bei einem so ernsten Thema Leute zum Schmunzeln bringen zu können. Als ich zu Ende gesprochen habe, scheint es mir, als wäre ich endgültig über den Berg.

Während der Pause spricht mich der Herr, der im Podium still neben mir sitzt, an. Er ist Amtsleiter für Gesundheit und Soziales und ganz erstaunt. Ich wäre also jener Arzt aus dem Fischereihafen, der damals bei der Stadt um Hilfe beim Aufbau einer Schwerpunktpraxis gebeten hätte. Na ja, damals war noch kein Bedarf da und überhaupt und sowieso. Ich erzähle ihm einige Einzelheiten der Hausbaugeschichte. Zu meiner Überraschung zeigt er sich bestens informiert, weiß über sehr viele Details genauestens Bescheid. »Daß aber alles derart kompliziert wäre, hat die Stadt wohl unterschätzt«, gibt er freimütig zu. Mit der Stadt meint er wohl sich, Funktionäre sprechen ja gern im Plural. Ich weiß darauf nichts zu erwidern. Ich habe beim Apfelessen in eine faule Stelle gebissen. Also spucke ich den Bissen aus und versuche weiterzuessen, als wäre nichts geschehen.

Weihnachten 1995
Kaum, daß wir am ersten Feiertag die obligatorische Ente verputzt haben, fängt Sven genauso obligatorisch an zu jammern: »Ach ja. Nun ist das schöne Weihnachtsfest auch schon fast wieder vorbei.« Ich schenke uns gerade etwas Rotwein nach und nutze die Gelegenheit zu der altbekannten Frage, wobei ich die Flasche gegen das Licht der Kerzen halte: »Ist diese Flasche deiner Meinung nach halb leer oder halb voll?«

»Schon halb leer«, kommt es von Sven wie aus der Pistole geseufzt. Ich stelle die Flasche auf den Tisch und stoße auf mich selbst an. »Zum Wohl, Epi! Darauf, daß diese Flasche für dich halb voll ist und auf ein wunderschönes Weihnachtsfest, daß gerade erst begonnen hat.« Dann proste ich Sven zu. »Auf daß es auch dir bald besser geht!«

Anfang Februar 1996
Der Tag beginnt mit einem der von der Kasse vorgeschriebenen wöchentlichen Arztbesuche. Die konsultierte Hausärztin, meine Neurologin mit dem strengen Blick, meint, die Krankschreibung nicht mehr verlängern zu können. Die Krankenversicherung würde schon eine Anfrage nach der anderen starten und anfragen, ob ich nun gesund sei oder in Rente geschickt werden muß. Meine Gesundheit müßte doch inzwischen wiederhergestellt sein, so daß ich mich also wieder einer täglichen Arbeit stellen könnte. Das will ich auch gern tun und melde mich am Nachmittag beim Arbeitsamt. Anspruch auf Arbeitslosengeld habe ich als ehemaliger Unternehmer nicht. Zum Sozialamt brauche ich auch nicht zu gehen, denn noch habe ich ein paar Rücklagen vom Krankengeld auf dem Konto. Auf dem langen Flur der Arbeitsvermittlung schaue ich in viele Gesichter, die von der mir bestens bekannten Fratze der Depression gezeichnet sind. Alle, wie sie hier sitzen, könnte man in einen Bus laden und zur Lübstorfer Klinik in die Psychotherapie bringen, denke ich und fühle mich elend. Auf diesem Gang wollte ich eigentlich niemals sitzen müssen.

Ich habe Glück und muß nicht lange warten. Eine freundliche Beraterin bittet mich in ihr Zimmer. Als sie meinen Namen auf den Unterlagen liest, fragt sie mich, ob ich der Arzt sei, der im Dezember zum Welt-Aids-Tag im Radio gesprochen hat. Ich nicke, und sie verspricht mir, sich um mich zu kümmern und für Arbeit zu sorgen.

Mitte Februar 1996
Es dauert gar nicht lange, und ich bekomme vom Arbeitsamt eine interessante Stellenausschreibung zugeschickt. Es geht um eine Gutachtertätigkeit für einen Arzt im Arbeitsamt Rostock. Ich bewerbe mich postwendend, und wenig später erhalte ich eine Absage der personalbearbeitenden Stelle in Kiel. Einen Satz muß ich zweimal lesen: *Der Dienstposten wird nach Beteiligung der zuständigen Gremien der Selbstverwaltung und der Personalvertretung einer Mitbewerberin/Mitbewerber mit dem Ziele DES DAUERHAFTEN ANSATZES übertragen, so daß Sie mit einer Berücksichtigung bei der Stellenbesetzung nicht mehr rechnen können.*

»Dauerhafter Ansatz« übersetze ich so: Wir brauchen jemanden, bei dem wir nicht irgendwann damit rechnen müssen, daß er durch Aids abkratzt. Wenn wir schon dafür bezahlen, jemanden einzuarbeiten, soll es sich auch lohnen. Ihr Arbeitsamt. Manchmal sind die Stellen im Apfel so faul, daß ich kotzen könnte.

28. 2. 1996
Jeden letzten Mittwochabend im Monat findet in unserer Aids-Hilfe der »Klönsnack« statt. Neue Aktionen werden besprochen. Man plau-

dert. Der Chef kredenzt uns seinen berühmten Kartoffelsalat und trägt belegte Brote auf. Bea kocht Kaffee und Tee. Es ist sehr gemütlich. Diesmal treffe ich einen Kollegen aus der Klinik, der sich dort um HIV-Patienten kümmert. Im Gespräch rege ich mich auf, daß zur zentralen Fortbildung der Ärztekammer zum Thema HIV und AIDS, die in seinem Hause stattfinden soll, unsere Aids-Hilfe als wesentlicher Anbieter von Beratung und Begleitung nicht eingeladen ist. Eine Betroffene, die im Programm der Veranstaltung angekündigt wird, weil sie zur Situation von Menschen mit HIV sprechen soll, wird extra aus Hamburg herangefahren. »Wir haben doch auch Betroffene, die mehr zu unserer Situation in Mecklenburg sagen könnten«, meckere ich. »Welcher HIV-Positive aus Rostock würde denn in der Öffentlichkeit auftreten wollen?« versucht Bea mir den Wind aus den Segeln zu nehmen. »Du vielleicht?«

»Warum nicht. Bei der Podiumsdiskussion im Kino habe ich es doch auch getan. Die Kollegen wissen also, daß ich zu solchen Aktionen bereit bin«, entgegne ich ihr. Der junge Arzt verspricht, meine Meinung an seinen Chef, den Organisator der Fortbildung, weiterzugeben.

Anfang März 1996
Wieder habe ich Hoffnung auf eine Arbeit als Arzt. Diesmal bei der Hamburger Aids-Hilfe. In der Ausschreibung ist zu lesen: Bei gleicher Qualifikation wird ein schwuler Bewerber bevorzugt.

Sven und ich überlegen die Möglichkeit eines Umzuges nach Hamburg. »Wenn eine Aids-Hilfe mit einem potentiellen Klientel von über 7000 Infizierten, davon zum größten Teil schwule Männer, einen Fachmann braucht, dann kann sie kaum einen Besseren als dich bekommen«, ist Sven überzeugt. Ich bin mir nicht so sicher und habe gleichzeitig auch große Angst, alle meine Wurzeln in Rostock herauszureißen und weggehen zu müssen. Aber Hoffnungen sind ohnehin unnötig. Es klappt auch mit dieser Stelle nicht. Eine Kollegin aus Hamburg bekommt sie. Bei gleicher Qualifikation und weil sie vermutlich stockschwul ist.

Noch bevor diese Entscheidung fällt, werde ich zu einem persönlichen Bewerbungsgespräch nach Hamburg eingeladen. Dort fragt man mich zu meinem Verhältnis zu fremden Lebenswelten aus. Die Fragen zielen auf einige der Hauptbetroffenengruppen in der Strich- und Drogenszene und im Knast ab. Natürlich sind meine Erfahrungen auf diesen Gebieten nicht sehr groß. Deshalb stelle ich die Gegenfrage: »Wie ist euer Verhältnis zur fremden Lebenswelt eines Ossis?« Das Lachen fällt spärlich aus. Mit beiden Füßen stehe ich im Fettnapf. Als ich bei der Frage nach der Motivation für meine Bewerbung auch noch erzähle, daß ich selbst Betroffener bin, lacht überhaupt niemand mehr. »Wir brauchen auf der Arztstelle jemanden, der die Aids-Hilfe in der Öffentlichkeit vertritt. Ein Doktor macht sich da besser, als jeder andere«, sagt der Geschäftsführer, und ein anderes Mitglied aus dem Vorstand ergänzt: »Einem Doktor wird viel mehr geglaubt, als beispielsweise einem Sozialarbeiter. Wir brauchen einen medienwirksamen, gutaussehenden und selbstbewußt auftretenden Arzt.« Ich muß passen. Über meine Medienwirksamkeit habe ich mir noch niemals Gedanken gemacht. »Bist du schon oft im Fernsehen aufgetreten?« fragt das Vorstandsmitglied, und ich sage: »Als Siebenjähriger hatte ich zweimal einen Fernsehauftritt im Kinderchor der Stadt Rostock. Einmal hatte ich sogar ein Solo, allerdings nur Playback.« Dann verabschiede ich mich artig und fahre zurück nach Hause.

Als ich am S-Bahnhof Reeperbahn auf meinen Zug warte, bekomme ich Angst. Alles hier ist mir unheimlich. Der Tunnelbahnhof stinkt nach Urin, und ich habe den Eindruck, die Menschen um mich herum gehören zum größten Teil Lebenswelten an, die mir wirklich sehr fremd sind. Schon auf der Heimfahrt wünsche ich mir, daß sie meine Bewerbung ablehnen mögen.

»Die wollten eine UV-gebräunte Popschwuchtel, die sich gut in Talkshows verkaufen läßt, damit reichlich Spenden fließen«, faßt Sven zusammen. »Und außerdem bist du nun mal in Rostock zu Hause. Es können ja schließlich nicht alle in den Westen gehen«, meint er und nimmt mir damit die Wut. Sven ist manchmal wunderbar.

11. 3. 1996
In aller Stille begehe ich den 1. Geburtstag meines zweiten Lebens. Ich wandere an der Steilküste entlang und suche Bernstein. Ungewöhnlich schöne und große Exemplare finde ich. Außerdem sammle ich buntes Strandglas. Flaschenscherben, die die See geschliffen hat, so wie das Leben die Menschen. Die Glasstückchen stopfe ich in die Hosentaschen, um sie zu Hause in mein hohes Apothekenstandglas zu legen. Wenn die Sonne darauf scheint, funkelt es wie ein Regenbogen. Beim Spazierengehen denke ich über das vergangene Jahr nach. Vor meinen Augen tauchen viele Menschen auf, denen ich in dieser verhältnismäßig kurzen Zeit begegnet bin. Die meisten von ihnen waren für mich eine Bereicherung. Ich konnte Tage voller Sonnenschein genießen und nicht nur solche am Strand. Ich habe gelernt, über das Schicksal anderer wieder betroffener zu sein als über mein eigenes. Kann wieder die Ruhe genießen und mich daran erfreuen, wenn mich ein Lächeln erreicht. Mein Tagebuch über all die Stationen, die mich bis hierher geführt haben, ist längst vollge-

schrieben. Es wird Zeit, meine Krankengeschichte abzuschließen und sie dem Doktor vom Sachsenberg vorzulegen.

23. 3. 1996
Die Ärztekammer lädt die Ärzte aus Mecklenburg-Vorpommern zur zentralen Weiterbildung in Sachen HIV nach Rostock ein. Im Gegensatz zu früheren Veranstaltungen dieser Art soll diesmal mehr auf die Fragen nach den psychosozialen Aspekten der Krankheit aus der Sicht der Betroffenen und ihrer Erlebnisse eingegangen werden. Die im Programm zu diesem Schwerpunkt angekündigte Referentin aus Hamburg wird einige Tage vor der Veranstaltung krank. Mein Telefon klingelt, und ich muß Farbe bekennen. Der Oberarzt am anderen Ende der Leitung nimmt mich beim Wort, meine Kritik beim Klönsnack ist bei ihm angekommen.

Dann ist es soweit. Im Hörsaal, in dem ich einst meine Diplomarbeit verteidigte, sitzen mir viele meiner ehemaligen Kollegen gegenüber, aus dem Kassenärztlichen Notdienst, aus den Kliniken. Die meisten im Auditorium kennen mich und haben in den letzten Wochen alles mögliche über mich zu hören bekommen. Im »weißen Milieu« ist auch eine Großstadt wie Rostock nur ein mecklenburgisches Dorf.

Eigentlich müßte ich viel kämpferischer auftreten, über Diskriminierung beim Arbeiten, Wohnen und über das Herabstürzen von allen sozialen Stufenleitern reden. Vom Ausschluß aus Versicherungsleistungen, von der Ausgrenzung in der eigenen Szene und dem Verlust an Liebe und Zuwendung. Über die Tabuthemen Sex und Tod. Es gäbe verdammt viel zu sagen. HIV hat so unendlich viele Dimensionen: Mythen, wie die über Schuld und Sühne, gegen die man in der Auseinandersetzung mit sich und der Gesellschaft ständig anzukämpfen hat, das Thema der sozialen Verelendung, die auch in Deutschland so viele Menschen mit HIV betrifft, Aids und Religion, alternative Heilmethoden, Ernährung und Sport, Aids und Kultur, vor allem in Bezug auf Trauer und Sterben. Themen ohne Ende. Jedes für sich wert, daß man darüber nachdenkt oder etwas dazu sagt. Ich begrenze mich auf einige wenige.

Die Fortbildungsveranstaltung geht in die sechste Stunde, die Leute sind bereits müde. Eigentlich müßte ich ihnen noch erklären, warum ich AIDS für mich persönlich mit »Erworbenem-Intelligenz-Mangel-Syndrom« übersetze. Bei all den Dummheiten, die ich mir geleistet habe. Also erzähle ich etwas von mir. Das macht viele noch einmal munter. Eine Kollegin fragt, wie man einem Patienten sagen soll, daß er HIV-positiv sei: »Das kann ich nicht, es wäre doch ein Todesurteil, das ich da verkünden muß«, sagt sie bedrückt. Verwundert bin ich über ihre Frage nicht, auch wenn ich es eigentlich sein sollte. Ich erinnere sie an die Diagnose Krebs. »Heißt das automatisch Tod?« frage ich sie. »Ist die Situation denn so sehr anders?« Ich lenke meinen Blick in die Runde: »Wir fällen doch keine Todesurteile. Damit würden wir jede Hoffnung nehmen. Aber sollen wir andererseits den Tod tabuisieren? Er gehört zum Leben dazu. Verringern wir die Angst. Stellen wir uns darauf ein, den Patienten auf einem Stück des Weges, dem Schwierigsten, zu begleiten.« Nun wende ich mich wieder der Fragestellerin zu: »Am Tage der Mitteilung eines solchen Befundes sollten Sie den Patienten vielleicht auch mal in den Arm nehmen, auch wenn das deutlich über den Rahmen Ihrer Tätigkeit hinausgehen mag. Doch in solch einem Moment ist meist kein anderer da, der diese »Arbeit« leisten könnte. Bestellen Sie ihren Patienten nicht zur Morgensprechstunde mit vollem Wartezimmer und zwanzig Leuten, die Husten und Schnupfen haben und drängeln. Und sitzen sie vielleicht nicht unbedingt im weißen, hochgeschlossenen Kittel, verschanzt hinter dem Schreibtisch ihm gegenüber, sondern in der Sofaecke des Sprechzimmers, die Sie für solche und ähnliche Fälle einrichten sollten, wenn Sie noch keine haben. Auch eine Tasse Tee kann das Reden erleichtern. So habe ich es gemacht, und so hätte ich es mir auch gewünscht.« Nun überstürzen sich die Fragen. Eine andere Ärztin will wissen, ob ich noch praktiziere. Einen Kollegen interessiert, wie oft ich zum Arzt gehe, und was ich an Medikamenten einnehmen muß. Wieder andere befragen mich zum Erfolg meiner Psychotherapie und deren Auswirkung auf mein Befinden. Mir zittern die Knie. Ich komme mir nackt und irgendwie blöde vor. In den Gesichtern meiner Kollegen aber sehe ich eine Nachdenklichkeit, die mir recht gibt, hier gesprochen zu haben. Ich bin nicht mehr der »hilflose Helfer« von einst. Das läßt mich zufrieden die Veranstaltung beenden. Hinterher kommen viele Bekannte zu mir und schütteln mir die Hand. Einige umarmen mich sogar. Wenn Mut und Mutmachen heilen können, bin ich heute ein gutes Stück gesund geworden.

27. 3. 1996
Beim Frühstück höre ich in den Nachrichten, daß einige Politiker die Lohnfortzahlung im Krankheitsfall beschneiden wollen. Bei selbstverschuldeten Krankheiten soll die Lohnfortzahlung ganz gestrichen werden. Wie immer bei solchen Botschaften werde ich hellwach. Ich stelle mir vor, daß in Arztpraxen demnächst auf dem gelben Schein für die Attestierung der Arbeitsunfähigkeit ein weiteres Kästchen vom Arzt anzukreuzen ist: selbstverursachte Krankheit ja oder nein. Dann wäre ein Katalog zu drucken, mit dem, was alles selbstver-

schuldet ist. Keine Frage, HIV stünde an erster Stelle dieser Liste. Ausgenommen natürlich das durch Blutkonserven übertragene Virus, denn wie wir ja wissen, gibt es schuldhaft und schuldlos erworbenes Aids. Und die Ärzte wären dann Richter, müßten urteilen: schuldig oder unschuldig. Auch der angefressene Fettwanst mit Bluthochdruck und Typ-II-Diabetes, mit Gicht und deformierten Gelenken wäre selbst schuld. Ebenso alle die, die sich Verletzungen beim Skiurlaub zuzogen. Und wenn Komplikationen in der Schwangerschaft auftreten? Eine Frau, die Kinder will, ist selber schuld, logisch. Oder wer eine Lungenentzündung hat, weil er zu lange mit Blumen im Regen stand: schuldig! Und jeder Tolpatsch muß künftig im Bett liegenbleiben, damit er sich nicht draußen die Knochen bricht. Sosehr ich mich auch mühe, ich kann über solche Nachrichten einfach nicht hinweghören und denke: am Ende hat diese Gesellschaft genau die Politiker verdient, die sie hervorbringt. Ich zappe den Sender weg und suche Musik, die mich auf andere Gedanken bringt.

Später reden wir in der Aids-Hilfe über das Thema. Bea ist genauso empört wie ich. Etwas mutlos seufzt sie beim Kaffeekochen: »Ach ja, es fällt nicht immer leicht, an die Vernunft zu glauben und die Dummheit zu besiegen.« Der Kaffee ist heiß, ich verbrenne mir die Zunge daran. »Hat eigentlich schon mal jemand ein Buch zum Thema Aids und Dummheit geschrieben?« frage ich lispelnd.

31. 3. 1996
Ich besuche meine Eltern. In den letzten Monaten hat mir Vater die neuesten Ausgaben der Zeitschrift »hinnerk«, einem Hamburger Schwulenmagazin, mit der Post nach Hause geschickt. Diesmal gibt er sie mir direkt in die Hand. Ich muß ein bißchen heulen deswegen, und er tröstet mich. Aber wer hat schon einen Heterovater, der seinen schwulen Sohn mit der aktuellen Szenepresse versorgt? Ist das nicht ein paar Freudentränen wert? Wenn ich zurückdenke, wie wir noch vor einem Jahr verständnislos miteinander umgegangen sind, staune ich, was sich im Leben alles ändern kann. Und da dachte ich Idiot, es sei alles schon erlebt, bis zum Tode alles nur noch Wiederholung.

Vater hat Geburtstag, die ganze Familie ist zusammengekommen. »Auf dein Wohl!« ruft Mutter mit einem Gluckser in der Stimme. Wie zu Zeiten, in denen in unserer Familie alles in Ordnung war.

1. 4. 1996
Die Ruhezeit für meine Zulassung als Vertragsarzt ist nun endgültig ausgelaufen. Damit ist meine selbstständige Tätigkeit offiziell beendet. Das Eigenkapitalhilfedarlehen bei der Deutschen Ausgleichsbank in Höhe von 60 000 DM muß ich nun zurückzahlen. Die Tilgung

auf einen Schlag ist mir allerdings nicht möglich. Noch habe ich keine Arbeit gefunden und beziehe daher keinerlei Einkommen. Wie soll ich das nun wieder auf die Reihe kriegen?

3. 4. 1996

»Wenn Sie an einer unheilbaren Krankheit leiden, können wir Ihnen mehr anbieten als unser Mitgefühl ...« lese ich in einer Anzeige der Firma Life Benefit Resources. Auf einer A4-Seite bekomme ich interessante Informationen, wie ich meine finanzielle Situation zu Lebzeiten aufbessern kann. Die inserierende Firma kauft Lebensversicherungsverträge auf und zahlt einen Teil des Betrages der Versicherungsleistung im Todesfall vorzeitig aus. Das interessiert mich. Ich besitze noch zwei Risikolebensversicherungen, die ich bei der Bank zur Kreditabsicherung abschließen mußte. Die Frage nach meinem HIV-Status hatte ich wahrheitsgemäß beantwortet, war ich doch damals noch negativ. Die Versicherung müßte also an meine Hinterbliebenen zahlen. In diesem Fall an Sven, den ich als Bezugsperson eintragen ließ, nachdem die Bank die Policen herausrückte, weil Sicherheiten überflüssig waren.

Ich rufe Life Benefit an und bekomme sofort ein auskunftsbereites »Guten Morgen« durch den Hörer geflötet. Die Stimme des Beraters klingt freundlich und diskret: »Eigentlich ist nicht viel für Sie zu erledigen«, erfahre ich. »Sie müßten nur Ihren behandelnden Arzt und die Versicherung von der Schweigepflicht befreien, damit dort Auskünfte eingeholt werden können. Der Arzt muß bescheinigen, daß Ihre Lebenserwartung begrenzt ist. Möglichst auf eine Zeit unter zwei Jahren. Dann zahlen wir an Sie zu Lebzeiten 70 bis 80 Prozent Ihrer Versicherungsleistung im Todesfall aus.« Mit einem Räuspern unterbreche ich seinen Redefluß. »Mein Problem ist nur, daß es mir nicht so schlecht geht. Meine Werte liegen noch alle im Normbereich.« gebe ich zu bedenken.

»Für diesen Fall würden Sie höchstens 30 Prozent ausgezahlt bekommen. Sonst ist das Risiko für unsere Investoren, einen Verlust zu machen, zu hoch.« erkärt mir die Stimme geradeheraus. Nun klingt sie in meinen Ohren nicht mehr ganz so angenehm. Das will gut überlegt sein, denke ich mir. Ich sitze wieder einmal zwischen zwei Stühlen. Lasse ich alles so, wie es ist, hat Sven nach meinem Tod wenigstens ein bißchen Geld, um mich beerdigen zu können und noch etwas zum Leben. Andererseits benötige ich das Geld jetzt, um meine Schulden zu bezahlen und noch einiges zu erleben. Mit dem Geld hätten wir es beide leichter, über die nächsten Monate zu kommen. »Sollte es mir schlechter gehen«, sage ich dem diskreten Herrn am Telefon, »werde ich mich bei Ihnen melden.« Der Berater schlägt sofort vor, mir alle Unterlagen sicherheitshalber schon mal zuzuschicken. Drei Tage später liegen sie auf meinem Tisch. Ganz wohl ist mir bei ihrem Anblick nicht. Schon merkwürdig, seine Dinge auf solche Art regeln zu wollen. Aber Fakt ist, ich habe Distanz zu dem Virus gewonnen. Ich gewöhne mich an seine Gegenwart. Seine Macht aber versuche ich zu ignorieren.

4. 4. 1996
Von der Aids-Hilfe bekomme ich die neuesten Zahlen der HIV-Statistik auf den Tisch. Im Vergleich zur letzten Veröffentlichung nahm die Zahl der HIV-Infizierten auch in unserem Bundesland deutlich zu. Ich frage mich, wieviele mögen es in fünf, zehn, zwanzig Jahren sein? Und kann ich etwas dazu beitragen, daß anderen die Bekanntschaft mit diesem Virus erspart bleibt? Und wenn ja, soll ich mich dieser Aufgabe stellen? Mich in der Prävention zu betätigen, heißt das nicht, anderen zu sagen, sie sollen sich vor Leuten wie mir in acht nehmen? Bin ich das böse Kranke, vor dem sie besser auf der Hut sein sollten?

20. 4. 1996
Ich bin zu einem weiteren Positiventreffen eingeladen worden. Ein Wochenende, an dem auch Angehörige und Freunde teilnehmen dürfen. Für sie soll extra eine Angehörigengruppe zur Betreuung organisiert werden. Ich überrede Sven, mitzukommen. Er ist nicht sehr begeistert. Aids macht auch ihm Angst. Dabei fürchtet er sich nicht so sehr vor der Ansteckungsgefahr, eher davor, übrigzubleiben, allein weiterleben zu müssen. Doch gerade darüber soll er sich mit anderen, die ähnliche Befürchtungen hegen, austauschen. Später ist er froh, mitgefahren zu sein. Mit zwei Jungen, einem Positiven und dessen Lover, freundet er sich direkt an. Tagsüber kriege ich ihn kaum zu Gesicht. Abends sitzen wir gemeinsam am Lagerfeuer, braten Fleisch und Würste und backen Kartoffeln in Folie. Es geht zu wie bei den Pfadfindern. Sven und seine neuen Freunde tauschen Urlaubserlebnisse aus und streiten darüber, ob die freien Männeroberkörper von Miami oder Key West schöner anzuschauen sind. Als sie sich endlich einig sind, geht es darum, in welchem Werbespot der hübscheste Kerl zu sehen ist. Einer der Jungen sagt im Brustton der Überzeugung: »Ich glaube, Bauknecht weiß am besten, was Männer mögen!« Sven ist anderer Meinung. »Was nützt mir der tollste Typ, wenn ich dabei dauernd an Waschmaschinen denken muß«, sagt er und sucht unter dem Tisch nach meiner Hand. »Das nächste Mal komme ich wieder mit«, beschließt Sven auf der Heimfahrt.

24. 4. 1996
Ich muß einen Bittgang zur Deutschen Bank antreten, um den noch zu tilgenden Kredit aus der Welt zu schaffen. Meine Betreuerin dort gibt sich viel Mühe, mir zu zeigen, daß Sie gerne mehr helfen würde, als es ihre Vermittlerrolle zur Deutschen Ausgleichsbank erlaubt. Ihr ist meine Situation klar, und sie übt keinen Druck auf mich aus. Im Brief der Ausgleichsbank, den sie mir überreicht, wird die Offenlegung meiner derzeitigen finanziellen Situation erbeten. Zusammen formulieren wir ein weiteres Mal meine Misere auf einem Stück Papier. Einem Guthaben von 30 759,49 DM stehen Kreditschulden von 60 000 DM bei monatlichen Lebenshaltungskosten von 2 521,10 DM gegenüber. Ich biete der Bank einen Vergleich an. Ich zahle 30 000 DM, also alles, was ich habe, und bitte dafür im Gegenzug um das Erlassen der Restschuld. Die Würde des Menschen ist unantastbar, denke ich beim Unterschreiben.

26. 4. 1996
»Das derzeit einzige Mittel gegen Aids ist Geld« ist ein Werbeslogan der Deutschen Aids-Hilfe. Die Bank scheint deren Bedeutung zu ermessen, denn ich bekomme gute Nachricht:

In Anbetracht der besonderen wirtschaftlichen und gesundheitlichen Situation des Darlehensnehmers erklären wir uns mit der angebotenen Vergleichsregelung einverstanden. Für den Fall, daß uns bis zum 30. 6. 1996 ein Betrag in Höhe von 30 000 DM zufließt, werden wir die Darlehensangelegenheit als auf dem Vergleichswege erledigt betrachten.

Manche Tage bringen einfach nur Glück. In der Post finde ich noch einen Brief, der mich glauben macht, die Lottofee hätte ihn gebracht. Er ist von der Sozialakademie Mecklenburg-Vorpommern.

Auch dort habe ich mich um Arbeit beworben. Das »Mobile Aids-Team«, ein Landesprojekt für Prävention, hat eine Stelle als Sozialpädagoge zu vergeben. Als ich den Umschlag geöffnet und das Anschreiben gelesen habe, ist es Gewißheit. Ab dem 1. Mai werde ich wieder eine Arbeit haben. Vor Freude boxe ich mit den Fäusten in die Luft. Mein Dasein hat wieder einen Sinn. Seltsam bei uns Menschen. Jeder Blume genügt es, eine Blume zu sein.

Ich atme auf. Ich muß nicht in eine fremde Stadt ziehen, kann zu Hause bleiben und in meinem gewohnten Umfeld arbeiten. Dennoch irritiert mich, daß mein Virus zur Quelle meines Broterwerbs werden soll. Und wird mich diese Tätigkeit nicht öfter, als mir lieb ist, an die tickende Bombe in mir erinnern? Aber irgendwie paßt das wohl alles in mein verrücktes Leben hinein.

Solange ich einen vernünftigen Weg finde, will ich mich der Herausforderung stellen. Und vielleicht wird morgen die Pille erfunden, die man dreimal einnimmt, und es hat sich was mit Virus. Auch nicht weiter schlimm. Na ja, wenn ich ganz ehrlich bin, ein bißchen schockiert wäre ich schon.

2. 5. 1996
Mein erster Arbeitstag im Mobilen Aids-Team. Ich richte meinen Schreibtisch mit dem üblichen Bürokram ein. Ein etwas älteres Modell von Computer steht in der Ecke. Ich schließe ihn an und richte auf der Festplatte ein Textverarbeitungsprogramm für meine Briefe und andere Schreibarbeiten ein. Das »Gib Aids keine Chance«-Plakat reiße ich von der Wand. »PositHIV leben!« finde ich passender und befestige es mit Stecknadeln an der Tapete.

Ein paar Stunden später spreche ich vor Fachabiturienten, die im Rahmen ihrer Projekttage etwas darüber erfahren wollen, wie man »positHIV« lebt. Die Jungen und Mädchen zeigen sich sehr interessiert. Beim Erklären der Übertragungswege von HIV zeige ich Folien mit Piktogrammen, und wir diskutieren, ob in der auf dem jeweiligen Bild dargestellten Situation eine Gefahr besteht, sich zu infizieren oder nicht. »Kann man sich in der Sauna oder dem Schwimmbad anstecken?« frage ich und meine die dort normalerweise üblichen sozialen Kontakte. Ein Junge lächelt verschmitzt und meldet sich. »Kommt drauf an, was man dort so treibt«, sagt er und alle lachen.

Ich freue mich über seine Art zu denken und offen zu sprechen, und erinnere mich an die Zeit, in der ich so alt war wie er. Ein bißchen beneide ich ihn. Wie viele Möglichkeiten ihm heutzutage zur Verfügung stehen, sich im Leben und in der Liebe zu orientieren. Er ist nicht mehr darauf angewiesen, heimlich die versteckten Bücher aus Vaters Bücherschrank zu lesen. Heutzutage läuft fast jeden Monat ein neuer Kinofilm an, in dem mindestens ein Schwuler die Hauptrolle spielt, eine Dreiecksbeziehung als Möglichkeit für eine Partnerschaft gezeigt wird oder Männer als Dragqueens für Stimmung sorgen. Doch ob er es wirklich leichter hat, sich im Dschungel der Gefühle zurechtzufinden?

Als ich nach diesem ersten Arbeitstag nach Hause gehe, scheint die Sonne einen winzigen Augenblick lang durch die graue Wolkendecke, so als wolle sie mal ganz kurz nach mir sehen, schauen, wie es mir geht. Ich fühle mich gut und bin seit langem wieder neugierig, was dieser Planet noch alles mit mir anstellen wird.

Zur selben Stunde sind meine Freunde von der Aids-Hilfe auf dem

Friedhof und stehen am Grab eines an Aids verstorbenen jungen Mannes, der einer meiner Patienten war. Als ich davon höre, bin ich nicht mehr fröhlich. Trotzdem stelle ich fest, die Gedanken an den Tod ziehen mich nicht mehr automatisch in die Depression hinab. Ich freue mich, daß ich noch lebe und gesund bin. Ich denke an den Jungen und daß er sich die Ruhe verdient hat. Wenn es bei mir soweit sein wird, wartet Hanna auf mich. Bis dahin wird es schwerer sein, leben zu müssen, als sterben zu dürfen. Ob nun mit oder ohne Virus. Und Selbstvertrauen ist dabei der Anfang von allem.

Mitte Mai 1996
Eine Journalistin bittet mich, ihr ein Interview zu geben. Sie gestaltet eine Zeitungsseite zum Thema Gesundheit. Es geht um die großen Epidemien und wie unterschiedlich deren Auswirkungen für Menschen rund um den Globus sind. Besonders der krasse Gegensatz von Krankheit und ihren Folgen in den reichen Industrieländern im Verhältnis zur Dritten Welt soll beleuchtet werden. Beim Thema HIV und Aids würde sie gerne über jemanden aus der Region berichten. Ich willige ein. Doch statt des dreispaltigen Textes, den wir gemeinsam noch einmal durchgegangen sind, weil sie bei diesem heiklen Thema keine Fehler machen will, finden wir beide ein paar Tage später einen auf zwei Spalten gekürzten Artikel. Der Redakteur vom Dienst hat streichen müssen. Die Ortskrankenkasse ließ kurzfristig eine große Annonce schalten. »Wer das ganze Jahr über gesund war, kriegt jetzt Geld von uns zurück!«

Als ich zu Hause noch einmal über den Artikel nachdenke, läuft es mir plötzlich eiskalt den Rücken runter. Ich muß sofort meine große Schwester Ulla anrufen. Der Artikel ist drei Tage eher erschienen, als geplant. Sie wollte doch heute mit ihren Kindern darüber reden, was das für eine Krankheit ist, die ihr Onkel hat, fällt mir ein. Vor einem Jahr haben wir uns geeinigt, noch damit zu warten, weil wir beide Angst hatten, die Kinder könnten das noch nicht verstehen. Ich renne zum Telefon. Meine ältere Nichte meldet sich. »Mutti ist zum Lehrgang gefahren und kommt erst übermorgen wieder«, sagt sie und fragt, ob es etwas Besonderes gibt. Ich schwitze Blut und Wasser. Es hört sich nicht danach an, daß sie den Zeitungsartikel gelesen hat. Was aber, wenn sie in der Schule daraufhin angesprochen wird? »Ach, das hat noch Zeit«, rede ich mich heraus. »Andererseits, gib mir doch mal die Telefonnummer von Mutti, unter der sie im Hotel zu erreichen ist.« Doch ich kriege Ulla nicht an die Strippe. Die Nummer ist ständig besetzt, oder es geht keiner ran. Es ist zum Verzweifeln. Warum haben wir nicht längst in Ruhe mit den Kindern gesprochen, hadere ich mit mir. Erst am nächsten Tag gelingt es mir, mit Ulla zu sprechen. Es ist zu spät.

Ende Mai 1996
Ich fahre zu einem Seminar mit dem Thema »Positive beraten Positive«. Es findet in einem kleinen Hotel in unmittelbarer Umgebung der alten Klosterruine von Chorin statt. Ich habe mich angemeldet, um meine Beraterfähigkeiten auf diesem Gebiet zu verbessern und das Gelernte später in unsere Aidshilfearbeit in Rostock mit einzubringen.

Niemand von den zwanzig angereisten Seminarteilnehmern kennt mich. In der Eröffnungsrunde schlägt die Trainerin uns ein kleines Spiel vor, das uns das gegenseitige Kennenlernen erleichtern soll. Wieder einmal bekommt jeder ein Blatt Papier auf den Rücken geklebt, was mir zunächst gar nicht gefällt, denn ich fühle mich sofort in die Gruppentherapie der Lübstorfer Klinik zurückversetzt. Unsere Aufgabe ist es, bei jedem aufzuschreiben, was wir glauben, wen wir da vor uns haben. Wir sollen das Sternzeichen, das Alter, den Beruf, die kennzeichnenden Charaktermerkmale und die bevorzugte sexuelle Neigung einschätzen. Und zwar nur nach dem ersten Eindruck, den wir von dieser Person bekamen. Ein gefühlsmäßiges Urteil, vermischt mit Phantasie. Das finde ich durchaus spannend, und nun gefällt mir die Sache doch.

Als alle mit dem Schreiben fertig sind, setzen wir uns auf unsere Plätze zurück und legen die Zettel vor uns auf den Fußboden. Ich kann kaum glauben, was ich da über mich lese: Bei Sternzeichen steht dreimal Waage und sonst kein anderes. Bei Beruf ist einmal Krankenpfleger und einmal Physiotherapeut zu lesen. Mein Alter ist mit einer Spanne von 30 bis 35 angegeben worden und neben mehreren ziemlich kleingeschriebenen »Hetero«s und zwei »Bi«s steht einmal ganz fett »STOCKSCHWUL!!!«. Unter Charaktereigenschaften finde ich gutmütig, hilfsbereit, versaut, pervers genau, zärtlich und kompromißlos.

Jeder soll sagen, was er beim Lesen seiner Bewertungen empfindet und ob sie mit dem eigenen Bild von sich übereinstimmen. »Ich habe den Angaben auf diesem Zettel nichts hinzuzufügen. Mein Leben muß sich mir wie ein Stempel aufgedrückt haben«, sage ich voller Erstaunen.

Juni 1996
In einer Fachzeitschrift für Ärzte stoße ich auf eine äußerst bemerkenswerte Publikation. Angeborene Immunität gegen HIV-Infektion lautet die Schlagzeile, die mich sofort neugierig macht. Daß es so

etwas auch geben soll, habe ich zwar schon gehört, aber eine fundierte Begründung für dieses Phänomen hat bisher noch keine Zeitschrift veröffentlicht. Ich kann kaum glauben, was ich da lese: Amerikanischen Forschern ist es anscheinend gelungen zu klären, warum bei manchen Menschen trotz nachgewiesenem Blutkontakt mit HIV letztlich keine krankmachende Infektion stattfindet. Zellen, in die sich das Virus Einlaß verschaffen muß, wenn es sich vermehren will, müssen an ihrer Oberfläche sogenannte CKR-5-Rezeptoren aufweisen. Genau die haben die Wissenschaftler jetzt neu entdeckt. Wenn weder Vater noch Mutter ihr Kind mit der Erbinformation für diesen Rezeptor ausstatten, fehlt das Schloß in der Zelle, welches mit dem Schlüssel von HIV geöffnet werden kann, und somit besteht deshalb eine Immunität gegenüber den ansonsten den Tod bringenden Viren. Bei Europäern soll jeder Hundertste auf diese Weise natürlich gefeit sein.

Faszinierend, wie sich die Natur immer wieder ein paar Hintertürchen offenhält, um das Leben am Leben zu erhalten. Daß diese spannenden Zeilen etwas mit mir zu tun haben könnten, glaube ich keine Sekunde lang. Wozu sich der trügerischen Hoffnung hingeben, ausgerechnet man selbst wäre einer von diesen Hundertsten? Wen Gott liebt, den läßt er doch nicht als Schwulen auf die Welt kommen, der sich in die tiefsten Abgründe einer üblen Seuche stürzen muß, um schließlich erkennen zu dürfen, daß sie ihm gar nichts anhaben kann. Gott sei Dank glaube ich nicht an Gott!

Juli 1996
Nach fast einem Jahr lasse ich in einer HIV-Ambulanz in Hamburg meine Laborwerte überprüfen.

Im Wartezimmer diskutieren die Patienten aufgeregt über die Nachrichten aus Vancouver, wo gerade der Welt-Aids-Kongreß stattfindet. In den Zeitungen überstürzen sich die Meldungen über neue Medikamente, die das Virus scheinbar wirksam in die Schranken weisen. Sechzehn schlimme Jahre lang muß der Mensch nun schon mit Aids leben, beziehungsweise daran sterben. Und nun diese nie dagewesene Euphorie. Über nahezu unglaubliche Erfolge wird da berichtet. Plötzlich heißt es: »Schlage dein Virus so früh und so hart wie möglich!« Anhand der Messung der Virusmenge im Blut, eine Methode, die auch erst seit ein paar Wochen zur Verfügung steht, kann man den günstigsten Zeitpunkt des »Losschlagens« ermitteln. Ich einige mich mit meinem Arzt darauf, nach Vorliegen aller Befunde mit der Behandlung anzufangen. Er ist ein erfahrener Spezialist auf dem Gebiet der HIV-Infektion. »Was würden Sie tun, wenn Sie infiziert wären?« frage ich ihn. »Alles, was ich kriegen kann«, ist seine klare Antwort, die mich in meiner Meinung bestärkt, so früh wie möglich meine Chancen durch die neuen Medikamente zu nutzen. Für den Fall, daß wir beim nächsten Arzttermin mit der Therapie beginnen, legen wir uns auf eine Kombination aus drei Arzneien fest. Eine davon hat den Namen EPIVIR. Ich bin davon überzeugt, daß dieses Mittel gerade mir helfen wird. Auch wenn im Beipackzettel unter Nebenwirkungen nicht viel Erfreuliches zu lesen ist:

Kopfschmerzen, allgemeines Krankheitsgefühl, Müdigkeit, Übelkeit, Durchfall, Erbrechen, Unterleibsbeschwerden oder -krämpfe, Schlaflosigkeit, Husten, nasale Symptome und Muskelschmerzen. Fälle von Nervenschädigung und Bauchspeicheldrüsenentzündung wurden berichtet, obgleich kein Zusammenhang mit der EPIVIR-Dosis festgestellt wurde. Schädigung der roten und weißen Blutzellen traten in Kombination mit AZT auf. Blutplättchenarmut und ein vorübergehender Anstieg der Enzyme von Bauchspeicheldrüse und Leber wurden berichtet.

30. 8. 1996
In Leipzig findet die Bundespositivenversammlung statt. Auch sie steht unter dem Stern von Vancouver, der die Heilung von Aids verkündet. Sven und ich mieten uns im Hotel Ibis ein, mitten im Stadtzentrum, gleich um die Ecke vom Hauptbahnhof. Drei Tage Einkaufsbummel für Sven, drei Tage Plenare, Workshops und Seminare für mich. Eine Veranstaltung läuft unter dem Motto »Der Tag, an dem Conny Kramer nicht mehr starb – Leben nach dem X-Day«. Der Saal ist übervoll. »Was fangen wir mit unserem Leben an, wenn Aids endgültig behandelbar wird?« stellt jemand vom Podium seine Frage, die zur Diskussion anregen soll. »Werden wir ein sinnentleertes und orientierungsloses Dasein fristen? Werden wir Selbsthilfegruppen für arbeitslos gewordene Aids-Hilfe-Mitarbeiter gründen?« fügt er hinzu.

Unruhig rutsche ich auf meinem Stuhl umher. Ich kann nicht glauben, was ich erlebe. »Ich bin seit acht Jahren glückliche Rentnerin«, sagt eine HIV-positive Frau mit Dutt, der die neuen Medikamente zu helfen scheinen. »Soll ich jetzt etwa wieder im Laden stehen und Brötchen verkaufen?«

»Während du hier große Jammertiraden anstimmst, wären die Leute in Afrika heilfroh, die Medikamente zu bekommen«, fährt ihr eine andere Frau mit Punkerfrisur dazwischen. So bilden sich zwei Lager der Meinungen, die sich gehörig in die Haare kriegen. Als ich die Spekulationen nicht mehr ertragen kann, äußere auch ich meine Meinung.

»Einem Rostocker Arzt gebührt das Schlußwort:« lese ich am nächsten Morgen beim Frühstück in der TAZ. »Wir im Osten haben schon einmal einen Tag X erlebt. Damals kam die Wende und die D-Mark als Wunderdroge. Seitdem bin ich vorsichtig – mit dem Tag X und allen Arten von Wunderdrogen.«

September 1996
Doch wieder kommt alles anders, als ich es mir vorstellen kann. Ich habe mich gerade darauf eingestellt, daß ich ab jetzt jeden Tag mindestens zwölf Tabletten oder Kapseln schlucken muß, da reicht mir der Arzt etwas ratlos den Befundzettel mit dem Ergebnis der Viruslastmessung über den Tisch. Ich habe Mühe, die sehr blaß gedruckten Zeilen zu lesen:
HIV-1-RNA-Nachweis quantitativ: Negativ. Die Virusbelastung in der untersuchten Blutprobe lag unterhalb der Nachweisgrenze von ca. 500 Kopien pro ml Plasma. Eine exaktere Quantifizierung war deshalb nicht möglich.
»Wo nichts ist, können wir auch nicht behandeln«, meint mein Doktor. »Woran sollen wir sehen, ob die Mittel wirken? Vielleicht schädigen die Medikamente mehr, als Sie zum derzeitigen Zeitpunkt nutzen.« Ich muß ihm recht geben, das Pillenschlucken wird verschoben. Als ich die Ambulanz verlasse, bin ich ein wenig verunsichert. Sollte ich etwa doch einer dieser Menschen sein, bei denen das Virus keine Chance hat? Nüchtern betrachtet, muß mein Laborwert nicht mehr bedeuten, als daß es eben nur ganz wenige Viren sind, die da zur Zeit in meinem Blut umherschwimmen. Trotzdem können in meinen Immunorganen, den Lymphknoten, jede Menge davon präsent sein. Doch die Werte im Immunstatus sprechen nicht für diese Annahme. Helferzellen, Killerzellen und alle ihre abwehrtüchtigen Anverwandten sind in normaler Zahl und Verteilung vorhanden. Also doch? Epi Deutsch – ein NONRESPONDER? Einer, dem beide Eltern ein fehlerhaftes Gen für Rezeptor CKR-5 vererbt haben, und der somit vielleicht niemals durch sein Virus erkranken wird? Die blödesten Gedanken schwirren mir durch den Kopf. Und ich muß an die Nacht meiner Zeugung zurückdenken. Als ein Zuviel an ein paar Gläsern Sekt vermutlich ein Zuwenig an ein paar anderen Dingen bewirkt hat.
Draußen vor der Ambulanz, auf der Straße in Richtung U-Bahnhof, muß ich laut auflachen. Ein Patient, der dorthin geht, wo ich gerade herkomme, scheint gar nicht zu verstehen, wie ich so fröhlich vom Aids-Arzt kommen kann. Doch ich lache eigentlich nur über all die Verrücktheiten in meinem Kopf und in meinem Leben.

Alle Patientenaussagen sind durch Vorlage der Originalbefunde belegbar.

Die Namen der Personen sowie Orte der Handlung wurden aus Gründen der ärztlichen Schweigepflicht verfälscht.

Zu danken habe ich allen, die mir ihr Vertrauen geben und denen ich vertrauen kann. Vertrauen ist der Anfang von allem. (Risiken und Nebenwirkungen: Vorsicht in der Anwendung dieser Regel bei Banken und Versicherungen!)

INHALT

1. TEIL
VORGESCHICHTE:
Wie ich versuchte, mich selbst zu überholen
und mich nicht einholte.

7

2. TEIL
AUFNAHMEBEFUND:
Wie ich erwachte und den großen Schlaf fand.

75

3. TEIL
THERAPIE, VERLAUF, ENTLASSUNGSMEDIKATION, PROGNOSE:
Wie ich auszog, das Gruseln zu verlernen.

163

Michael Schmidt
Das Hurenhaus

Herr F. aus Bielefeld führt Deutschlands ordentlichsten Puff und würde ihn am liebsten verkaufen. Das Edelcallgirl Regine flüchtet in die Sozialarbeit. Versicherungsvertreter Möller macht sich für Huren stark. Sexunternehmer in Rostock wundern sich: Da haben sie nun im Osten ein tolles Eros-Center hingeklotzt, und dann steht der Laden fast leer. Yvonne ging schon anschaffen im Arbeiter- und Bauern-Staat. Sie ist ausgestiegen. Zu hart der Westen. Vorbei die Zeiten, als ein Seemann hundert Dollar für eine Nacht zahlte, und sie Stammkundin im Intershop war ...

Michael Schmidt hat sich im Milieu umgesehen. Er lernte die Akteure kennen und läßt sie hier ihre Geschichten erzählen. Im Originalton.

195 Seiten, mit 17 Fotos und 2 Faksimiles
ISBN 3-929395-25-8

WeymannBauerVerlag

Michael Schmidt
Der Krieg in Passee

In dem landschaftlich schön gelegenen mecklenburgischen Dorf Passee kauft 1991 ein Bad-Schwartauer Makler elf Hektar Land zum Spottpreis von 0,52 DM den Quadratmeter. Auf diesem Boden stehen allerdings die wichtigen Einrichtungen der Gemeinde. Zwischen dem Neueigentümer und der aufgeschreckten Dorfbevölkerung entbrennt ein »Krieg«, der an Härte von Jahr zu Jahr zunimmt. Es kommt zu Nacht-und-Nebel-Aktionen, Gerichtsscharmützeln und bemerkenswerten Einsichten, die sogar die bundesdeutsche Gesetzgebung beeinflussen.

Der Autor berichtete bereits mehrfach in seinem unverwechselbar lockeren Ton im Fernsehen über diesen Fall und bewirkte damit, daß dem Bürgermeister der Gemeinde sogar aus Bayern Briefe der Anteilnahme geschickt wurden, in denen ihm Mut zu- und Beistand versprochen wurde. Letztlich sorgte auch das Buch für jenes Maß an Öffentlichkeit und deutsch-deutsches Interesse, daß bisher das Kapitel Passee nicht zu den traurigen der Nachwendezeit gehört.

159 Seiten, mit 17 Fotos und 6 Faksimiles
ISBN 3-929395-21-5

WeymannBauerVerlag